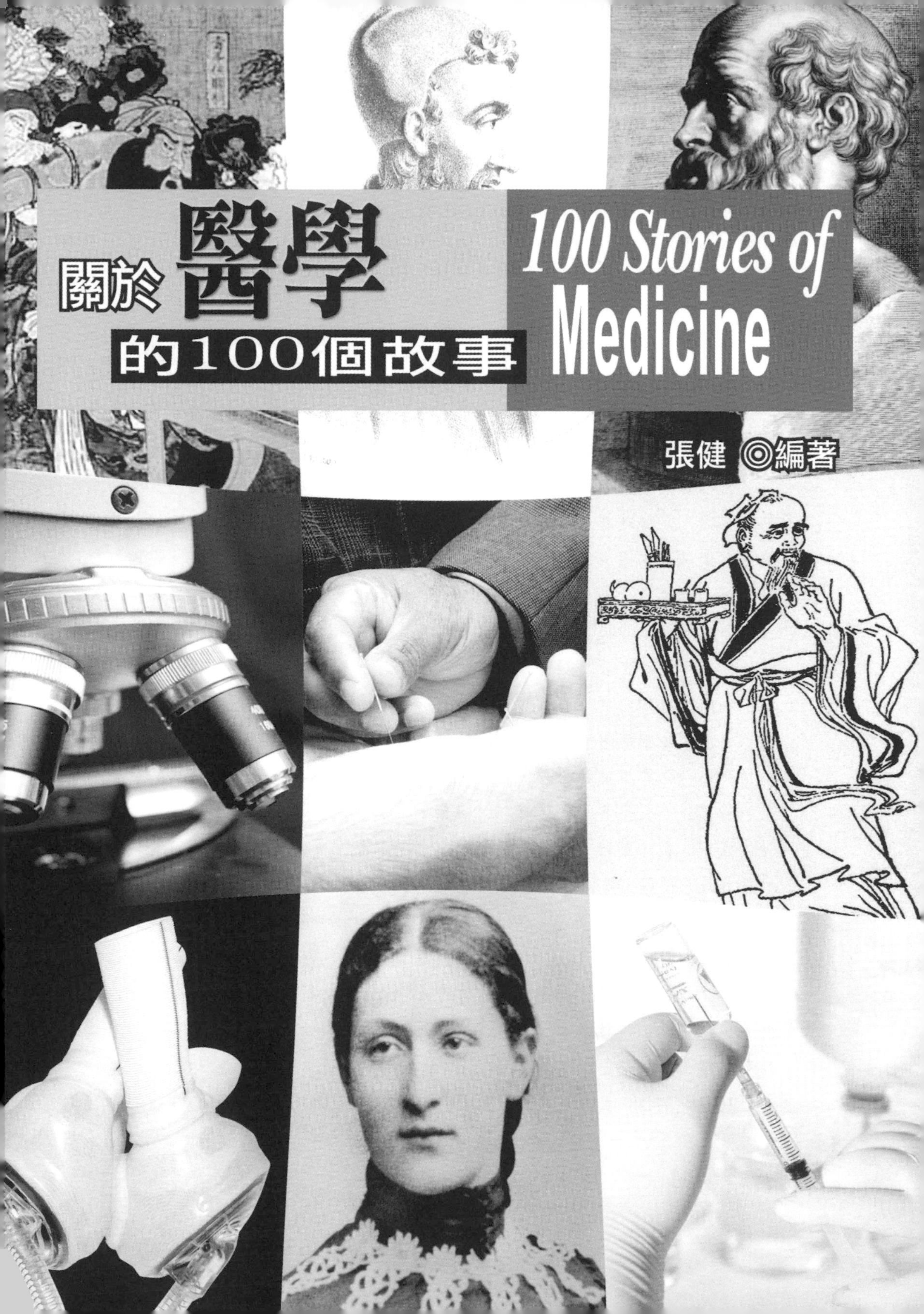
關於醫學的100個故事
100 Stories of Medicine
張健 ◎編著

前 言

在日常生活中，沒有什麼比身體健康更讓我們關注的了。無論何時何地，人們總能找到一個合適的話題，將談話引向健康、疾病，以及能夠治癒這種疾病的某位專家、某些新技術。當人們在寫信、寫日記或撰寫自傳時，也會談及自己或他人的身體和壽命等狀況。醫學，早已成了與人類息息相關的學科。

醫學源於人類與疾病不斷鬥爭的過程中，在不同時代與不同文化背景的制約和影響下，蹣跚起步。埃及人在尼羅河流域、巴比倫人在底格里斯河和幼發拉底河流域、中國人在黃河流域，分別開創了自己的醫學文化事業。進而，醫學隨著人類進步逐漸形成各自體系，從美索不達米亞、中國、印度、埃及，到波斯、希伯來，各民族先人們在尋找病因、攻克疾病中，積極引入科學理念和手段，到了歐洲文藝復興時期，出現了解剖學、病理學等學科。尤其是到了今天，特效藥物的出現、基因理論的提出，以及各種高科技手段在醫學領域的應用，使醫學逐漸走向了完備。

醫學是人類自然科學燦爛星空中最耀眼的巨星，伴隨著人類歷史的發展進程同步前進。在世界醫學發展5000多年的歷史長河中，前4000多年始終處於緩慢的探索、徘徊階段，在這一時期湧現了諸如希臘的希波克拉底、阿拉伯的阿維森納、古羅馬的蓋倫等醫學上開宗立派式的人物；西歐文藝復興之後，威廉·哈維發現的血液循環學說，促進了醫學的發展；19世紀末，法國的巴斯德提出了「微生物致病」的理論，在這一理論的指導下，人們在傳染病肆虐的恐懼中不再束手無策。與此同時，與西醫治療有明顯區別的中醫也在發揮著自身的優勢，出現了諸如扁鵲、華佗、孫思邈、李時珍等醫學聖手。東西方醫學相互輝映，承擔治病救人的崇高責任。

20世紀的100年間，醫學獲得了空前的發展，使人們樂觀地相信一個更健康和長壽的時代即將到來。1900年，奧地利生理學家卡爾．蘭德施泰納發現了人類血液的A、B、O血型系統，揭開了輸血史上的全新一頁；1928年，英國微生物學家弗萊明在一次偶然中發現了青黴素，從此肺結核、白喉、肺炎、梅毒和破傷風等疾病，在抗生素面前突然之間變成了可治之症。1936年，蘇聯醫學家首先進行了腎移植；1953年，美國遺傳學家沃森和英國生物化學家克里克發現了人類遺傳物質DNA的雙螺旋立體結構；1964年，心臟移植手術成功；1978年，英國誕生了「試管嬰兒」；1979年，「白色血液」（人造血）投入臨床應用；20世紀70年代，CT（電子電腦X光斷層顯像技術）和「NMR」（核磁共振顯像技術）相繼問世；90年代末，「克隆」技術取得突破，使「克隆人」一度成為全球熱門話題。2000年，人類基因草圖繪製完成，人類對自身的瞭解與操縱能力從此將產生革命性的飛躍。翻看厚重的世界醫學史，每一項偉大的發現都會令人激動不已，人類在風雨兼程中，一次次實現著健康的夢想。

醫學做為一門高度綜合的自然科學，它的各種醫學原理和醫療技術手段都經歷了漫長的發展變遷，其深度和複雜程度遠非一般人所能輕易瞭解掌握。但從整個人類歷史的角度來解讀醫學，我們不難理解在這深奧學科背後蘊藏著的「熱愛生命、關注生命」這個全人類的共同心願，而「永恆的希望，永恆的愛心」就是貫穿整個世界醫學史的主旋律，是醫學界永恆的追求。

為了便於讀者瞭解醫學，本書用故事的形式來描述醫史進程，記述醫學史上的重要事件，藉以向大眾普及醫學知識。書中沒有艱深拗口的專業辭彙和枯燥難懂的理論，有的，只是100個神奇而有趣的故事，和你必須知道的醫學常識。

讓我們一起來翻開這本書，感受醫學的脈搏，聆聽健康的福音吧！

目次

第一章　西醫之始：點燃人類生命之火

第二章 黑暗時代：中古世紀夜空中的醫學福音

第四章 近現代醫學：開啟人類醫學新紀元

第五章 中醫之韻：神奇中的東方之魂

第七章 醫學的未來是什麼？

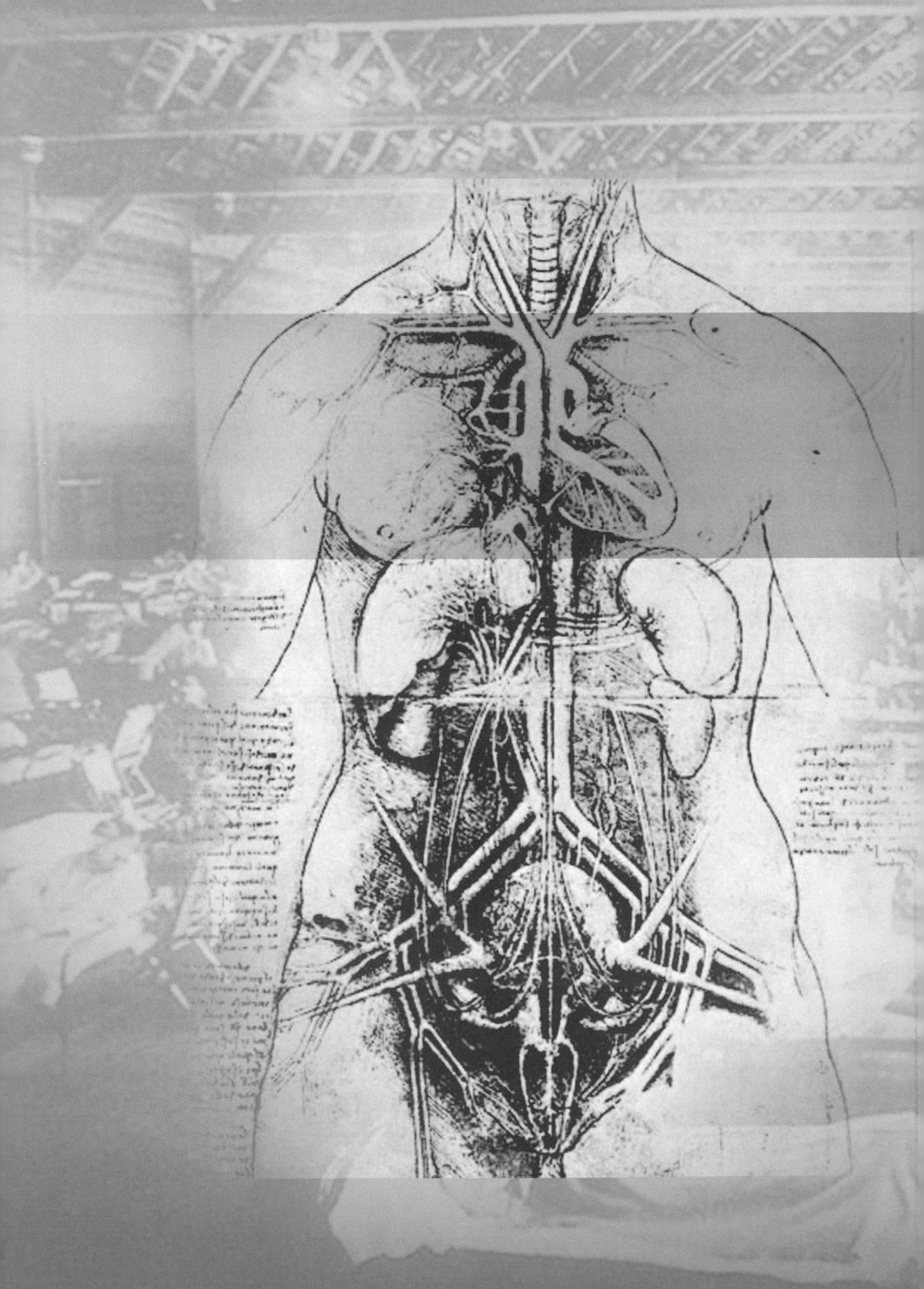

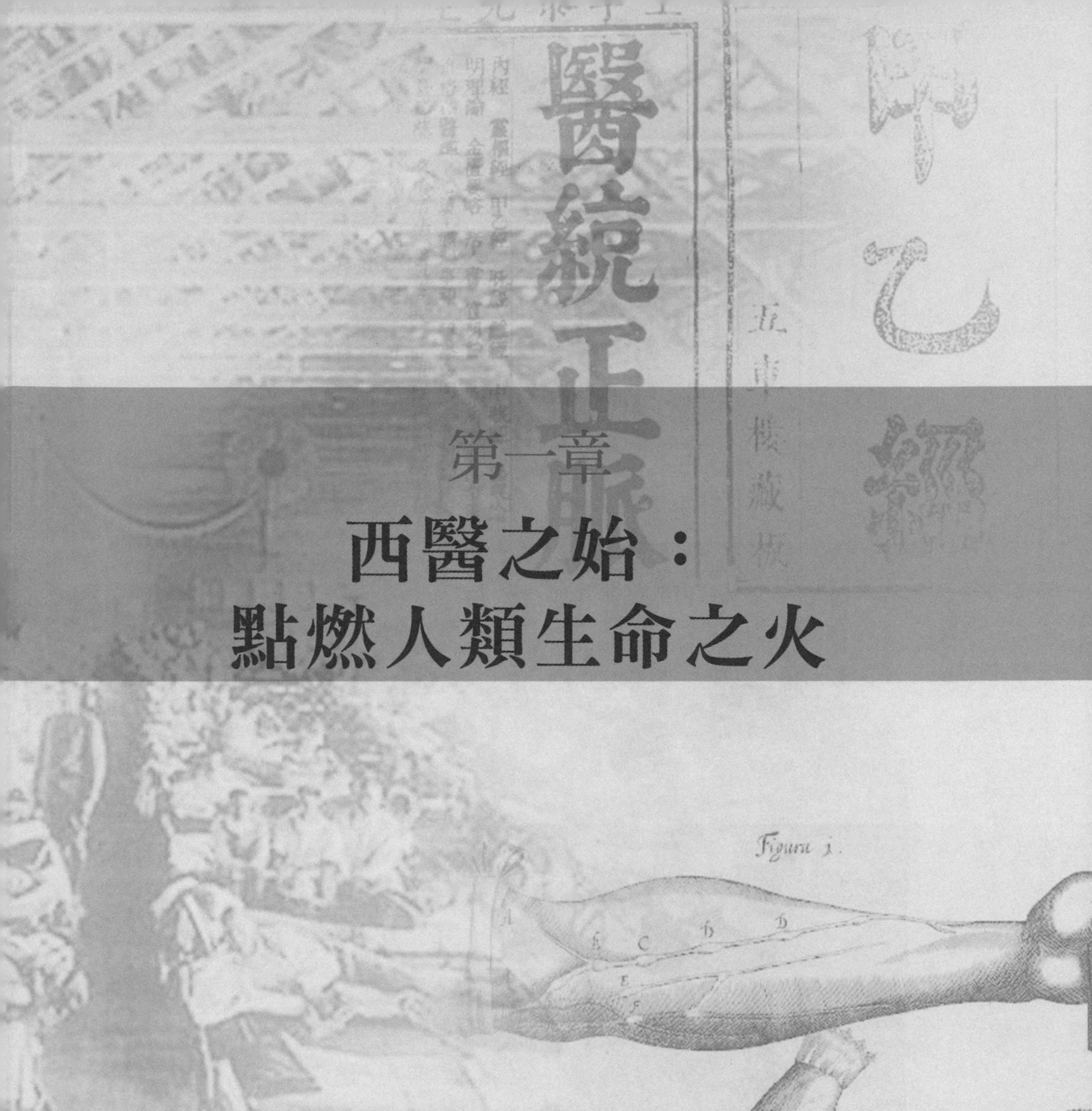

第一章

西醫之始：點燃人類生命之火

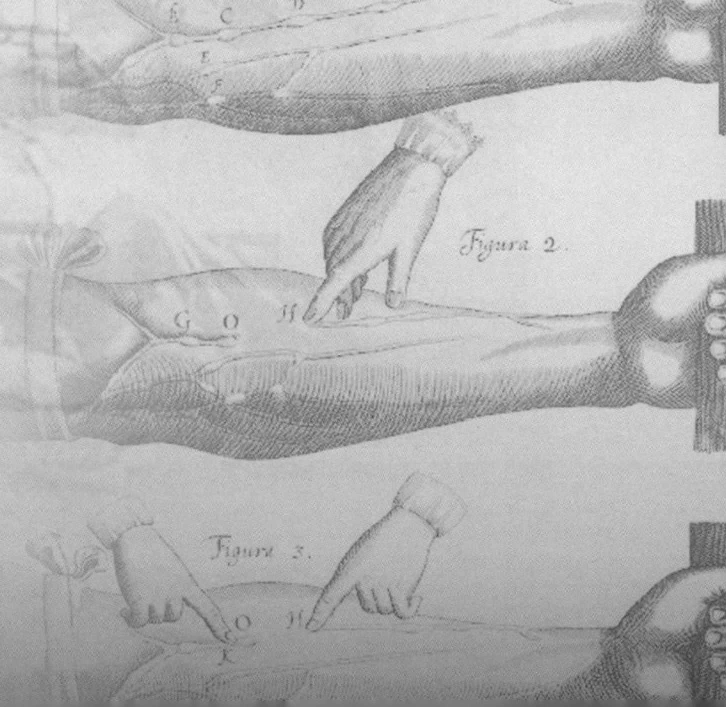

四體液學說與醫道誓詞

體液是指體內各種營養物質在肝臟裡產生的各種液體的總稱。

大約在西元前460年，在風景優美、林木繁茂的科斯島上，誕生了一位勇於向宗教巫醫挑戰的偉大醫學家，他就是希波克拉底。

在古希臘，醫生這種職業都是父子相傳的，希波克拉底沿著祖輩走過的道路，自小跟隨父親學醫。當時的古希臘，巫醫盛行，求醫不如求神，人一旦生病，不是唸咒施法就是祭祀祈禱，病人被騙取了大量錢財，最終仍難以逃脫被病痛折磨而死的命運。希波克拉底對巫醫深惡痛絕，他憤怒地說：「醫生醫治的不僅是病，應該是病人，『神賜疾病』的說法根本就是謬論！」

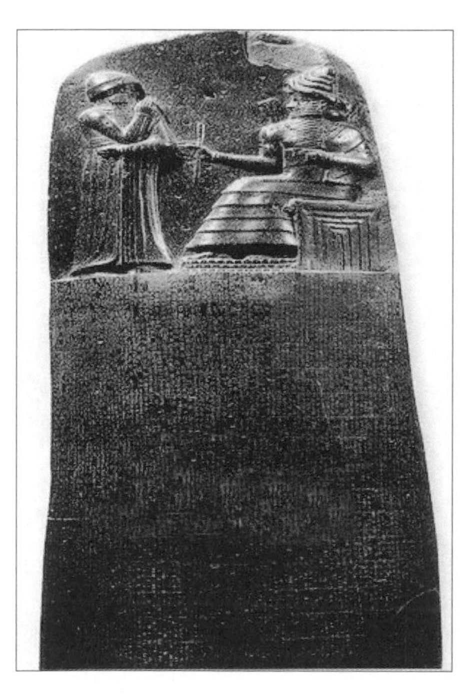

世界上最古老的法典──《漢摩拉比法典》中的第215條至223條，都是與醫學有關的，規定了醫師的報酬和處罰。

同史上名魁大醫一樣，希波克拉底具有大醫家的高尚醫德。西元前430年，雅典爆發了可怕的瘟疫，許多人突然發燒、嘔吐、腹瀉、抽筋、身上長滿膿瘡、皮膚嚴重潰爛。患病的人接連不斷地死去，雅典城中到處都是還沒有來得及掩埋的屍體。面對這種索命的惡疾，城裡的民眾紛紛出逃。希波克拉底當時身在馬其頓，聽到這個消息後，卻冒著生命危險前往救治。他一面調查疫情，一面探尋病因和解救方法。經過細心的觀察，他在沿途發現有一種人不患瘟疫，那就是打鐵的人，希波克拉底得到結論：這是火的作用。於是命人燃起大火，最終趕走了瘟疫。

透過這件事，希波克拉底更堅定了自己關於四體液的觀點，並將之引入醫學。正如中醫學的陰陽五行之說受中國古代哲學影響一樣，希波克拉底根據古希臘哲學中的火、土、水、空氣之說提出寒、熱、乾、溼病理四性。同時，他又將人的氣質分為四種類型，即血液質、黏液質、黑膽汁、黃膽汁，四種體液在人身體內的比例不同，人的氣質自然就不同。這就是著名的「四體液學說」。

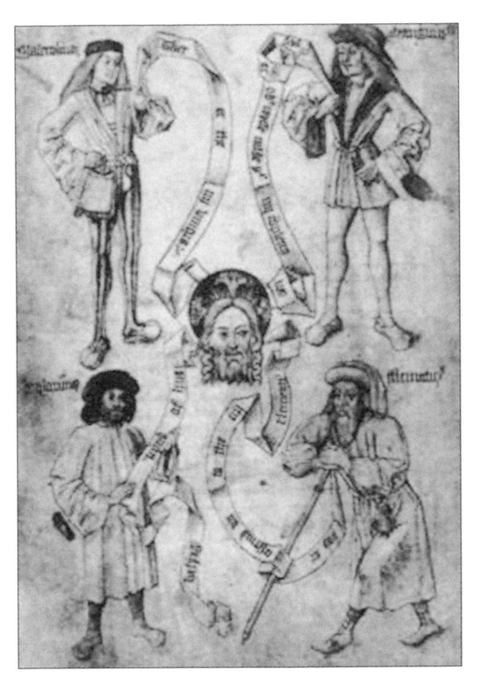

四種氣質，摘自約1500年的《約克郡的理髮匠外科醫師指南》，從右上方按順時針方向，依次為多血質、黏液質、膽汁質和憂鬱質。並展示出每種體液起支配作用的年齡和精神狀態。

同樣地，這一把火不僅燒出了一個四體液學說，還燒出了西方後世的醫道規範，有希波克拉底提出的誓詞為證：

「我要遵守誓約，矢志不渝。對傳授我醫術的老師，我要像父母一樣敬重。對我的兒子、老師的兒子以及我的門徒，我要悉心傳授醫學知識。我要竭盡全力，採取我認為有利於病人的醫療措施，不能給病人帶來痛苦與危害。我不把毒藥給任何人，也絕不授意別人使用它。我要清清白白地行醫和生活。無論進入誰家，只是為了治病，不為所欲為，不接受賄賂，不勾引異性。對看到或聽到不應外傳的私生活，我絕不洩露。」

20世紀中葉，世界醫協大會又據此制訂了國際醫務人員道德規範。

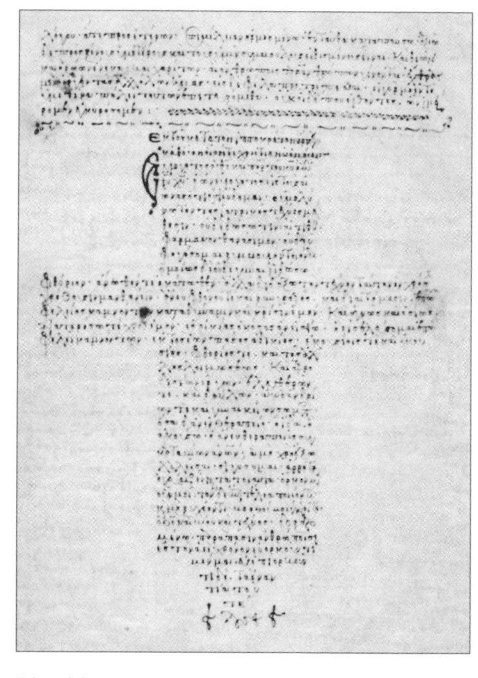

希氏誓言，此為十二世紀拜占庭手抄本。

所謂「醫學之父」，絕不僅僅表現在超凡醫術和過人智慧上。大醫家的風範，從來德行兼備，才能萬古流芳。

體液是指體內各種營養物質在肝臟裡產生的各種液體的總稱。體液分為膽液質、血液質、黏液質和黑膽質四種。它們在身體內自然形成，不斷地消耗，又不斷地新生，保持一種相對平衡的狀態，對人的健康和疾病起巨大作用。

四體液又分為正常體液和異常體液兩大類。正常體液是指保持原有的自然狀態，為人體正常的生命活動提供活力，並適合於該人氣質的體液。異常體液是指超出了肝臟產生體液的正常狀態，並且在數量、品質上有了變化，對人體無利或有害的體液。四體液是人類生理健康的基礎，只有在其正常相生相剋的形成消耗中，人才與疾病絕緣。

小知識

印何闐（Immutef），西元前2980年左右的埃及佐塞爾法老（Zoser）的御醫和大臣。他是埃及醫學的奠基人，後來便被奉為神聖，成為醫學的祖師爺。

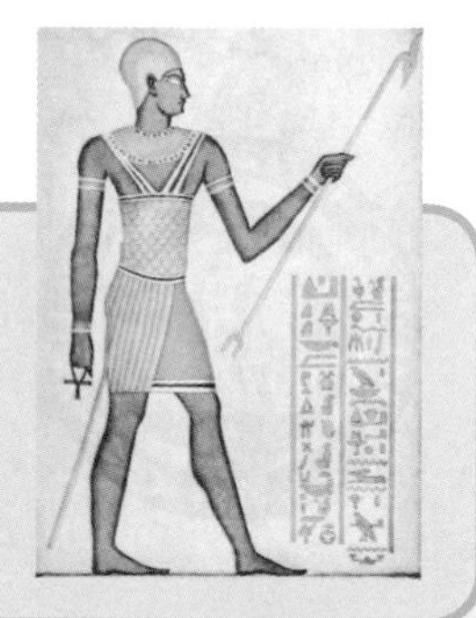

醫學之父大膽開創骨折牽引術

牽引術是骨科常用的治療方法之一，利用力學作用力和反作用力的原理，透過重力牽引，作用於患肢，舒緩骨折、脫位後周圍軟組織的緊張與回縮，使骨折或脫位能夠復位，矯正畸形。

古希臘名醫希波克拉底在醫學上最重要的成就是使醫學與宗教迷信思想相脫離，並使醫學從僧侶手中解放出來，開創了現代意義上的醫學。希波克拉底的治療方法簡單實用，講究「自然所賦予之治療力量」。平時，他要求病人注意個人衛生和飲食，也是對「自然」力量的崇尚。

一天，希波克拉底遇到一個骨折的人在向巫醫求救，他腿上鮮血直流，神情痛苦不堪，希波克拉底惻隱之心頓生，快步走上前去想知道巫醫怎樣治療這個可憐人。

「你們，」巫醫指著病人的家屬，「扶他去神殿向神靈祈禱，你的心越誠懇，腿就會好得越快。」

這是什麼道理！希波克拉底大怒，大跨步到巫醫旁邊急聲斥責，「他的腿都骨折了，你還讓他下跪，那豈不是要廢掉他那一條腿！」

巫醫也氣憤難當，「你是什麼人，你懂醫學嗎？只要他誠心祈禱，神靈必會治癒他一切病痛。你阻止他，不敬神靈，你就百病纏身。」

希波克拉底自然不信這個，正如他那句流芳百世的名言，「病人的本

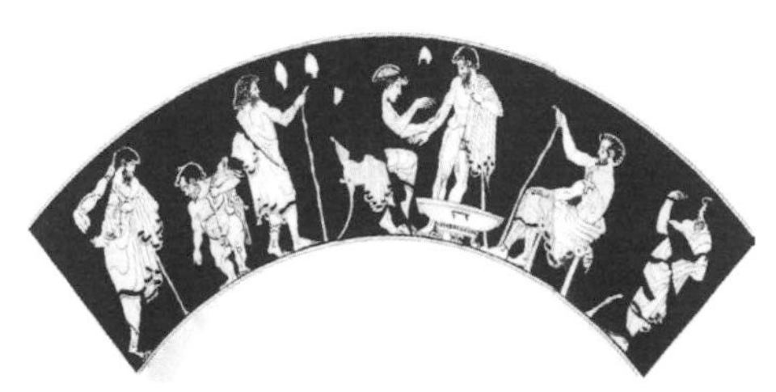

希波克拉底時期外科手術的場面。

能就是病人的醫生，而醫生只是幫助本能的人。」他首先相信病人，然後相信自己對病人的幫助。他與巫醫據理力爭，一一辯駁巫醫的強詞奪理。即便他無法顛覆巫醫的地位，起碼這一起病例，他看見了便不能置之不理。

希波克拉底指著病人說：「他都昏死過去了，你說，神靈什麼時候讓他康復？」

巫醫不敢答話。

希波克拉底轉身對病人的家屬說：「病人應該進行手術治療。」

病人的家屬有些擔心地問：「手術？會不會很痛苦？是不是很複雜？」

希波克拉底說：「不，手術很簡單，很快就會好。」

緊接著，在病人半信半疑、死馬當活馬醫的心態中，希波克拉底給他做了簡單的牽引術，治好了他的腿。

這件事過去之後，希波克拉底繼續鑽研，他設計了一張「長凳」，用絞盤牽引，用槓桿復位，來治療脊柱骨折脫位。這實際上就是一張現代用的簡易版牽引床，與現今使用的牽引床已經極為相似，可以說就是現代牽引床的前身。

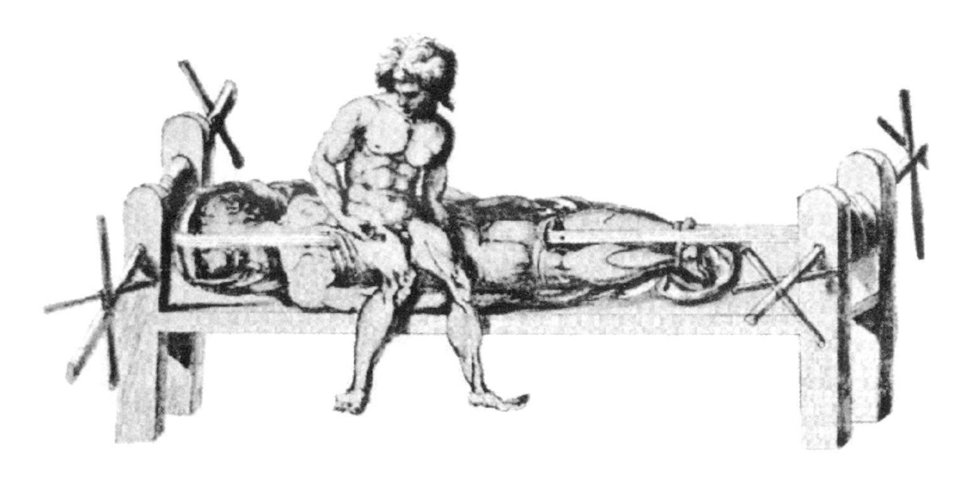

這是一幅拜占庭畫作，圖內之物乃「希氏長凳」，而醫師則為蓋倫。

這一發明激發了後世醫生的靈感，改造出了多種手術臺，而這位醫學之父用於牽引和其他矯形操作的臼床也被稱為「希波克拉底臼床」。

牽引術既有復位功能，又有固定作用，應用範圍很廣，對於四肢、骨盆、脊柱骨折及四肢關節疾病等都有治療作用。

根據病人的病情、體質、治療條件的不同，可以選用不同的牽引方法。常用的方法有持續性皮膚牽引和持續性骨牽引兩大類，兩者一個是將牽引力作用於皮膚，一個是將牽引力作用於骨骼。

我們以日常生活中常見的腰椎疾病採用的牽引治療為例，看看它在具體操作中需要注意的一些問題。

腰椎疾病一般皆由於椎間盤發生病變導致脊椎骨發生改變壓迫周圍的組織，使椎間盤失去原有的彈性，不能擔負原來承擔的壓力；在過度勞損、體位驟變、猛力動作或暴力撞擊的劇烈運動下使腰椎骨受到損傷。在牽引治療中，透過對病患的腰椎實施一定的牽引力來人為的矯正變形的骨骼，使它恢復正常的狀態。牽引的重量需根據情況逐步增加，最多可加至相當於患者體重。

腰椎牽引時需要充分注意每個人的身體狀況差異，需要根據牽引時患者的感受及反應，做必要的調整。一般身體整體狀況好、年輕者，牽引的時間可以久些，體弱、老年人，牽引的時間要短些，重量也要輕些。牽引過程要瞭解患者反應，如有不適或症狀加重應立即停止治療，尋找原因或更改治療。

小知識

希波克拉底（約西元前460年～前377年），古希臘醫學之集大成者，歐洲醫學奠基人，著有醫學全集59篇。

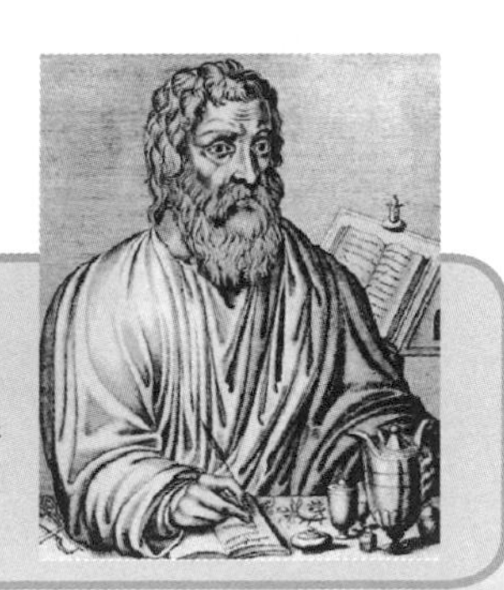

神譴帶來的可笑癲癇症

癲癇是大腦神經元突發性異常放電導致大腦功能發生短暫障礙的一種慢性疾病。現代醫學認為發生癲癇的原因可以分為兩類：原發性癲癇和繼發性癲癇。

古希臘人普遍認為，疾病都是鬼神附體或者是被阿波羅神箭所傷引起的。尤其是「癲癇」，在當時被看做「神聖疾病」，癲癇發作的病人失去控制的樣子，的確像極了「鬼上身」。

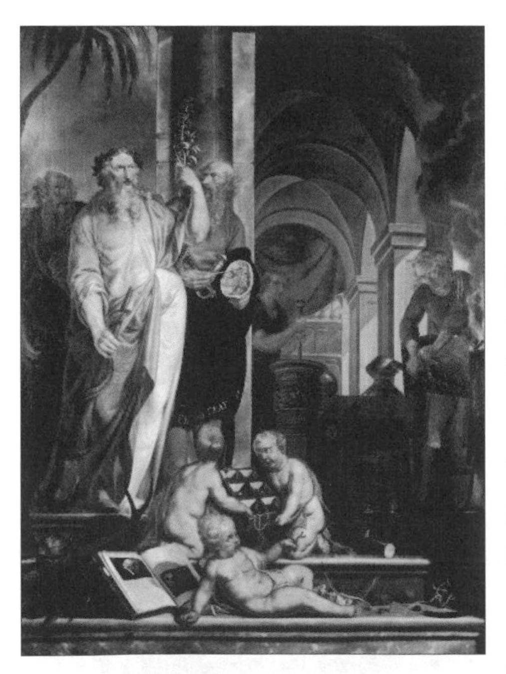

希波克拉底與醫神阿斯克勒庇俄斯、太陽神阿波羅在一起。

希波克拉底卻不這麼認為，他在《論聖病》中曾寫道，「被人們稱為『神聖』的疾病，在我看來一點也不比其他病症更神、更聖，而是與其他任何疾病一樣起源於自然的原因。只因這些病症狀奇異，而人們對它們又一無所知、充滿疑惑，故而將其原因和性質歸之於神靈。」

有一次，他在市場上行走，看到一個突然神志喪失的人，全身抽動，臉色青紫，嘴裡還不斷吐出泡沫。圍觀的群眾無不驚慌失措地呼喊著，並開始散佈一句沒有根據的話——這個人「中邪」了！有幾個人立刻跑到神廟去請僧侶，讓他來醫治這位病人。

很快地，一位僧侶趕到現場，他撥開人群，裝模作樣地看了看躺在地上的病人，隨即板起面孔，用一副十足肯定的腔調說：「他得的是『神聖疾病』，是鬼魂附身，你們必須把他抬到神廟去，得到了神的寬恕後，他的病就會好的。」

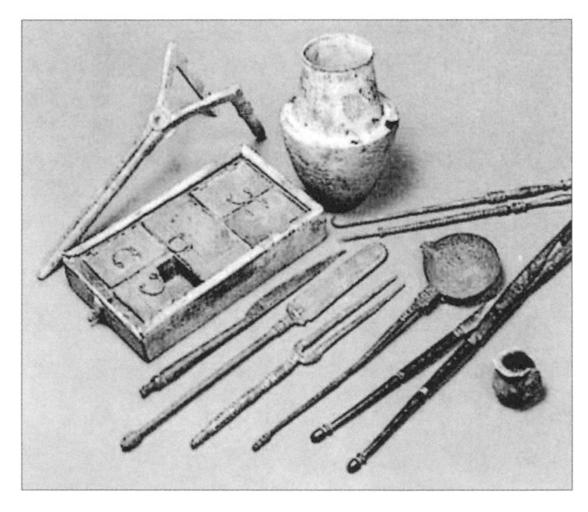

古希臘醫療器材。

希波克拉底站出來指責這僧侶純粹是一派胡言，他告訴大家，此人患的是癲癇症。這個由希波克拉底首創的病名第一次出現在人們的視聽之中，沒有人相信他，好心腸的希臘人還紛紛勸他，希望他不要跟神靈作對，以免受到神靈的懲罰。

「是他的腦子有問題才會這樣。」希波克拉底堅持。

僧侶向希波克拉底瞪了一眼，高傲地說：「什麼癲癇不癲癇的，這人的病是山神引起的，只有祈禱山神才有用。小心別惹怒了山神，讓你也患上神病！」

儘管希波克拉底一再解釋，人們依舊不信。

天才總是寂寞，智者必然孤獨，沒有人理解他。善良的人們不顧希波克拉底的勸說，仍然按照僧侶的意思，把病人抬去神廟，任由虛無縹緲的神靈賦予他自生自滅的可悲權利。

癲癇這一病名被沿用至今，現在人們理解了，希波克拉底對癲癇的初級推斷是正確的。希波克拉底學派這一縷智慧之光，穿過千年，永垂不朽。

希波克拉底命名的癲癇，一直沿用至今，在中國這種疾病被老百姓俗稱為「羊角風」。科學地講，癲癇是多種原因引起腦部神經元群陣發性異常放電所致的發作性運動、感覺、意識、精神、植物神經功能異常的一種疾病。分為原發性癲癇和繼發性癲癇兩類，前者是先天遺傳而來，後者由腦部受到某種損傷原因而造成的。

對癲癇發作的病人，必須採取緊急救護措施，首先扶病者平臥，並用軟布包裹堅硬物放在病者上下顎之間，以免抽搐時咬傷舌頭；讓病人頭偏向一側，讓嘔吐物和黏液等流出，避免吸入氣管發生堵塞而引起窒息；如病人已停止抽搐，可先清潔口腔分泌物後，再做人工呼吸。待病情穩定後，還要送醫院進行進一步診治處理。

小知識

蓋倫（西元129年～199年），古羅馬時期最著名、最有影響力的醫學大師，被認為是僅次於希波克拉底的第二個醫學權威。一生專心致力於醫療實踐解剖研究、寫作和各類學術活動。

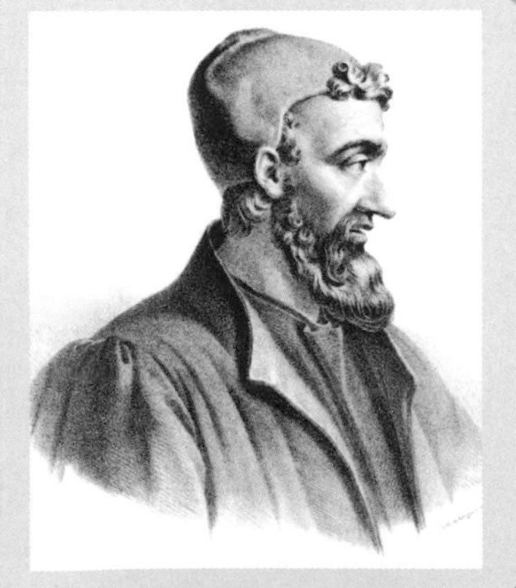

蓋倫聖手治癒詭辯家神經系統痼疾

神經系統包括中樞神經和周圍神經兩部分。中樞神經系統包括腦和脊髓，透過周圍神經與人體其他各個器官、系統發生極其廣泛複雜的關聯。

追本溯源，他的醫學理論基本可以認為是文藝復興時期醫學理論的前奏曲，這個人就是蓋倫。

儘管他距離後來那個輝煌的「人文時代」十分遙遠，但無疑他的目光已經穿透了「神的時代」的黑暗，看到了智慧之光。他出生於古羅馬全盛時期的一個建築師家庭，是名副其實的「盛世驕子」。蓋倫從小涉獵建築學、農業、占星術、天文學、哲學等，興趣廣泛，樂於思考和鑽研。最後，他把畢生的精力放在醫學之上。

蓋倫年少時在家鄉受過基礎醫學教育，而後四處遊學，到他所知道的所有醫學中心去，結交同時代最傑出的人物，學成歸來他成為當地的角鬥士醫生。透過那三、四年治療外傷的經驗，用蓋倫本人的話說，他充分掌握了「進入身體的窗」。

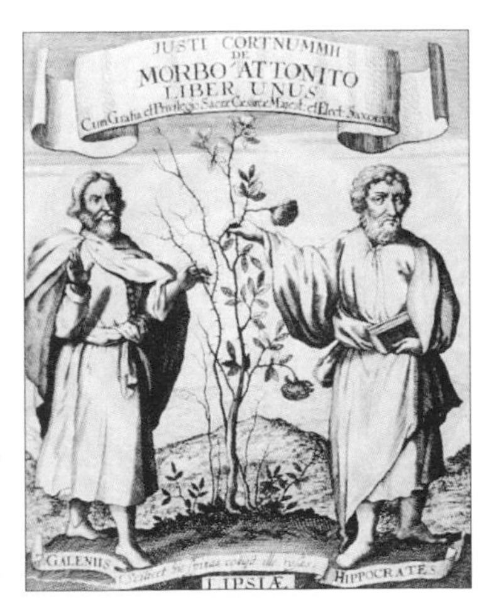

古希臘的兩大醫學先驅——希波克拉底和蓋倫。

人體解剖在當時是不被允許的，而蓋倫深信，一名出色的醫生不能不瞭解人體構造。於是他解剖許多動物，把從動物身上得到的認知引申到人體上。其實這並不完全正確，然而這已經是一個巨大的進步。在此期間，他累積了厚厚的文稿。蓋倫本來對於書寫論述就得心應手，他小時候寫的文章評論，往往比原著還長，此時更得到充分發揮，關於他的解剖學，他足足寫了16卷之多。

西元164年，34歲的蓋倫來到羅馬。在那裡充斥著偽醫、巫醫、江湖術士和各種醫學流派，他們故作玄虛，使用各種手段愚弄患者。蓋倫來到羅馬後，很快就以自己淵博的知識和精湛的醫技使他們刮目相看。隨著蓋倫個人聲望的逐漸攀升，加上他治好了奧古斯丁大帝在與日爾曼人作戰時遺留下的「熱病」，於是成了宮廷御醫。他的病人潮水般湧來。最有趣的是一個詭辯家，他的無名指與小指失去知覺數年，多方治療無效。蓋倫一開始也不知道怎麼辦才好，後來靈光一閃，跑去查此人病史，果然找到一條線索，此人的脊骨神經曾受過傷害，問題迎刃而解。蓋倫沒有給他開任何藥方或提出任何一種治療方法，只是讓他臥床休息，用柔軟的東西墊高背部。詭辯家雖然將信將疑，然而在這件事情上沒有利用他詭辯的能力去跟蓋倫爭論，他

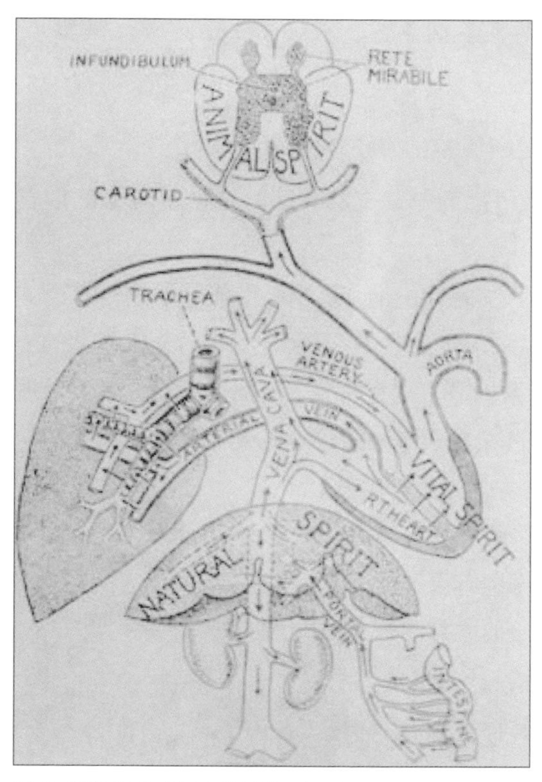

蓋倫所提出的循環系統模型。他認為消化過的食物由腸道經靜脈運到肝臟形成滋養精，再經靜脈運到右心後分為兩支：一支經肺循環抵達左心，另一支則經心室中隔上的孔道抵達左心，形成生命精；之後經動脈運到腦部形成知覺精，最後散佈到神經系統。此一理論被奉為圭臬達一千多年，直到17世紀才被哈維推翻。

聽從了蓋倫的建議，果然，不久就康復了。

這次治療轟動了整個羅馬城，許多人特地跑來向蓋倫詢問這治病原理，蓋倫笑著解釋說：「人體存在著不同的神經，一部分支配皮膚，一部分支配肌肉，而本病例中的波斯人是支配皮膚的神經曾受了傷害。」

蓋倫最早提出了神經一說。人體的神經系統是由神經細胞（神經元）和神經膠質這兩種物質所組成。神經元是一種高度特化的細胞，它能感受刺激和傳導興奮，如同在馬路上奔馳的汽車，而神經膠質對神經元有支持、絕緣、營養和保護等作用，相當於公路上的路面等硬體設施。

神經系統包括中樞神經和周圍神經兩部分，它們就像城市中的主幹道和附屬道路，將由大腦發出的資訊向機體各個部分傳送，進而控制機體的各項活動。中樞神經系統在維持機體內環境穩態，保持機體完整統一性及其與外環境的協調平衡中的主導作用。人類在長期的進化發展過程中，神經系統中的指令控制系統——大腦皮質得到了高度的發展，產生了複雜的語言和思維功能，這一進化使人類不僅能被動地適應外界環境的變化，而且能主動地認識客觀世界，改造客觀世界，成為世界萬物之靈。

小知識

塞爾薩斯（Celsus，西元前25年～50年），羅馬醫藥百科學家，是世界上最早用拉丁文寫醫書的醫學家。他的書目前只有醫學部分僅存，名為《論醫學》，共8卷。

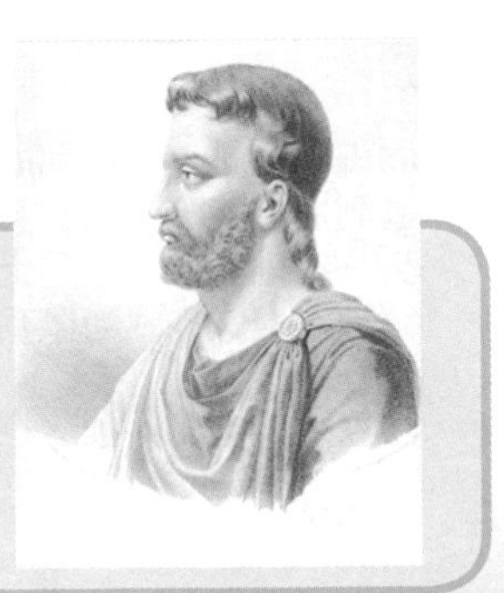

「破壞眼睛的人」如此治療白內障

白內障是眼睛內晶狀體發生混濁由透明變成不透明，阻礙光線進入眼內，進而影響了視力。

西元前600年，有「印度的希波克拉底」之稱的蘇胥如塔非常擅長做白內障手術。當時做白內障手術不僅要由名醫來執行，還要用一種名叫Jabamukhi Salaka的特殊工具，這是一種彎曲的針，用來鬆開晶體，推出白內障。不過，在當時的醫療條件下，做這種手術危險性很大，一不小心就會令患者完全失明，所以只有在絕對需要的情況下，才能為病人動手術。

蘇胥如塔他已經有了初級的消毒觀念，每當手術前，必定洗手、刮鬍子，並且和病人一起待在蒸汽消毒房裡。透過一系列儀式般的步驟後才會開始動手術。他用呵氣的方式使病人的眼睛達到溫熱的狀態，並用大拇指揉搓。當看到病人的內障膜後，他讓助手按住病人的腦袋，自己用那種傳統的Jabamukhi Salaka針伸進瞳孔，刺破內障，讓裡面的膿水流出來，最後在傷口處敷油棉，敷上七天。這並不代表七天後病人就可以痊癒，運氣好的當然可以重見天日，運氣不好就只能看到一點點模糊的光亮，根本無法讀寫。

到了7世紀，阿拉伯人從印度人那裡學會這門技術，並將之傳到歐洲。可是這些「眼科醫師」根本不專業，他們都是一些走方小販或者是拔牙師傅。可想而知，這些缺乏具體科學知識和經驗，更沒有專門眼科醫生指導的人，都只是半吊子醫師，怎麼可能進行技術難度那麼高的手術呢？在當時，患者只要花7分錢，這些「膽大手狠」的江湖郎中就會在鬧市中為他們做手術。手術所用的工具，把手是用鐵或銅製成的，工具前端類似於鞋匠用來修鞋、屠夫用來刺殺小牛的針。「眼科醫師」用這樣的工具剝下人們眼裡渾濁的晶狀體，把它粗魯

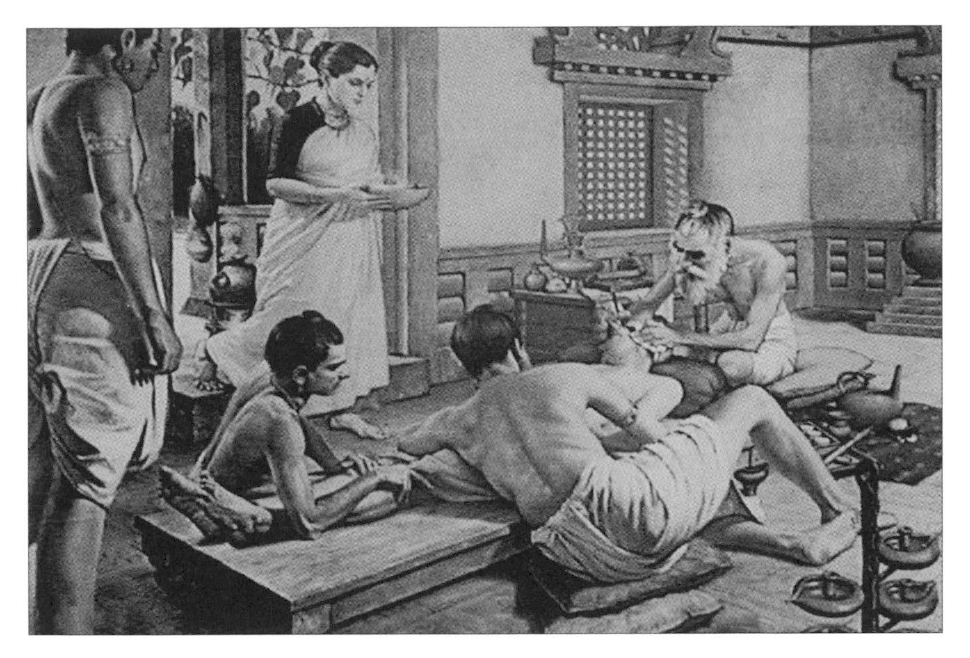

印度名醫蘇胥如塔他在為患者做手術。

地向後推到玻璃體裡。短短幾分鐘時間後，這些病人會重見光明，這令圍觀者瞠目結舌。在這些「神醫」如此治療下，病人在事後不久就會由於傷口感染而永遠陷入黑暗的世界。於是，這些「神醫」又有了新的綽號——「破壞眼睛的人」、「盲目大師」。

還好，當時一位名叫巴帝希的御用醫生站了出來，義憤填膺地指責這些「莫名其妙的人」，他參考了大量資料，諮詢了許多著名的醫學學者，西元1583年出版了《眼睛服務》一書，這對眼科醫生而言可謂一本詳細的指南書，而且現代解剖觀念在此書中初步成型。

白內障是一種常見眼疾，臨床表現為晶體本身或晶體囊渾濁。晶體就像照相機的鏡頭，當它透過光線時才能拍出照片來。我們的眼睛之所以能感受到大千世界的五彩繽紛，是因為光線能從眼睛的角膜穿過晶體聚焦而投射在視網膜上。一旦出現晶體渾濁，就會阻擋光線進入眼睛，而感到視力模糊、怕光，所看到的物體變暗、變形，甚至失明。

老化、遺傳、代謝異常、外傷、輻射、中毒和局部營養不良等影響都可引起眼睛晶狀體損傷，使其滲透性增加，喪失屏障作用，或導致晶狀體代謝紊亂，使晶狀體蛋白發生變性，形成混濁。

當晶狀體混濁使視力下降者，才認定為臨床意義的白內障，在流行病學調查中，將晶狀體混濁並使視力下降到0.7或以下看做為診斷指標。

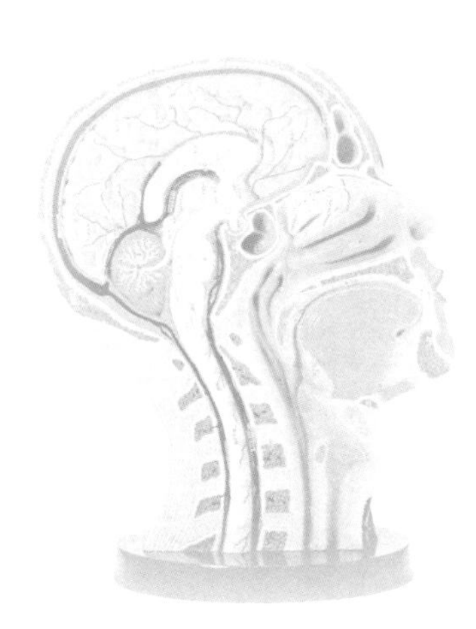

小知識

扎哈拉維（Abu al-Qasim al-Zahrawi，西元936年～1013年），出生於穆斯林治理下的西班牙醫學家，享有「外科學之父」的美譽。所寫的《醫學手冊》是一部集其數十年醫學知識與經驗的著作。

「醫中之王」首次將疾病分類

醫學是認識、保持和增強人類健康，預防和治療疾病，促使機體康復的科學知識體系和實踐活動。

他的本名很長，阿布・阿里・侯賽因・本・阿卜杜拉・本・哈桑・本・阿里・本・西那，所以一般我們簡稱他為伊本・西那，這下，知道他是誰了吧？不過，歐洲人都尊他為阿維森納，他是全世界公認的「醫者之尊」，奠定了現代醫學的基礎。同時他又是哲學家、自然科學家和文學家。

阿維森納的醫學成就主要體現在《醫典》這部巨著上，這是十二世紀到十七世紀歐洲和亞洲廣大地區的醫學教科書。他在書中開篇寫道：「醫學是這樣一門科學，它告訴人們關於機體的健康狀況，進而使人們在擁有健康的時候珍惜健康，並且幫助人們在失去健康的時候恢復健康。」醫者父母心，所有大有成就的醫學家都懷抱著美好的心願，擁有優良的道德。阿維森納一生顛沛坎坷，他為許多蘇丹治過病，做過他們的大臣又被政治敵對方趕出廟堂，甚至還曾被關到監獄裡，從來不能平穩安詳地去做他心愛的醫學研究。

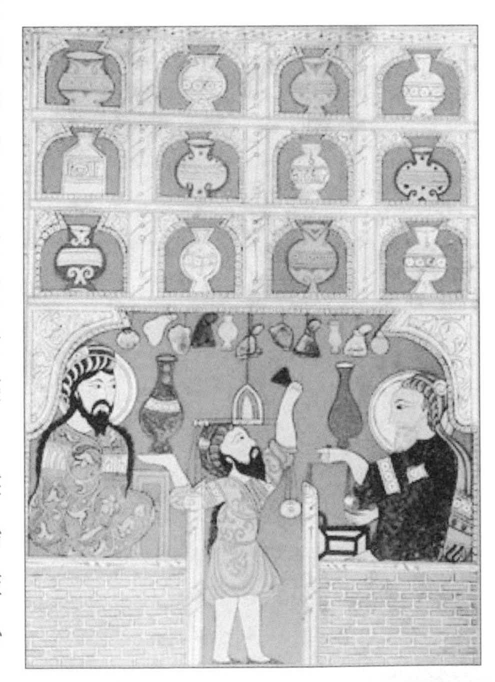

阿拉伯藥房。

即便是在如此艱難的條件下，阿維森納依然用其與生俱來的敏銳創立了新的醫學理論體系。在他之前，疾病沒有系統的分類，有一次，他撰寫醫學著作時，查閱各種醫學論著，發現其中很多疾病混雜一起，不利於閱讀。由此，他聯想到實際醫療過程中，大多數醫生在為病人治病時，也沒有系統地治療措施，比較繁瑣。他想：「疾病種類繁多，身體的每個部位都有可能患病，要是對每種疾病都要進行單獨論述、醫治，不但麻煩，還不利於疾病的研究；如果將它們進行系統地劃分，從病因到症狀、治療進行系統地歸類，肯定更有益於疾病防治。」想到這裡，他開始將各類疾病進行鑽研，最終首創性地在著述中把疾病分為內、外、腦、胸、精神、眼和婦科，並對各類疾病的病理、症狀、治療均有系統的論述。

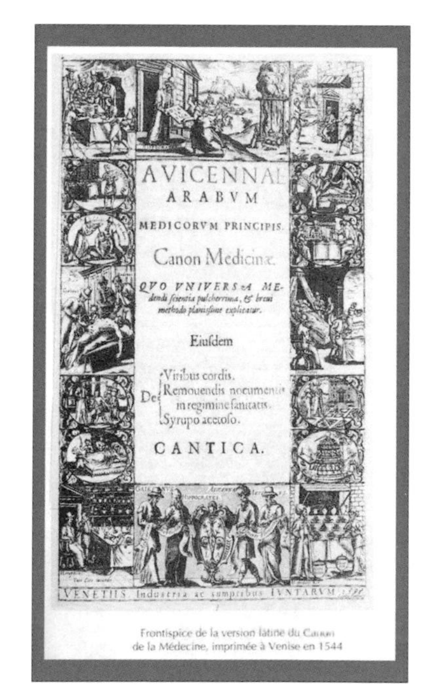

Frontispice de la version latine du Canon de la Médecine, imprimée à Venise en 1544

阿維森納博取東西方各國醫學的精粹，寫成了《醫典》。這部不朽的著作完成於11世紀初。

這一劃分具有劃時代的意義，阿維森納的醫學著作代表了當時世界醫學的最高成就，被稱作「醫中之王」。此後的醫學家秉承他的意願，並將疾病進行了更為系統、細密和科學地分類，最終形成今天的格局。

要如何細化疾病治療的各個環節並做到有的放矢呢？這就需要事前對疾病做出詳盡的分類，這一工作也就成為臨床醫學上一個非常重要的工作。

疾病分類時，依據不同的標準，最終的分類結果也不盡相同。比如：

①根據發生的時間和轉歸可分為急性病、慢性病和遷延性疾病。

②根據疾病的原因進行分類，如病毒性疾病、細菌性疾病、遺傳性疾病、營養性疾

病、代謝性疾病、免疫性疾病和中毒等疾病。

③根據年齡和性別進行分類，如新生兒疾病、兒童疾病、老年病、婦女病等。

④根據發生的臟器和系統進行分類，如呼吸系統疾病、消化系統疾病、心血管系統疾病、神經精神疾病、骨骼系統疾病、眼科疾病等。

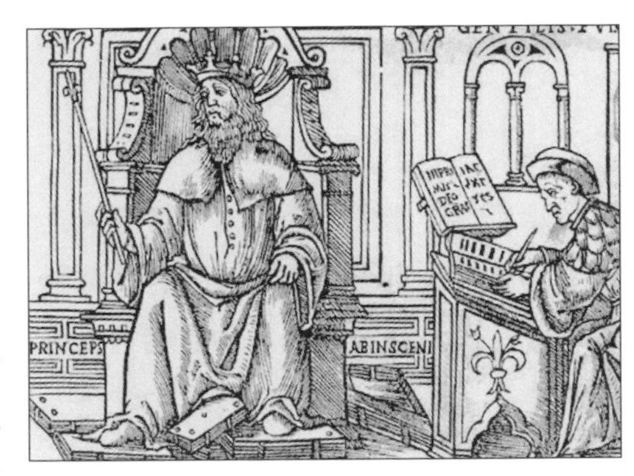

「醫學王子」阿維森納的《醫典》被廣泛學習，並且被譯成拉丁語，成為歐洲大學必修醫學課程。這幅畫將阿維森納畫成一位正在給學生講課的中世紀的教授。

⑤疾病的名稱多種多樣，有根據發病的原因進行命名，如病毒性肝炎、細菌性肺炎、遺傳性疾病；有根據性質進行命名的，如腸癌、關節炎、甲狀腺瘤、支氣管哮喘、胃潰瘍；有根據疾病表現出來的徵象命名的，如猩紅熱、尿崩症等；還有根據疾病發現人命名的，如阿狄森氏病、勒雪氏病。

從病因、症狀、治療整個過程進行系統的歸類，有益於醫生有目的地進行疾病防治和研究，進而更好地滿足了醫學服務於人的終極目標。

小知識

阿維森納（西元980年～1037年），阿拉伯著名的醫學家。他集阿拉伯醫學之大成，所著的《醫典》乃中世紀的經典。

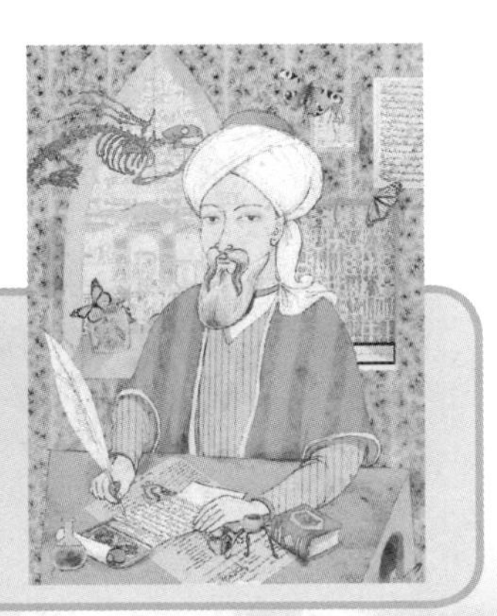

子宮——一種「獨立的動物」

婦產科是臨床醫學四大主要學科之一，主要研究女性生殖器官疾病的病因、病理、診斷及防治，妊娠、分娩的生理和病理變化，高危險妊娠及難產的預防和診治，女性生殖內分泌，計畫生育及婦女保健等。

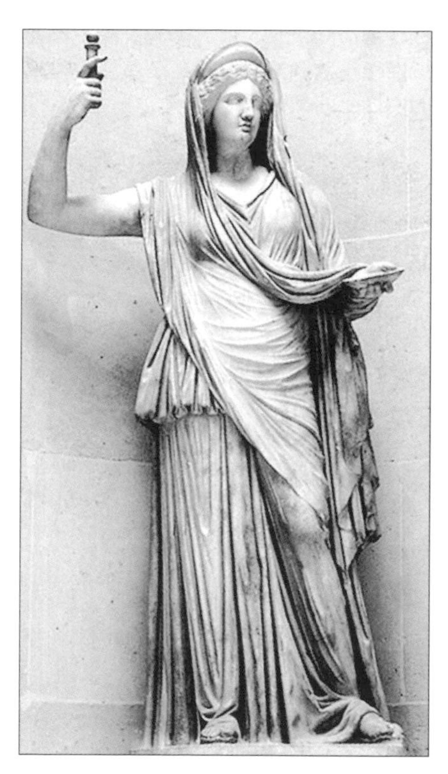

古希臘神話中主管生育的女神——赫拉。

西方主管生育的女神在眾神中地位都是相當高的，遙想最初的母系社會，擁有生育能力的女性具有非凡的地位，直到以凱爾特族為典型代表的父系社會在西方居統治地位，女性崇高而神祕的地位開始崩潰。

更可怕的不是地位的顛倒，而是女性與生俱來的生理特徵和生育能力，被世人普遍認為是污穢不潔的。在以色列，月經期的女子不許入神廟，而且連續七天不可以碰觸自己的丈夫。

希臘和羅馬典籍實在為數甚少，可依然為我們提供了這些寶貴的資料。西元2世紀，醫師阿勒特奧斯（Aretaeus）活躍於羅馬，他把子宮比喻為「一種獨立的動物」，這種動物會「熱愛一縷芬芳，並逐步靠近。嫌惡一種惡臭，並漸行漸遠」。

很有意思的地方是，他認為女人所有的病痛都是子宮之氣的運行結果。

那時有本醫書《婦科醫學》裡，竟然是指導男人如何挑選妻子，「年齡要在15歲至40歲之間，不能要過於男子氣的、過於小巧玲瓏的和太過強健的，還有就是不能過於優柔寡斷，她還必須很溫順」。古羅馬人在婦科上最突出的貢獻大概就是關於避孕和墮胎。尤其是他們的避孕如此有效，導致古羅馬性關係淫亂異常，男人寧願花錢召妓也不願意和自己的妻子共度一晚，這讓人實在不知道該感謝索蘭納斯（Soranus）還是怨恨他——這位偉大的「婦產科學之父」。

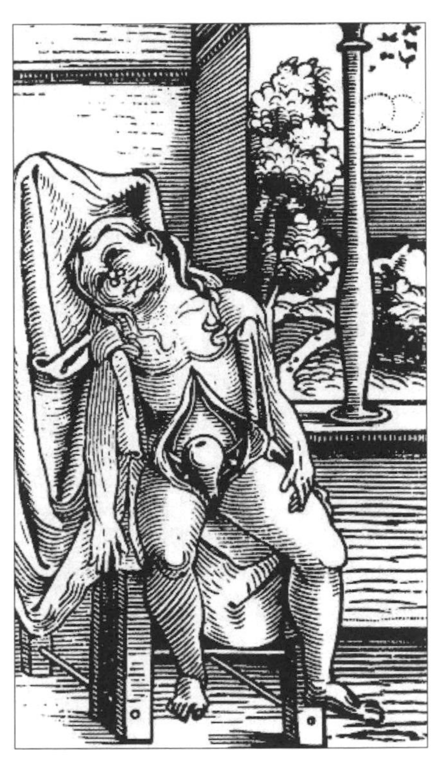

中世紀繪製的婦女內生殖器官圖。

索蘭納斯痛恨唾棄人工流產，他提出許多行之有效的避孕方法，進而使羅馬男女再也不用為短暫歡愉所帶來的麻煩而痛苦。索蘭納斯接受過正規的醫學教育，在羅馬行醫四十年。在他的《論婦女病》一書中，不僅介紹了大量避孕方法，還描述了子宮和陰道的結構；講解了妊娠、月經、閉經等過程；並探討了難產體位的處理辦法。這樣先進的理念和方法，在西元100年的社會環境下簡直是難以想像的，直到1955年，美國人瑪格麗特．桑格（Margaret Sanger）還因為鼓勵同事研究第一批避孕藥，而被警察局認為有害風化而投入監獄。

「一種獨立的動物」所形容的子宮，終於開始有了屬於它真正的科學定位，婦產科學逐漸確立起來。只不過，避孕做得太成功實在不是好事，古羅馬人曾有一段時間出生率極低。為了鼓勵生育，羅馬皇帝不得不把通姦正式確立為一種罪行。

婦產科是臨床醫學中四大主要學科之一，因為它關係到佔地球人口總數一半人的健康問題，所以在研究分類上也愈加細密、有系統，它包括普通婦科學、婦科腫瘤學、圍產醫學、女性生殖內分泌學、計畫生育研究和婦女保健學六個方面。普通婦科學，主要研究女性生殖器官常見的各種病症的發生、發展規律，以及診斷與防治；婦科腫瘤學，是以研究女性生殖道特有腫瘤，尤其是常見的惡性腫瘤為主；圍產醫學，主要是針對胎兒監護、女性難產診治等方面；女性生殖內分泌學，則是探究女性生殖內分泌疾病病因、病理診治的研究，不孕症及助孕技術的研究；計畫生育研究，毫無疑問是指女性計畫生育中避孕藥具的研究和應用；而婦女保健學，是研究婦女一生中各時期的生理變化及保健措施，包括青春期、哺育期、更年期及老年期保健及疾病預防措施。

現代科學的發展和臨床醫學診療檢測技術的進步，拓寬和深化了婦產科學的發展，為保障婦女身體和生殖健康及防治各種婦產科疾病上有著非常重要的作用。

小知識

索蘭納斯（西元98年～138年），古羅馬時期的著名婦產科醫生，是婦產科學、兒科學等學科的先驅之一，著有《論婦女病》。

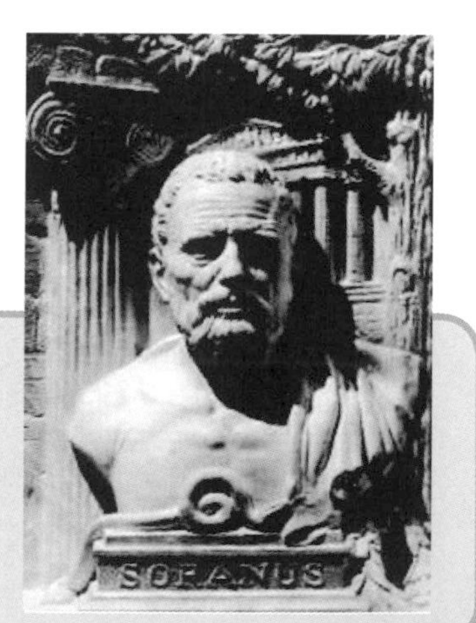

從拒絕希臘醫生入境到建立療養制度

現代基本醫療制度包括公共衛生服務體系、醫療服務體系、醫療保障體系、藥品供應保障體系四個方面。

古羅馬在西元前3世紀開始真正吸收希臘文明，此時的羅馬共和國正透過自己的軍事實力逐漸確立在地中海世界的霸權。但整個義大利半島仍處於希臘文明包圍之中，到處充滿著希臘藝術、語言、文字與審美趣味，這些成就對於新近的霸主來說都是難以用武力來獲取的。

當時，羅馬拒絕接受來自希臘的一切，包括最優秀的醫生。督察官加圖（Cato）常常譴責道：「希臘醫生正在毀掉羅馬人的健康。」他在給兒子的一封信中說：「如果那幫傢伙把他們所知道的傳給我們，那就意味著羅馬的末日，尤其是他們的醫生來到這裡。」像加圖一樣仇視希臘醫生的羅馬人大有人在，根據他們的看法，羅馬只需要一種藥物——「包心菜汁」，只要把包心菜汁敷在病症部位，任何病症都可以治癒。在他們的固執己見下，很多羅馬人都因得不到正確的醫治而喪命，儘管治癒這些疾病對於當時的希臘醫生來說都是舉手之勞。

西元前293年，古羅馬頻繁遭鼠疫侵襲，導致大量人口死亡，羅馬城舉行了空前的祭祀活動來祈求諸神保佑，可是災情卻未見有絲毫好轉的跡象。最後，他們只好求救於希臘。羅馬執政官派使者去希臘向名醫阿斯克勒庇俄斯（Asclepius）求教免除瘟疫的方法。阿斯克勒庇俄斯見到使者後，將他所養的一條蛇送給使者，要他帶回羅馬。使者迷惑不解，他想：「一條區區小蛇，怎能抵禦凶猛的瘟疫？」當船駛經一個名叫梯白的小島時，那條蛇突然離開使

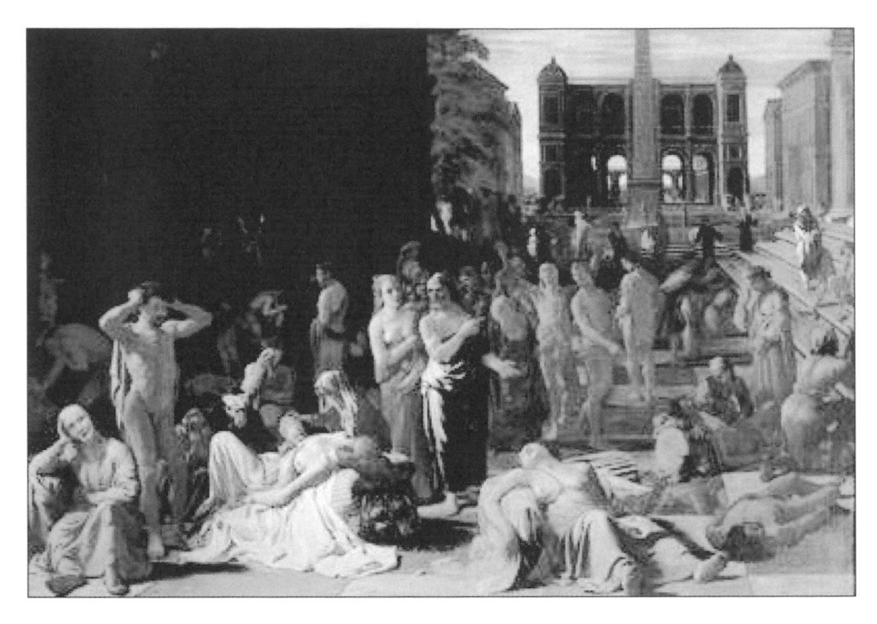

西元前430到前427年，雅典發生鼠疫，近1/2人口死亡，整個雅典幾乎被摧毀。

者，迅速地爬上小島而再也沒有復返。使者被這一情景給嚇到愣住了，靜思片刻後，他恍然大悟。他立即趕回羅馬，要求人們遷避到梯白島，逃躲鼠疫，此後鼠疫逐漸減少。

這件事情發生之後，羅馬人不得不低下高貴的頭顱，開始與希臘頻繁交往，希臘的醫師也進入到羅馬行醫。但醫生的職業在羅馬這座以戰士為榮的城市中，仍被視為是低賤的工作，社會地位根本無法與雄辯術教師、語文學家和哲學家相提並論。到了西元前46年，凱撒終於將市民權頒給所有執業的醫師，以表彰醫生的貢獻。這一年，發生大饑荒，羅馬逐出了所有的外國人，但希臘醫師卻成為例外。凱撒在位時招募了大批有能力的醫師為他的軍隊服務，在服侍凱撒的醫生中有一位叫華洛的醫師，他的一部著作中說：「小生物，肉眼不可見，充滿大氣中，經鼻孔吸入，引致危險病。」這一論著使他成為細菌理論的早期代表人物之一。

此後，羅馬又進行了一系列醫療制度改革，還建立了完善的療養制度。直到今天，我們沿著多瑙河與萊因河畔遊覽，還可以看見這些羅馬時期建立的療養營地的遺跡，有病房、復健部，甚至還有提供羅馬浴、藥物與住宿的場所。

現代基本醫療制度包括公共衛生服務體系、醫療服務體系、醫療保障體系、藥品供應保障體系四個方面。這四個方面分別從不同的領域覆蓋了公民的醫療服務，建立了一張盡可能大而周全的服務網路，保證了人們公平享受到醫療體系帶來的好處。

公共衛生服務體系，主要負責建立健全的疾病預防控制、健康教育、婦幼保健、精神衛生、應急救治、採供血、衛生監督和計畫生育等專業公共衛生服務網路。

醫療服務體系，是以公立醫療機構為主導、非營利性醫療機構為主體，兩者互相補充配合完成保障公民享有疾病醫療措施的功能。

醫療保障體系，是指建立和完善以基本醫療保障為主體，以多種形式補充醫療保險和商業健康保險為補充，進一步完善醫療保險、救助制度。

藥品供應，以國家制訂的基本藥物制度為基礎，規範藥品生產買賣流通秩序，完善藥品價格形成機制，不斷完善執業藥師制度，保障民眾能夠安全用藥。

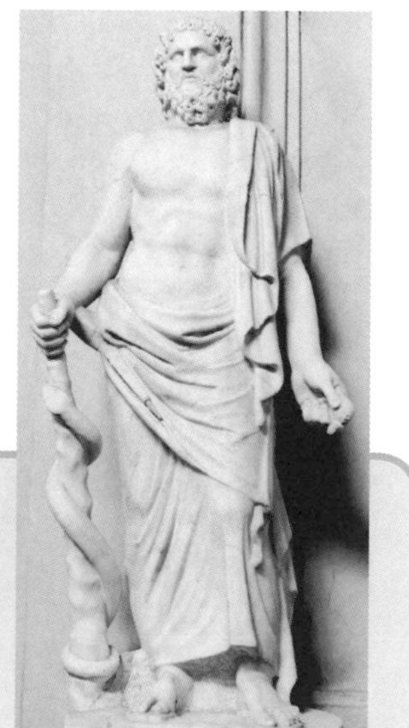

小知識

古希臘醫神——阿斯克勒庇俄斯，他手持長杖，上面之所以盤繞著一條蛇，是由於當時人們把蛇當作智慧和重生的象徵。

「有經驗」的累塞斯——第一個區別天花和麻疹

麻疹是麻疹病毒引起的急性呼吸道傳染病，主要症狀有發熱、上呼吸道炎、眼結膜炎等，以皮膚出現紅色斑丘疹和頰黏膜上有麻疹黏膜斑為其特徵。

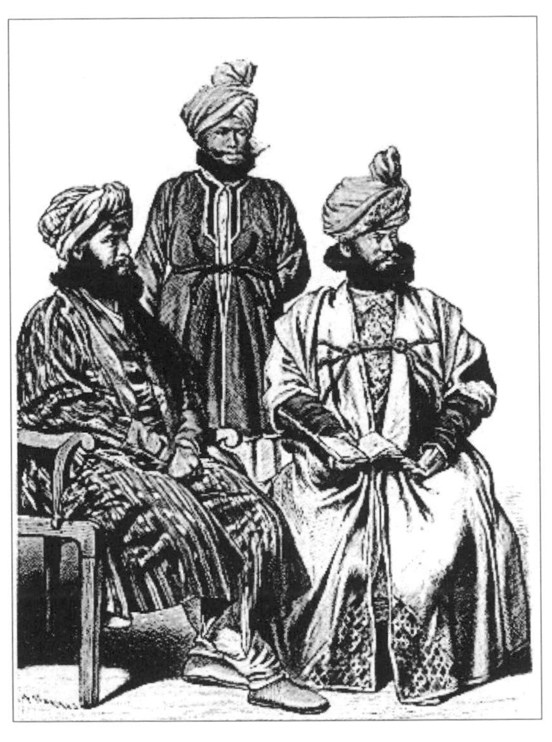

中間站立者為累塞斯，他是阿拉伯帝國時期一位傑出的臨床醫生。

阿拉伯醫學家累塞斯（Rhazes）是許多「世界第一」的紀錄保持者：第一個發明了串線法，以動物腸子製線用於縫合傷口，然後可以被機體組織融化吸收；第一個明確區別了麻疹和天花的症狀；第一個發現經緯度不同的地理位置，同一種藥物的療效也不同；第一個提出在給病人服用新藥以前，要先在動物身上進行試驗的主張；第一個注意到某些疾病是經由遺傳而來的；第一個指出所謂的花粉熱是源於花的芳香；第一個使用汞製劑。因此，他被稱為「穆斯林醫學之父」。

累塞斯在醫學上的「第一」難以計數，同時他又是偉大的化學家、哲學家。他在四十歲時還用哲學來研究琵琶，而後才進入醫學領域。他遊歷的足跡從耶路撒冷延伸到哥多華，一邊執醫，一邊從「女人與藥商」那裡搜集資料。

他對待病人的態度向來謹慎而負責，正如他教導學生的那樣——治療總是痛苦的，這個世界上沒有病人希望的那種舒適的治療，因此一個好的醫生絕對不能屈從於病人的要求而放棄自己的判斷。

同時，累塞斯又是一個很有趣的人。當他應邀為巴格達一所醫院選址的時候，所用的點子妙趣橫生。他命人在城中各處掛了很多新鮮的肉，數天之後，選擇腐敗程度最輕的那塊肉的所在地，做為醫院的興建地址。他採用的這種選址方式，充分考慮了醫院良好衛生環境的需要，選擇良好通風地點將有效減少細菌繁衍的基本條件。

做為最早區分天花和麻疹的第一人，累塞斯在《論天花和麻疹》一書中寫道：「應該注意，噁心、倦怠和心煩的感覺較常見於麻疹，背痛的症狀則是天花的特徵性表現。其他還有發熱和牙齦變紅。當出現膿皰時，應首先治療雙眼，然後是鼻子和雙耳，非常小的白色膿皰常常成片接連出現，且質地硬，無膿液，這時通常很危險，如果病人在出疹後依然持續發病，這是危險致命的徵象。當出現綠色或黑色的膿皰後發燒繼續加重，而且出現心悸時，這實際上是非常壞的徵象。」這些對天花和麻疹病症的詳細描述，向世人說明了這兩種當時人們還很難區別病症的特徵。

累塞斯的一生著述頗豐，他花了15年時間完成了一部百科全書式的巨著——《醫學集成》。書中廣泛吸收了希臘、印度、波斯、甚至中國的醫學成果，講述了多種疾病以及疾病的進展和治療情況，涉及到外科、兒科、傳染病和多種疑難雜症的治療經驗和理論知識。這本書流傳到歐洲，立刻取代了蓋倫的醫書成為最流行的醫學教材和資料並多次翻印。除此之外，他還寫了《醫學入門》、《藥物學》、《蓋倫醫學書的疑點和矛盾》等書。正如累塞斯自己所說，他的科學成就遠遠超越了他卓越的思想。

現代醫學已經明確斷定，麻疹是以往兒童最常見的急性呼吸道傳染病之一，發病的患兒通常會出現發熱、上呼吸道炎症、眼結膜炎等症狀，尤其是當兒童皮膚上出現紅色斑片，口腔內黏膜上有針尖大小的灰白色、周圍繞以紅暈的小點出現，同時全身也出現斑片的時候，我們基本可以斷定是麻疹。

麻疹傳染性很強，麻疹患者是唯一的傳染源。典型麻疹病症的發病過程可分為四期：潛伏期、前驅期、出疹期、恢復期。患病期間應該臥床休息，房內保持適當的溫度和溼度，有畏光症狀時房內光線要柔和；給予容易消化的營養食物，補充足量水分；保持皮膚、口腔黏膜清潔。還要採取對症治療措施，高燒時可用小量退熱劑；煩躁可適當給予苯巴比妥等鎮靜劑；劇烈咳嗽時用鎮咳祛痰劑；繼發細菌感染可給抗生素。

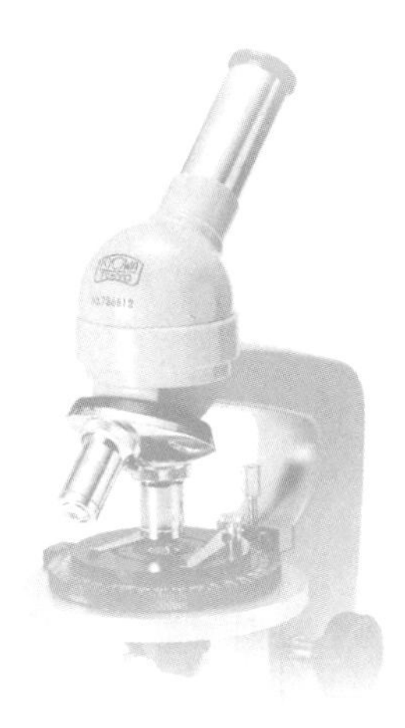

小知識

累塞斯（西元865年～925年），代表作《醫學集成》，涉及到了外科、兒科、傳染病和多種疑難雜症的治療經驗和理論知識，不愧為一部百科全書式的巨著。

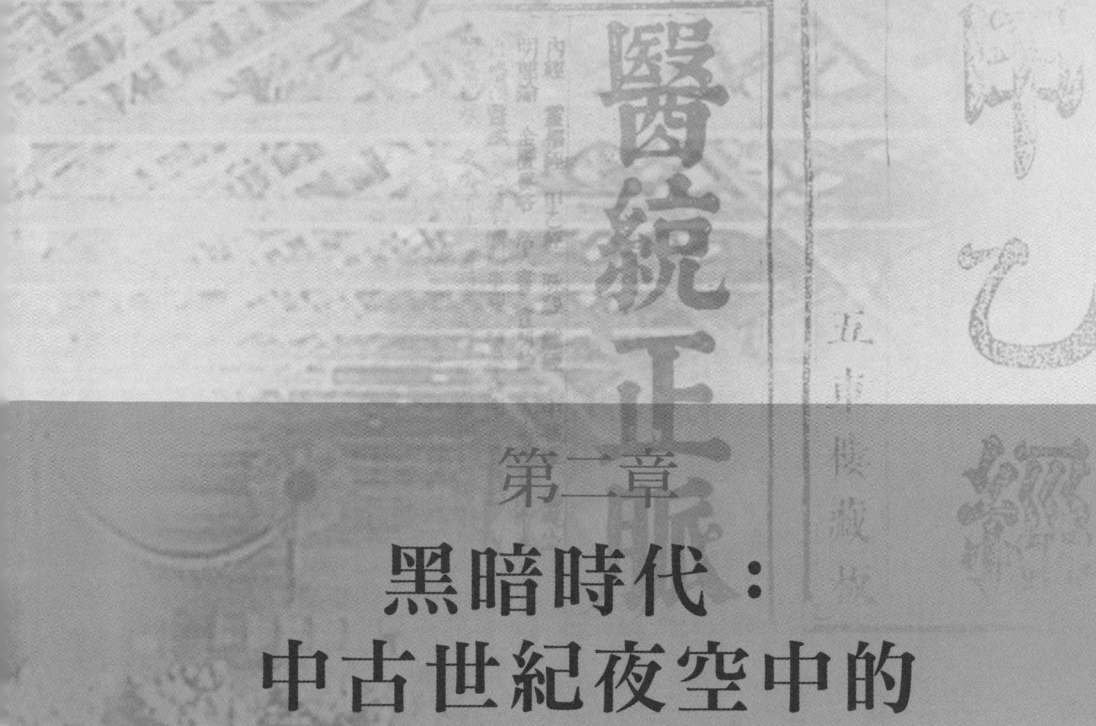

第二章

黑暗時代：中古世紀夜空中的醫學福音

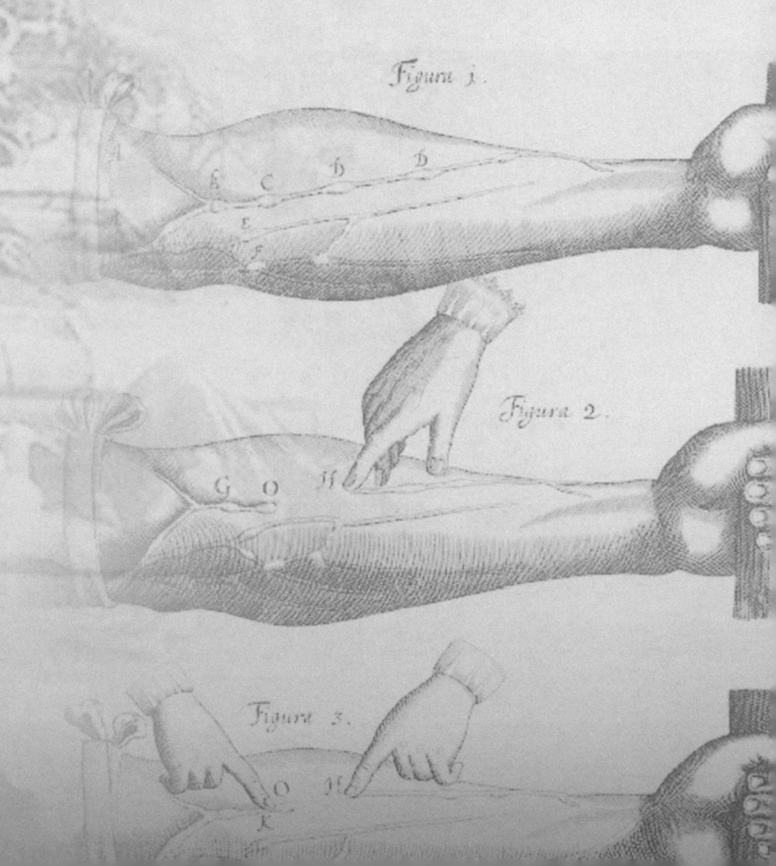

梅毒——美洲送給歐洲大陸的見面禮

梅毒，是由梅毒螺旋體的病菌所引起的慢性傳染病，其病原體是德國的霍夫曼和謝文定在1905年首先發現，是一種呈現柔軟纖細的螺旋體，有如金屬刨花，因透明不易染色，又稱為蒼白螺旋體。

「梅毒」曾經是一塊籠罩在整個歐洲大陸上空的烏雲，是一個讓所有人聞之色變的辭彙。根據資料記載，感染梅毒的人，最終都會是全身潰爛、神經錯亂死去。我們可以透過當時的幾個大國對梅毒病人的處理方法看出梅毒的危害程度：法國將感染梅毒的病人全部驅逐到城牆以外；德國在紐倫堡也採取了針對梅毒患者的強制性監管防護措施；蘇格蘭為了防範梅毒，禁止名聲不好的婦女工作，並將愛丁堡所有攜帶梅毒的居民一律流放到利斯附近的因奇基斯島。

梅毒是如何能在歐洲大陸肆虐呢？這要追溯到發現新大陸的哥倫布。哥倫布率領他的船隊抵達了美洲的巴哈馬群島，在此進行補給修整。不甘寂寞的船員與當地的印第安女性有了性接觸，可他們萬萬沒有想到，短暫歡愉換來的竟是病痛和死亡。原來這些土著居民長久以來都攜帶著梅毒病毒，很快就有船員發生了病變，病變往往從性器官開始，緊接著就擴散到了全身。而船上的醫生對這些聞所未聞的疾病束手無策，只能眼睜睜看著他們痛苦萬分地死去。哥倫布和倖存活下來的船員匆忙掩埋了同伴的屍體後逃回了歐洲，梅毒也如影隨行般地傳播而來。

當時，西班牙和法國正在義大利的那不勒斯交戰。哥倫布的很多船員回國後直接參加了戰爭，他們把病毒傳染給了那不勒斯的妓女，而妓女又傳染給了法國士兵。法軍退兵後，法國國內開始了梅毒的大爆發。在很短的時間內，法國、瑞士、匈牙利、德國、荷蘭和俄國都出現了梅毒。

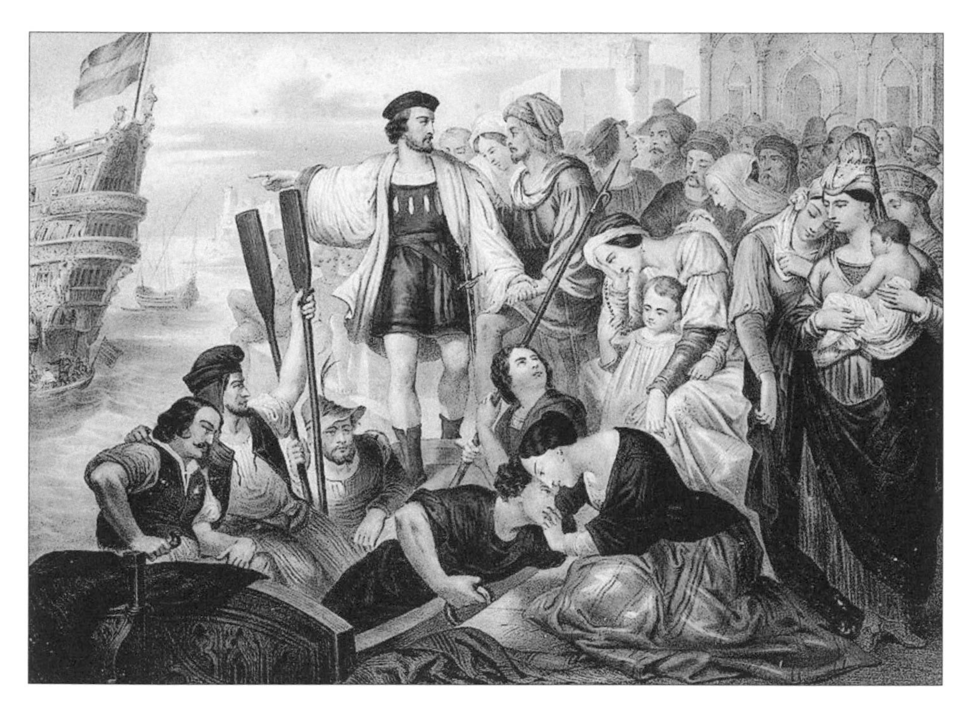

哥倫布給歐洲帶來了財富，也帶來了致命的梅毒。

最初的時候，很多人並不認識梅毒，甚至將它與麻瘋病混為一談。隨著病毒危害的愈演愈烈，國家間開始相互攻訐，指責對方是病毒的源頭。經過長時間考證，人們才真正瞭解梅毒原來是美洲送給歐洲大陸的見面禮。

為了攻克這種病毒，醫學家們進行了不懈怠地探索。早期的醫生採取禁食、出汗、放血和排泄等療法治療這種疾病，然而效果甚微。隨後，汞和砷被應用於梅毒的治療。德國專家保羅．艾利（Paul Ehrlich）於1908年研究出的「606」成為一種更好的藥物，被當時人們讚譽為「梅毒的剋星」、「神奇子彈」。隨著青黴素的發明，開創了梅毒治療的新時代。青黴素治療梅毒，有強烈的抑制梅毒螺旋體的作用，在長期應用中發現青黴素治療梅毒療效快，副作用小，殺滅螺旋體徹底，其後50年代開始又引入其他抗生素治療梅毒。在今天，梅毒已經不像600年前那樣恐怖了。

梅毒，是一種危害性極大的性病，對人類機體造成的傷害往往具有不可恢復性，也就是即使治癒梅毒，病毒對你身體的傷害也將長期存在。

在疾病歸類中，性病屬於泌尿外科疾病之一。泌尿外科是專門研究男女泌尿系統與男性生殖系統的一門醫學，也就是研究人類男女身體中最為隱祕的器官的學科。

做為人類最私密的器官，無論男女的泌尿系統都是由腎、輸尿管、膀胱及尿道組成。因為泌尿系統與人的生殖器官息息相關，兩者產生的疾病常會互相影響。生殖繁衍是人類最為重要的一項生理活動，它關係到人類是否能夠繼續在地球上繁衍發展，所以對於泌尿系統和生殖系統的研究也是醫學界長期關注和重視的一門醫學學科。

小知識

奧斯勒（William Osler，西元1849年～1919年），加拿大著名醫學家。1873年證實血小板與血栓形成有關；1895年描述紅斑性狼瘡的全身表現；最主要的成就則在於改革了臨床醫學教育，促進醫學教育和醫院正規化的發展。著有《臨床內科原理》，是《內科季刊》的創辦人和主編。

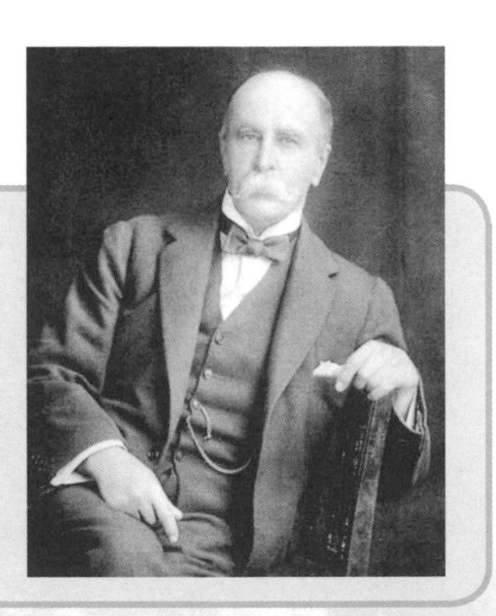

威廉・哈維建立血液循環理論

心臟是血液循環的原動力。人類血液循環是封閉式的，由體循環和肺循環兩條途徑構成的雙循環。

古羅馬名醫蓋倫曾提出血液循環理論，他認為血液在血管內的流動如潮水一樣一波一波地向四周湧去，隨後自然消失。蓋倫的理論一直被醫學界奉為不可動搖的真理。然而在17世紀，有個人對於這個「真理」發出了挑戰，他就是威廉・哈維（William Harvey）。

威廉・哈維1578年出生在英國的福克斯頓，他在劍橋大學畢業後考入了帕多瓦大學，主要研究解剖學。哈維從他老師法布里休斯（Hieronymus Fabricius）那裡，獲得了一個資訊——靜脈瓣膜阻止血液逆流。這一資訊使得哈維對蓋倫的理論產生了懷疑，他決心徹底搞清楚血液循環的奧祕。他的研究從進行在動物身上的實驗開始：他把一條蛇解剖後，用鑷子夾住蛇的大動脈，發現鑷子以下的血管很快乾癟了，而鑷子與心臟之間的血管和心臟本身卻越來越脹，幾乎要破了，去掉鑷子後，心臟和動脈又恢復正常大小。接著，哈維又夾住大靜脈，發現鑷子與心臟之間的靜

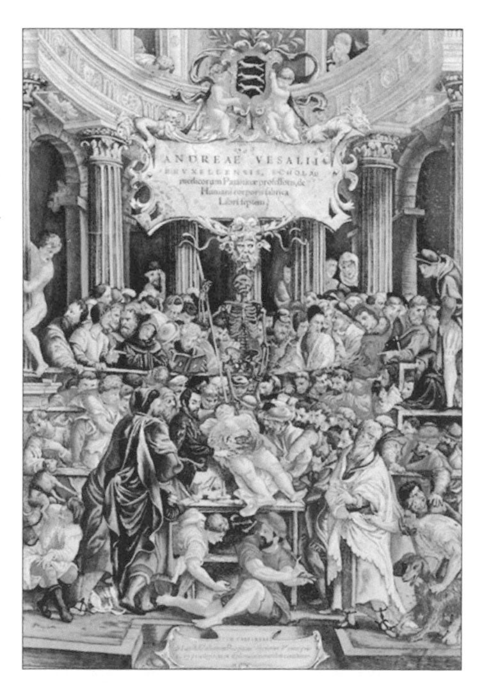

中世紀的解剖手術。

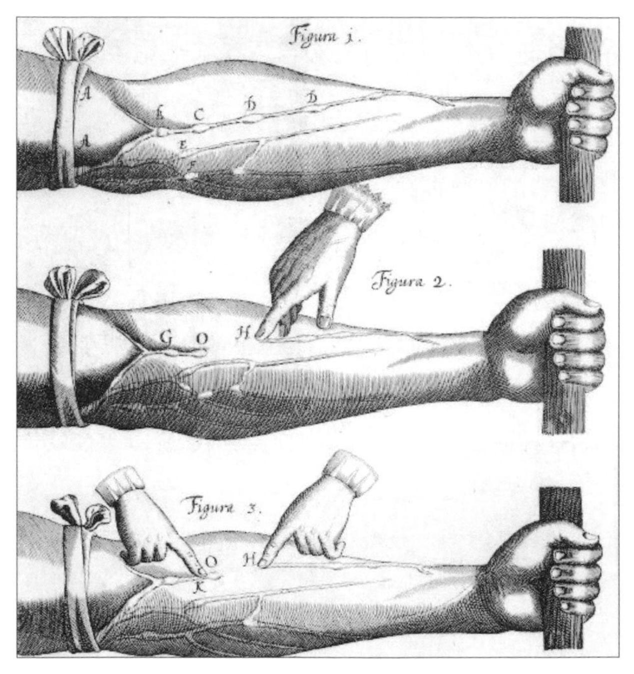

實驗證明，瓣膜只允許血液做單向的流通，這是哈維血液循環理論的證據之一。

脈立刻癟了，同時，心臟體積變小，顏色變淺。去掉鑷子後，心臟和靜脈也恢復正常。哈維對實驗結果進行深入的思考和嚴密的論證後得出了一個在當時人們看來堪稱瘋狂的結論：心臟裡的血液被推出後，一定進入了動脈；而靜脈裡的血液，一定流回了心臟。動脈與靜脈之間的血液是相通的，血液在體內是循環不息的。

哈維不只滿足於論證，他將物理學中的「量」的概念引入了醫學實驗：假定心臟每次跳動的排血量大約是兩盎司，心臟每分鐘跳動72次，所以每小時大約有540磅血液從心臟排入主動脈。但是540磅遠遠超過了血液本身的重量，甚至超過了一個正常人的體重。因此哈維認為，血液是往復不停地通過心臟的。

其實在哈維之前已經有人瞭解了蓋倫的錯誤，但是他們都沒有辦法進行證明。而哈維經過一系列實驗和計算得出了新的血液循環理論：定量的血液自心臟流出，經動脈繞經全身，再由靜脈回到心臟，然後是一個較小的循環，血液從心臟的右腔移進肺臟，再從肺臟回到心臟左腔，又流向身體其他部分，繼續另一個循環。

然而，印證了「真理往往掌握在少數人手中」這句老話，哈維的理論自一提出就遭到了學術界無情的打擊。很多權威都長期拒絕承認哈維的發現，拒絕接受他的理論。面對這種情形，哈維淡淡地說出了如下的話：「我的信念就是熱愛真理，以及存在文明人心目中的公正。」

歷史終於給了哈維公正，如今他的著作《血液循環論》已經成為了醫學界的經典之一。

血液循環理論指的是，人類血液循環是在一個封閉式的管道系統的完成的，它由體循環和肺循環兩條途徑構成了的雙循環。其中，從左心室開始到右心室被稱為血液體循環，從右心室開始到左心房被稱為血液肺循環。

血液循環的路線是：左心室→（此時為動脈血）→主動脈→各級動脈→毛細血管（物質交換）→（物質交換後變成靜脈血）→各級靜脈→上下腔靜脈→右心房→右心室→肺動脈→肺部毛細血管（物質交換）→（物質交換後變成動脈血）→肺靜脈→左心房→最後回到左心室，開始新一輪循環。

血液循環的主要功能是完成體內各類物質的交換運輸。一旦停止，機體各器官組織將因失去正常的物質轉運而發生新陳代謝的障礙。同時體內一些重要器官的結構和功能將受到損害，尤其是對缺氧敏感的大腦。大腦中的血液循環停止3～4分鐘，人就會喪失意識，血液循環停止4～5分鐘，半數以上的人將發生永久性的腦損害；停止10分鐘，即使全部智力不被毀掉，也會毀掉絕大部分。因此血液循環對於人體器官的正常運轉具有極其重要的意義。

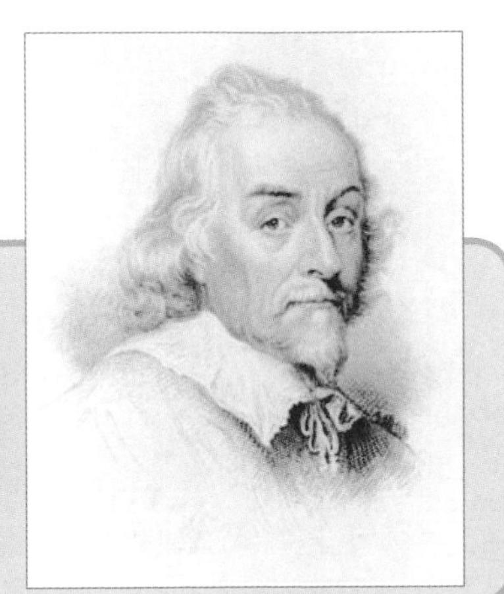

小知識

哈維（西元1578年～1657年），英國醫生、生理學家、胚胎學家，血液循環理論的提出者。1628年發表的劃時代著作《心血運動論》，標誌著近代生理學的誕生。

自詡為君王的醫學教父
開創化學藥品新時代

藥理學，是指研究藥物在進入生物體內後能夠引起各種機體變化的一門科學。

化學藥品取代草藥、藥膏成為醫生的主要藥方，這是醫學進步的一個重要步驟。率先完成這一步驟的是在醫學史上被喻為「醫學化學之父」的帕拉塞爾蘇斯（Paracelsus）。1493年，他出生在瑞士的恩塞德恩，年輕時曾經漫遊全歐，在維也納、科隆、巴黎和蒙彼利埃等地學習醫學。這時的帕拉塞爾蘇斯具有強烈的學習欲望，他曾經在自傳中寫道：「我經常冒著生命危險去尋找我的藝術。我從不為向妓女、屠夫和理髮師請教那些對我有用的知識而感到羞恥。」

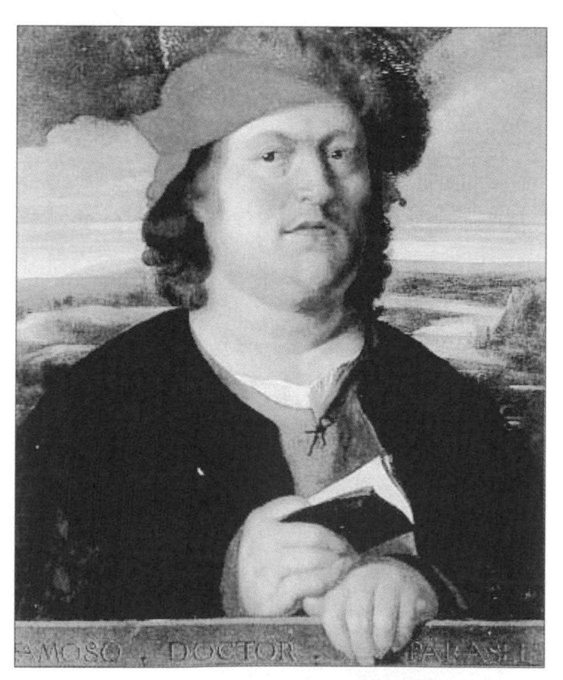

在醫學史上勇於打破常規的帕拉塞爾蘇斯。

憑藉著出色的醫術，帕拉塞爾蘇斯在巴塞爾接連完成了一系列的手術，被稱讚為神醫，並在當地貴族的推薦下，出任巴塞爾大學的校長。

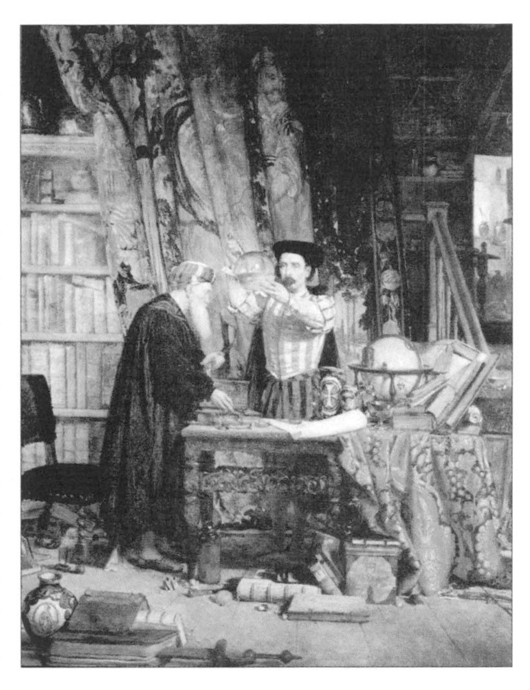
西方的煉金術。

在巴塞爾大學期間，帕拉塞爾蘇斯做出了一系列被時人視為「瘋狂、狂妄自大」的舉動：他認為自己是醫學的救世主，把所有人都貶得一文不值，說蓋倫是個只有少許常識的騙子，阿森維納只配在廚房裡當領班，而他在學校裡的同行則是「即使是蒼蠅都不願意和那些傢伙同坐」；他總是隨身帶著一個劍柄，說其中藏著賢者之石，說他是宇宙的迷藥，可以治療所有的疾病；他對古老的四元素定義法嗤之以鼻，提出了自己全新的見解，發明了一套生命的化學觀；他經常像君主一般對自己的學生演講：沒有科學和經驗，誰也沒有資格做醫生！

拋開這些看似瘋狂的言行之後，我們可以瞭解，帕拉塞爾蘇斯對於醫學進步做出了巨大的貢獻。過去醫生選擇藥方只考慮草藥，帕拉塞爾蘇斯卻成功地將煉金術引入了醫學領域；他在實驗中發現，在蒸餾瓶中的蒸氣濃縮後的產物，是硫磺、水銀和鹽，於是他對古老的四元素法重新定義，認為生命來自於以上三種元素。雖然現代醫學證明他這種發現是錯誤的，但他提出了原始的生命化學的概念。帕拉塞爾蘇斯在實際中經常採用化學品，例如硫磺、鐵、砷，都取得了不錯的療效，他的觀點啟發了煉金術士，激勵他們在化學中尋找新的藥物，研製很多化學藥品，彌補了古醫學中只利用草藥、藥膏的侷限。

儘管當時化學藥品的負面作用引起了廣泛的關注，但是醫學的化學化已是無可阻擋的潮流，後來的人使其不斷完善，並將先行者帕拉塞爾蘇斯讚為「醫學化學之父」和「現代化學療法的教父」。

正是醫學化學，打開了人類使用化學藥品治療疾病的大門，它帶領人類進入一個醫學的新時代。如今，化學藥品幾乎用於治療所有疾病，對於詳細研究它與機體相互作用及作用規律，也自然形成了一門專業學科，這就是藥理學。

化學藥品如何作用於機體內，又會對機體產生何種效果呢？做為藥物的化學物質，具有多種吸收途徑。一般來說，藥物可以經由皮膚、小腸或口腔黏膜被人體吸收，並透過血液循環在器官中擴散，進而到達患病部位。但是，有些藥物在人體內會因為一些其他因素轉化為其他產物。這些轉化而成的產物是否對人體有毒性，是否會對人體產生未知的影響，都是藥理研究的課題。最後，藥物會經由人體的膽汁、尿液、呼吸或者皮膚等被排出體外。

藥物對患者具有治療作用，同時也會引起一些不良反應。我們把不符合藥物治療目的並給患者帶來病痛或危害的反應，都稱為不良反應。但這些不良反應一般都是藥物作用機體產生治療效果後的必然副作用，就如中國一句古話「是藥三分毒」一樣，但一般這些不良反應都會在藥物研製之時得到嚴格的評判，並且在停藥後可以自行恢復。

小知識

愛德華．金納（Edward Jenner，西元1749年～1823年），英國醫生，發明牛痘疫苗接種技術，攻克威脅人類數百年的頑疾——天花。

從動物到人體的解剖

解剖學是醫學的基礎學科之一。要想查清病因和有效治療，首先應瞭解、熟悉人體的結構，解剖學就是了解人體結構的學科。

解剖在現代人看來是件很普通的事情，其實解剖的發展，尤其是由動物解剖發展為人體解剖有一個漫長的歷史過程。早在史前時期，人們透過宰殺動物、觀察受傷的人體等方式，便對動物和人類的身體結構有了一定的認識。例如古代的中國人和埃及人都掌握了屍體防腐的技術，在石器時代流傳下來的岩洞上的壁畫裡發現了不少簡單的生物解剖圖案。

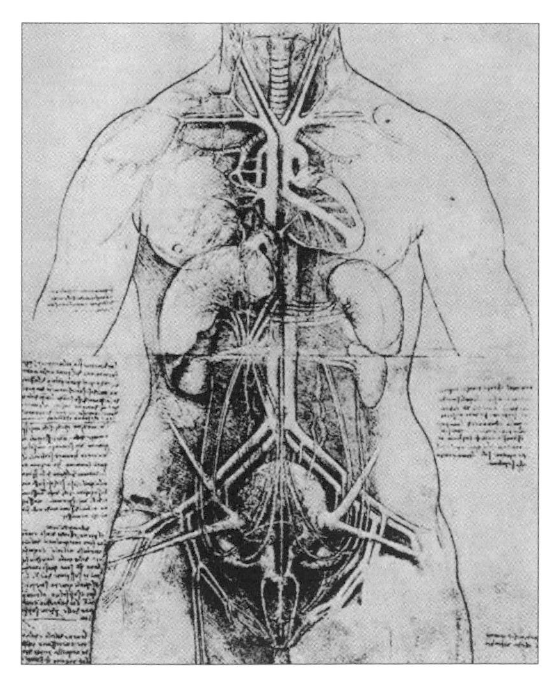

達文西所描繪的人體解剖圖。

在古希臘，亞里斯多德和希波克拉底都進行過動物解剖，並留下了相關的紀錄。蓋倫是第一個將解剖運用到醫學領域的人。但是侷限於當時的歷史條件，他只能進行動物的解剖實驗。他把那些從動物身上得來的解剖經驗直接套用在人體上，不可避免的留下了許多的錯誤。例如他一直認為人和狗一樣，肝臟是靜脈的發源地，肝有五葉，血液可以自由的通過心臟等等。他這些錯誤的觀點由於人體解剖的嚴格受限，而一直被人們奉為真理保留下來。

這種情況一直到中世紀才有所改觀。義大利著名畫家達文西首先對蓋倫的理論產生懷疑，他認為有必要深入了解人類的身體結構，於是開始從事人體解剖。他的研究糾正了蓋倫的很多錯誤，例如：證明了心臟與肺部並不是相通的，畫出了更正確的心臟解剖圖，以及發現了主動脈根部瓣膜的活動及其性質。他的這些發現引起了醫學界的關注，也使得更多的醫學家投身到人體解剖中來。其中的代表人物就是維薩里（Andreas Vesalius）。

他對人體解剖的熱衷程度幾近癡迷的狀態：在巴黎求學時，由於不滿在校內的解剖機會太少，維薩里在夜間跑到郊外去偷絞刑架上犯人的屍體去解剖；還曾經將屍體藏在自己的床下，有機會就拿出來研究；甚至帶領學生去偷盜墓地，試圖找到屍體來研究。這些行為觸動了當時的宗教，並最終使得維薩里被趕出了法國。

1543年，他將工作中累積起來的材料整理成《人體構造論》，公開發表。在這本書中，維薩里第一次遵循解剖的順序描述人體的骨骼、肌肉、血管和神經的自然形態和分佈等自然情況，很大程度上推動了人體解剖學的發展。

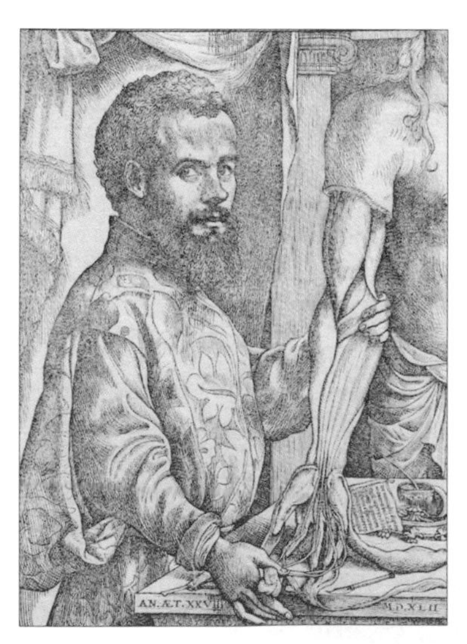

近代人體解剖學創始人——維薩里。

從古埃及人製作木乃伊開始，人類就有了一定的解剖學知識，只是由於宗教等原因，人體解剖受到嚴格限制，一直到維薩里著述《人體的結構》，才意味著近代人體解剖學的誕生。

解剖學是在整體觀察和解剖過程中，用肉眼對人體器官進行研究。從最小的細胞到最大的人體器官，以及器官之間的關係都是解剖學研究的範圍。隨著科技的進步，近二十年來，生物力學、免疫學、組織化學、分子生物學等向解剖學滲透，一些新興技術如示蹤技術、免疫組織化學技術、細胞培養技術和原位分子雜交技術等在形態學研究中被廣泛採用，使這個古老的學科喚發出青春的異彩，尤其是神經解剖學有了突飛猛進的發展。

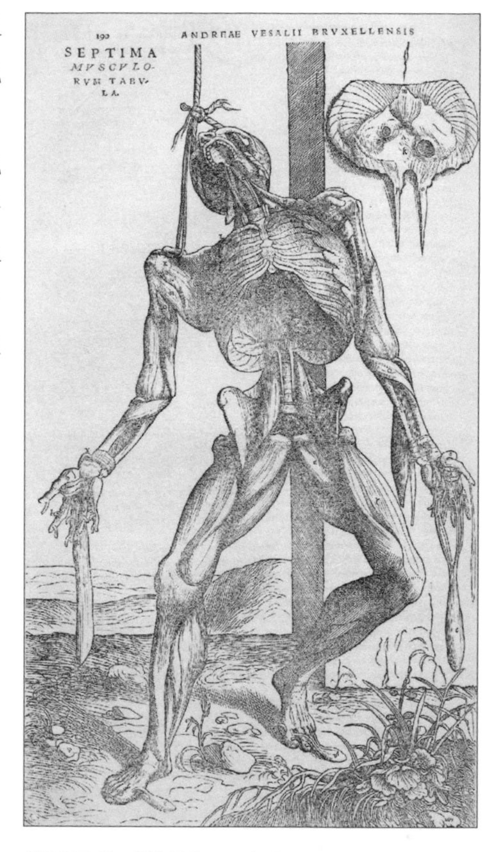

維薩里的《構造》一書中包含了許多雜亂又詳細的人體解剖圖，經常擺著諷喻的姿勢。

小知識

馬爾皮基（Marcello Malpighi，西元1628年～1694年），顯微鏡學家。在擴展了視覺世界之後，他觀察了毛細血管並發現了紅血球。

不可見的汗見證新陳代謝

新陳代謝是指在生命活動過程中不斷與外界環境進行物質和能量的交換，以及生物體內物質和能量的轉化過程。

在現代，每一種疾病都在實驗室透過無數次的檢驗被紀錄了下來，每一種疾病的治療方法都透過無數次的科學實驗得到確診。然而在古代情況卻並不是如此，很多疾病要依靠巫術來進行治療，醫學經常只是推理論證的結果，很多都是依靠經驗的傳承、推理的手段來進行治療，那時的醫學很不嚴謹。在這轉變的過程中，醫學測量用具的發明具有重要的意義。透過測量，醫生得出了精密的醫學定律，研製出了新的醫療器材和新的藥物。談到測量用具，我們就一定要說到聖托力歐（Santorio）的故事了。

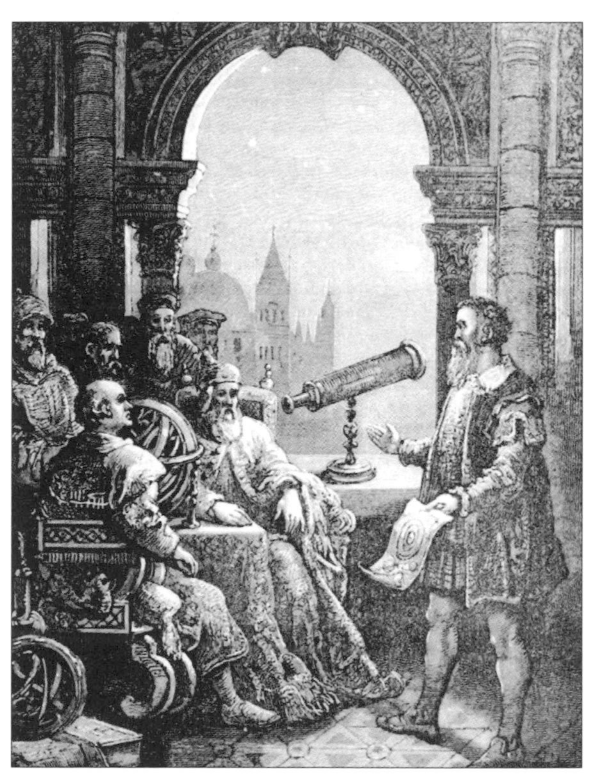

近代實驗科學的先驅者——伽利略。

聖托力歐對待醫學態度非常的嚴肅認真，他最推崇的科學家是義大利人伽利略，後者曾經用一場轟動了世界的實驗推翻了古希臘先賢亞里士多德的錯誤。他認為醫學一定要建立在實事求是的態度上，十分重視醫學實驗和準確的測量用具的發明。他發明了很多精細的測量儀器，例如體溫表、脈時計、測量心律的儀器等等。他對自己做出的脈時計非常有信心：脈時計上的指計可以調整長度，使擺動次數與脈跳相配合，進而正確測出脈搏。聖托里奧曾經驕傲的說，他的「脈時計」可以使脈搏具有數學上的精確性……而非揑造或推測的。

聖托力歐最著名的發明當屬為了測量體重而發明的大秤，這座秤足足有一個房屋那麼大。聖托力歐每天分不同時段堅持用大秤測量體重，研究體重的變化規律，這場枯燥的實驗他堅持了30年之久。在這常人看來不可思議的舉動，曾經有人問他：這麼不可思議的舉動，你到底想要得到什麼？聖托力歐的回答簡單而又自信：「我想要得到正確的測量結果。」

多年持之以恆的堅持終於換來了成果，他經由觀測發現，一旦將身體的某部分直接暴露於空氣中，即使不進食、不排泄，體重也會發生變化。經過分析論證，聖托力歐得出結論：這是種「看不見的汗」造成的。他實際上發現了人體的新陳代謝現象。後人根據他的研究，進而最終研究清楚了新陳代謝的祕密。

新陳代謝的特點是在身體無知覺情況下時刻不停進行的體內活動，包括心臟的跳動、保持體溫和呼吸。

新陳代謝受下列因素影響：

①年齡。

一個人越年輕，新陳代謝的速度就越快，這是由於身體在生長造成的，尤其在嬰幼兒時間和青少年時期速度更快。

②身體表皮。

身體表皮面積越大，新陳代謝就越快，兩個體重相同而外表不同的人，個子矮的會比個子高的新陳代謝慢一些，這是因為個子高的人表皮面積大，身體散熱快，所以需要加快新陳代謝的速度產生熱量。

③性別。

通常，男性比女性的新陳代謝速度快，這是由於男性身體裡的肌肉組織的比例更大，肌肉組織即使在人休息的時候也在活動，而脂肪組織卻不活動。

④運動。

體能運動過程中和活動結束後的幾個小時內，都會加速身體的新陳代謝。

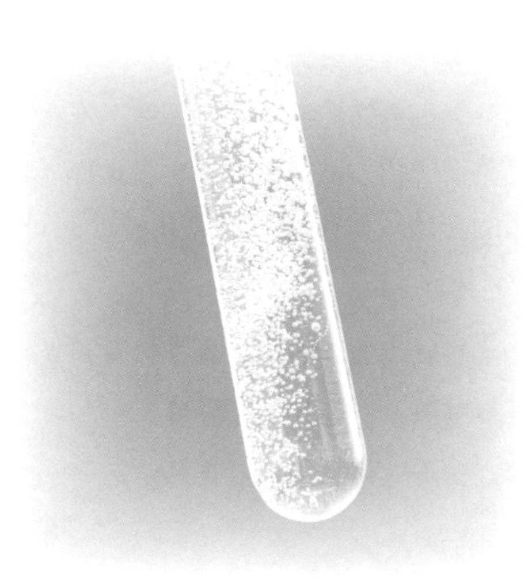

小知識

彼騰科費爾（Pettenkofer，西元1818年～1901年），德國科學家，將物理學和化學的研究方法運用在衛生學方面，研究水、土、空氣對人體的影響，測定二氧化碳對呼吸的意義，還發明了二氧化碳含量測定法。1882年發表《衛生學指南》。

理髮師帕雷提高了外科地位

外科學是現代醫學的一個科目，主要研究如何利用外科手術方法去解除病人的病源，進而使病人得到治療。

在中世紀時，醫生有嚴格的等級之分，內科醫生地位很高，而外科卻不受重視，很少有專職的外科醫生。外科手術一般都是由內科醫生監督，實際的手術過程往往是由從理髮師、鐵匠、劊子手等非醫學專業的行業裡招募的助手來完成的。那麼外科醫生的地位是如何得到提升的呢？那就必須要談到帕雷（Ambroise Paré）的故事了。

帕雷出身於法國一個理髮師家庭，他秉承了當時理髮師兼職醫生助手的社會風氣，做為理髮師的同時也學習了外科手術的知識。1536年，年僅19歲的帕雷隨軍出征都靈。

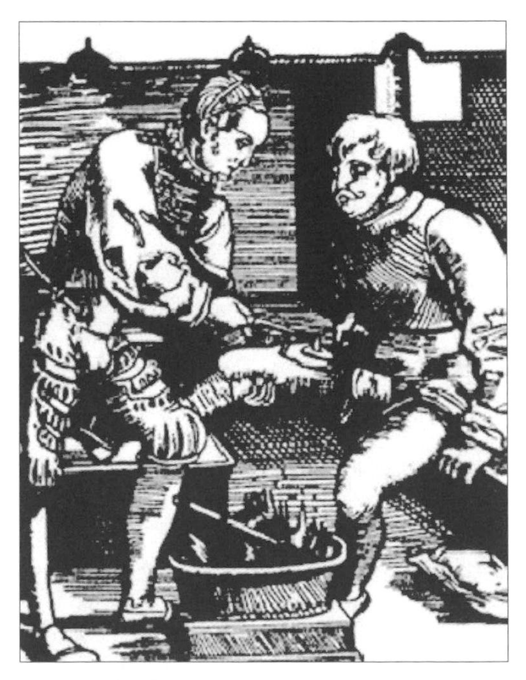

16世紀用熱烙鐵燙傷口。

戰場的殘酷給首次接觸戰爭的帕雷帶來了極大的心理衝擊。在戰場上，士兵對待於重傷的戰友做法殘酷而直接，一旦帕雷認為某個傷患難以治癒，其他人會毫不猶豫地結束傷患的生命。面對這種情況，帕雷感到萬分的愧疚，認為是自己的無能導致了戰友的犧牲。他不斷

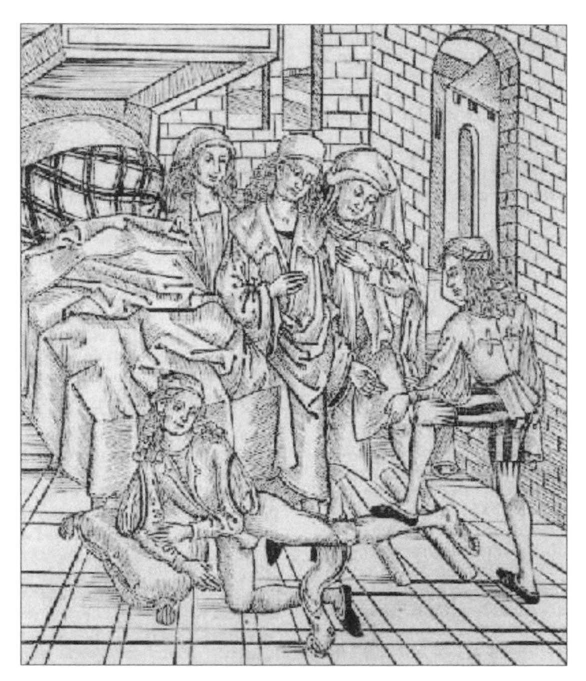

外科醫師打斷接合不良的腿，出自1497年出版的《理髮外科學》。

從戰場上學習醫療經驗，救治了越來越多的同胞。

與此同時，帕雷積極改進舊有的醫療手段。過去為了給傷口消毒，醫生都會採用熱油消毒法。將滾燙的熱油直接澆注在傷口上，帕雷透過實驗發現了新的消毒方法，用雞蛋蛋黃、玫瑰花油和松節油的混合物塗抹傷口。實踐證明這種方法比熱油消毒更有效，也極大的減少了傷患的痛苦。由此熱油消毒法才逐漸的從戰場上消失。

從1536年到1569年，帕雷當了30多年的戰地醫生。他把戰場當成學校，一直努力提升自己的醫術，無數的傷患在他手下獲得了新生。他還一直致力於推動外科醫學的發展，發明了包紮帶，記述了大腿頸部骨折的治療方法，描繪了縫補面部外傷的正確方法，簡化和改良了兔唇和狼咽手術，介紹了鼻成形術等等。

由於帕雷突出的貢獻和成就，他從一個普通的理髮師成為了國會議員，並當上了四屆法王的御前醫生。離開戰場後，帕雷仍醉心於外科，他出版了一本近千頁的作品《帕雷全集》記載了自己一生的醫療經驗。

外科學是醫學的一個重要組成部分，它的研究範疇一直在不斷更新變化中，從古代的一些體表疾病和外傷治療，到現代外科學包括了許多內部疾病治療，這一歷程的變化說明了人類對自身各系統、各器官在病因和病理方面，逐漸獲取了比較明確的認識，也說明了診斷方法和手術技術在不斷改進。

一般來說，按病因分類，外科疾病大致可分為損傷、感染、腫瘤、畸形和其他性質的疾病五大類。現代外科學，不但包括上列疾病的診斷、預防以及治療的知識和技能，而且還要對這些疾病的發生和發展規律實施有效的研究。

手術一般是外科所特有的一種治療方法。人們也往往把是否需要手術治療做為區別內科還是外科疾病的標準。但外科學並不等於手術學，手術只是外科疾病治療方法中的一種。然而，隨著藥物、早期診斷技術與其他醫療科技的發達，許多疾病的治療都轉變為非外科手術為主，例如大部分的尿路結石可以應用體外震波，使結石粉碎排出。近年來，由於介入放射學的迅速進展，外科與內科以及其他專科更趨於交叉融合。相信隨著醫學科學的發展和診療方法的改進，外科學的範疇將會不斷地更新變化。

小知識

帕雷（西元1517年～1590年），法國醫生，結束了用熱烙鐵或熱油澆灼傷口的野蠻作法，推動了外科學發展。他著有《創傷治療》，介紹火炮傷害的革命性觀念，推翻傳統使用的殘酷燒灼法。

從皇帝切口到圍產醫學

圍產醫學是研究分娩前後一定時期內孕產婦及胎嬰兒生理、病理變化和疾病防治的一門科學。

在中世紀的歐洲，婦女分娩是一件非常危險的事情。那時，婦女分娩時嚴禁男性的靠近，認為這是件很不吉利的事情。只能依靠接生婦的幫助，接生婦只是具有基本的接生經驗，遇到什麼突發的情況時她們也是手足無措。人們似乎已經習慣婦女分娩時的痛苦呻吟以及不斷有兒童夭折的慘劇，在醫學的其他科目都得到了長足發展時，婦產科卻幾乎是停滯不前的。

曾經有人記載過接生婦蹩腳的接生手段：她們會用胡椒粉或噴嚏藥粉噴進產婦鼻腔裡，或者用大量的藥片塞住產婦的喉嚨；甚至讓即將分娩的產婦在樓梯上下奔跑，做劇烈的運動，或用手使勁地揉搓產婦的腹部，如此粗野的方式顯然不會有什麼好的效果，甚至會對產婦的身體造成終身的傷害。只有當接生婦認為產婦無法正常分娩時，她們才會請來外科醫生，但這時醫生所能做的，往往只是把死嬰從母親的體內取出。

在這種極其不合理的情況下，一本名為《孕婦和助產士的玫瑰園》的小冊子面世了。這本書一出版就大受歡迎，因為首次有人將女人生育這一常人無法接觸到的事實，完整地描述了出來。以後的幾年裡，社會上對婦產科的研究逐漸放開。有人寫成《婦產士》一書，論證了剖腹產的可行性以及提出很多改善助產術的實際方法。

剖腹產在當時被稱為皇帝切口，這個稱呼來自於羅馬皇帝凱撒，因為傳說中凱撒就是剖腹產出生的。1610年4月21日，威滕堡大學醫院進行了歷史上第一次的為活人舉行的剖腹產手術，可惜手術並不成功，母親在4週後去世，而孩子

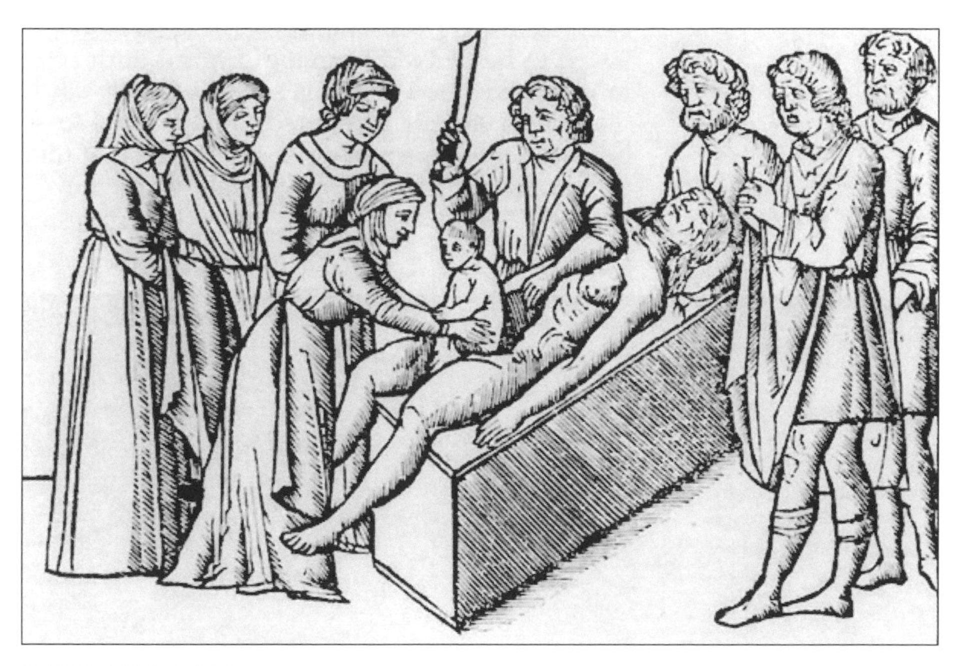

關於剖腹產的木刻畫。

也只是活到了9歲。此後雖然進行了多場的剖腹產手術，可是很少有成功的例子，許多頑固守舊的助產士甚至將剖腹產斥為謀殺。可是就是在這些詆毀的聲音中，研究剖腹產的醫生們堅持了下來，婦產科發展的越來越科學，越來越安全。剖腹產也逐漸被越來越多的人所接受。

在歷史上由於人類的愚昧無知，曾經給婦女的分娩帶來了無法想像的苦難，數不盡的產婦死於產褥熱等病症。這促使了一門新興科學的誕生——圍產醫學。

圍產醫學是近二十年來發展起來的一門新興的學科，對降低胎兒、嬰兒死亡率、保證母嬰健康、提高子代素質有著非常重要的意義。

在臨床上，婦女的圍產期有四種劃分方法：圍產期Ⅰ：孕期滿28週（胎兒體重≥1,000g，或身長≥35cm）至出生後7天。圍產期Ⅱ：孕期滿20週（胎兒體重≥500g，或身長≥25cm）至出生後28天。圍產期Ⅲ：孕期滿28週（胎兒體重≥1,000g、或身長≥35cm）至新生兒出生後28天內。圍產期Ⅳ：從胚胎形成至新生兒出生後7天之內。世界衛生組織（WHO）、國際婦產科協會（FIGO）均採用圍產期I的劃分方法。因為這段時期對孕婦和胎兒來說是最危險的時期，很多孕婦在這一時期都可能出現某些併發症，威脅著自身及胎兒的安全，影響胎兒的健康成長和發育。如果早期發現，立即治療，一般都可以安全度過這一時期。

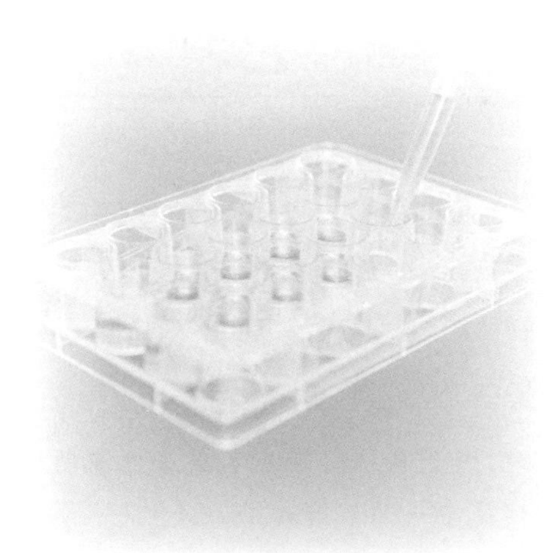

小知識

高爾維沙（Corvisart., J.N.，西元1755年～1821年），法國醫生。經過20年研究後推廣叩診法，使叩診法得以在臨床上普及應用。

培根透過雨珠發明眼鏡
告訴人們驗光常識

驗光是檢查光線射入眼球後的聚集情況，它以正視眼狀態為標準，測出受檢眼與正視眼間的聚散差異程度。

眼鏡是現代非常常見的物品，事實上它的出現並最終定型，經歷了一個漫長的歷史過程。早在11世紀，醫生伊本．海賽姆（Ibn al-Haytham）就觀察到，透過一個玻璃的球面體去看物體時，物體好像被放大了，這個就是眼鏡的靈感來源。可惜海賽姆醫生的研究沒能繼續下去。過了兩個世紀，培根第一次發明了能幫助人提高視力、方便閱讀的物品，也就是眼鏡。培根發明眼鏡的背後，有一個有趣的小故事。

一個雨後的下午，培根在花園裡散步，發現了一個樹上的蜘蛛網沾滿了雨珠。他無意間透過蜘蛛網向上看，發現看到的事物都被放大了不少，連樹葉上細細的絨毛都能看得清楚。這個發現觸動了他的靈感：現在有很多人都抱怨視力不好，看不清東西，這個發現也許能幫助他們！培根立刻跑回家，翻出了一個玻璃球，透過它來觀察物體，可是效果並不太好。他用工具將玻璃球切割開，用玻璃片來觀察，這次物品放大的效果就很明顯了。眼睛不好的人用它來看書，就能變得輕鬆多了。培根用木頭做成一個圓圈固定住鏡片，再安上一個手柄，閱讀的時候拿在手裡，非常方便。後

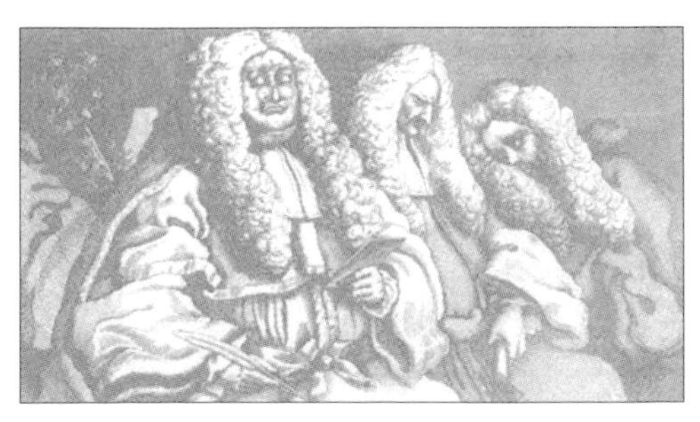

手握18世紀流行的羽莖、戴夾鼻眼鏡和假髮的法官，出自18世紀的諷刺畫。

來有人發明了一種更方便的眼鏡，用釘子將兩個帶手柄的鏡片鉚合在一起，閱讀的時候用手拿著，這很類似如今的放大鏡，但是他的出現還是有很積極的意義，人們的閱讀更方便了。

經過後代工匠的不斷改造，眼鏡的外型不斷進步。眼鏡逐漸由最初拿在手裡變成了戴在臉上，這就是夾鼻眼鏡，它不用手持，使用已經很方便了。只可惜太重，體積又大，使得人們無法長時間佩戴它。很多人為了方便，在不使用的時候，都把眼鏡推到帽子上，甚至乾脆繫到耳朵上、頭上。隨著工藝的不斷進步，眼鏡的重量也越來越輕、越來越便利。後來隨著書籍數量的增加，人的閱讀需求也跟著增加，出現視力障礙的人也就越來越多，於是專門生產眼鏡的產業——眼鏡業也由此應運而生。

眼鏡具有調節進入眼睛的光量，增加視力，保護眼睛安全和臨床治療眼病的作用，對屈光異常引起的兒童斜視和伴有頭痛的屈光異常患者，配戴眼鏡後均可治療，因此醫學上十分重視。

佩戴眼鏡眼鏡前必須先驗光，參數合適才會佩戴得舒適。

人的眼睛就像一部精密的照相機，而驗光就是對眼睛這部機器的一次徹底檢查，透過儀器發現光線進入眼球後到底發生了什麼，透過與正常光線折射後的效果比對，我們會發現眼睛的故障所在。進而決定採取何種方法來矯正問題。對於初次佩戴眼鏡矯正視力的患者來說，驗光這個步驟也是必要的，因為驗光不僅僅幫你驗證你的眼睛度數，它還有很多別的重要因素的，有助你發現眼睛中的其他生理問題，決定你適合佩戴何種眼鏡，是否能戴隱形眼鏡等。

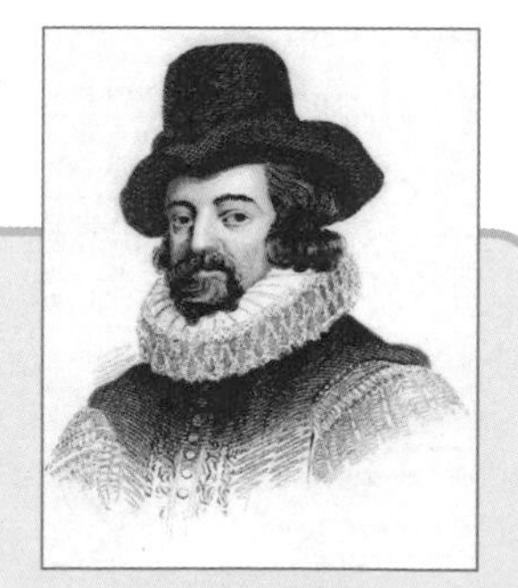

小知識

法蘭西斯．培根（Francis Bacon，西元1561年～1626年）英國哲學家、作家和科學家。著有《學術的進步》和《新工具》等。

數學教授研究人體肌肉怎麼運動

全身骨關節連接起來構成骨骼，形成人體的基本輪廓，起著支持、保護和運動的作用。骨骼肌附著於骨，並跨過關節，在神經系統的支配下，骨骼肌收縮時以關節為支點，牽引骨改變位置而產生運動。在運動中，骨起著槓桿作用，關節是運動的樞紐，骨骼肌是運動的動力器官。

17世紀時，波雷利在義大利的比薩大學擔任數學教授，在做好了本職工作的同時，他在動物解剖和生物學方面也有深厚的造詣。

在生物學的研究中，波雷利發現在生物機體單塊肌肉和肌肉群的運動過程中，機械學原理和幾何學原理同樣適用。為此他做了很多試驗，專門對人和動物的跑、走、跳、游泳等不同的運動姿勢，做了力學分析和計算，結果都證明了他的發現：機械原理和幾何學原理同樣適用於生物機體的單塊肌肉和肌肉群的運動過程中。

這時，波雷利想起了笛卡兒的一個觀點：動物是一部精密的機器。他把動物看成是一架機器，認為所有生

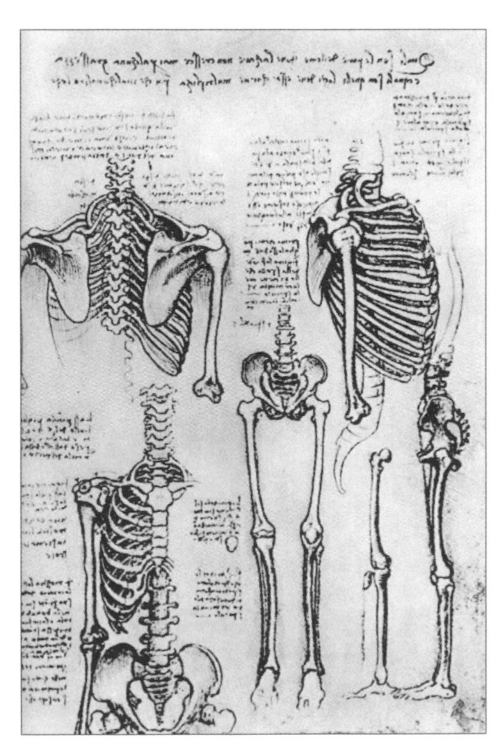

著名的畫家達文西描繪的人體骨骼圖。

理功能都可以用機械術語來加以解釋。波雷利決定沿著這個方向繼續研究，他找來了同樣在比薩大學任教的醫學教授馬爾皮基（Marcello Malpighi），兩人要分別從解剖學和力學的方向研究這種生理現象。波雷利經由顯微鏡觀察肌肉的細微結構，耐心地研究了各種肌肉運動的特點，終於有所發現：他認為心臟是一個肌肉泵，這個發現糾正了之前認為的心臟是一個熱源的觀點。為了驗證自己的觀點，他將一頭鹿活體解剖了，透過分別測量心臟和其他器官的溫度，他發現牠們之間毫無差異。他還認為，心臟肌肉在收縮時體積會增大，並認為這是肌肉活動的普遍現象，而不是以前醫學界一直認定的，是動物靈氣從腦部通過神經流到肌肉使肌肉緊張而變粗。

同時他還提出了一些其他的論點，例如：胃的功能是透過壓力起作用的，此時波雷利又做了一個實驗：他將空心或實心的玻璃球、鉛塊等導入火雞的胃裡，第二天發現這些東西都變成了粉末，實驗又一次驗證了他的觀點。依靠著數學方面的造詣，他很快計算出了火雞胃的力絕不低於1,350磅，這個力度相當與老虎的咬合力度。他還認為肌纖維是由菱形塊串成的鏈，收縮是由於大量的楔形相互嵌插而引起肌肉膨脹的結果等等。

正是透過波雷利的一番深入思考和研究，人體解剖學中肌肉運動的一些祕密被逐步揭開了。

在人體的骨骼結構中，骨、關節、骨骼肌是如何配合完成日常各種運動，並承擔了哪些職責呢？

骨是由有機物約佔1/3和無機物約佔2/3共同構成，有機物主要是膠原纖維，使骨具有韌性和彈性，無機物中主要是各種鈣鹽，提供了骨的硬度。骨成分會隨年齡的變化而變化，幼年時有機物較多，故彈性大而硬度小，容易變形；老年人與此相反，含無機物較多，故容易發生骨折。骨骼中的關節是連接骨的關鍵部件，它由一系列軟體組織和液體組成，使一塊塊獨立的骨成為了一個整體，同時為堅硬的骨提供足夠的活動靈活度，保證人體各部分可合理隨意的運動。骨骼肌是由橫向和縱向交織的肌肉組成，它靠著肌健附著在骨骼上，通常起於一骨，止於另一骨，中間跨過一個或幾個關節。橫向肌群和縱向肌群可以分別控制骨的不同運動方向。而且每塊骨骼肌上都分佈有豐富的血管、淋巴和神經，這些構造可以保證它能準確地將大腦的指令傳遞給骨，透過骨骼肌的運動進而支配機體骨骼進行隨意運動；同時為骨骼提供營養物質，保證骨骼系統的正常生長發育。

可見，如果說在運動中，骨起著槓桿作用，關節是運動的樞紐，那麼骨骼肌則是運動的動力器官。

小知識

波雷利（Giovanni Alfonso Borelli，西元1608年～1679年），17世紀義大利著名的數學家，用機械方法研究生理和解剖，出版《動物運動論》，認為人體的生理病理活動均可用機械定律說明，這一學說導致對複雜的生命現象產生機械化、簡單化理解的弊端。醫史上稱為「物理派」。

從酶的發現到用酶診斷

酶，是指由生物體內活細胞產生的一種生物催化劑。

18世紀的義大利生理學家史巴蘭札尼（Lazzaro Spallanzani）對於人體是如何消化吸收進入體內的食物感到十分好奇，因為當時的人們對於人體的消化系統只有一個大致的認識。

史巴蘭札尼清楚，胃會分泌一種叫胃液的物質，它在消化過程中一定發揮了重要的作用。但到底是怎樣的作用呢？他決定做實驗搞清楚這一切。可是胃在人的體內，該如何觀察呢？史巴蘭札尼想到了一個好辦法。他做了一個金屬的小籠子，在籠子裡放了塊肉後，將籠子拿到自己飼養的鷹前，鷹聞到肉味就吞下了籠子。史巴蘭札尼十分高興，這個實驗已經成功了一半。過了一段時間，史巴蘭札尼殺死了鷹，從牠的胃裡取出了籠子，發現裡面的肉已經沒有了。

這說明胃中含有一種可以消化食物的物質，而這種物質並不是所有東西都能消化，金屬籠子便在鷹的胃中保存了下來。為了研究得更透澈，搞清楚人體消化功能是否與動物一樣，史巴蘭札尼開始在自己身上做實驗。他冒著被噎死的風險吞下了一個裝滿了麵包屑的亞麻包，23個小時後取出小包時，小包完好無損，麵包屑卻已經消失了。

這證明人的胃液中也包含著那種可以消化食物的物質。後來他又吞下了不少的木質品和金屬製品，但這些堅硬的東西讓他嘔吐不止。這時他意識到自己的實驗無法再繼續下去了。

但是他的發現還是為後人的研究提供了很多啟示和幫助，60年後，德國科學家施萬（Theodor Schwann）在他進行的腐敗和發酵實驗中，意外發現了發酵必須有酵母菌的參與。1836年他又從胃黏膜中分離出一種能消化蛋白質的化學物質，他將它命名為胃蛋白酶，這也是人類從動物組織中分離出來的第一種酶。

這時人們終於搞清楚了，是胃液中飽含了這種蛋白酶，而這個酶正是消化肉塊、麵包屑、食物的原始物質，這也解開了長期困擾醫學界的人體消化之謎。進入20世紀後，科學家們相繼提取出更多的消化蛋白質的結晶體，他們進一步研究指出，酶是一類具有生物催化作用的蛋白質。

從本質上講，酶是一種蛋白質，具有蛋白質的性質。從化學角度講，人體的各項活動都可以歸結為是一項巨大複雜的化學變化過程，而酶則是這項化學變化中扮演著不可或缺的催化物質，如果缺少了它，機體的整個化學過程將不復存在。

如米飯在口腔內咀嚼時，咀嚼時間越長，甜味越明顯，是由於米飯中的澱粉在口腔分泌出的唾液澱粉酶的作用下，水解成葡萄糖的緣故，因此，吃飯時多咀嚼可以讓食物與唾液充分混合，有利於消化，此外人體內還有胃蛋白酶、胰蛋白酶等多種水解酶，人體如果想正常從食物中攝取到所需的蛋白質，必須在這些酶的作用下，水解成氨基酸，然後再在其他酶的作用下，轉變成人體所需的20多種氨基酸，按照一定的順序重新結合成人體所需的各種蛋白質，這其中發生了許多複雜的化學反應，可以說，沒有酶就沒有生物的新陳代謝，也就沒有自然界中形形色色、豐富多彩的生物界。

從醫學角度來看，正常人體內酶的活性比較穩定，可是一旦某種酶出現缺乏就會破壞機體的整個化學反應過程，會引起先天性或遺傳性疾病，比如白化症，就是白化病患者機體中缺少一種酶——酪氨酸酶，導致機體內的黑色素細胞不能最終變成黑色素造成的。

一旦人體某些器官和組織受損、或者發生病變，某些酶活性也會隨之發生變化，被釋放進入血液、尿液或體液內。因此，酶在醫學診斷上又具有重要意義。比如急性胰腺炎時，血清和尿中澱粉酶活性顯著升高；肝炎和其他原因肝臟受損，肝細胞壞死或通透性增強，大量轉氨酶釋放入血，使血清轉氨酶升高。藉助血、尿或體液內酶的測定，醫生就可以很輕易的瞭解或判定某些疾病的發生和發展。

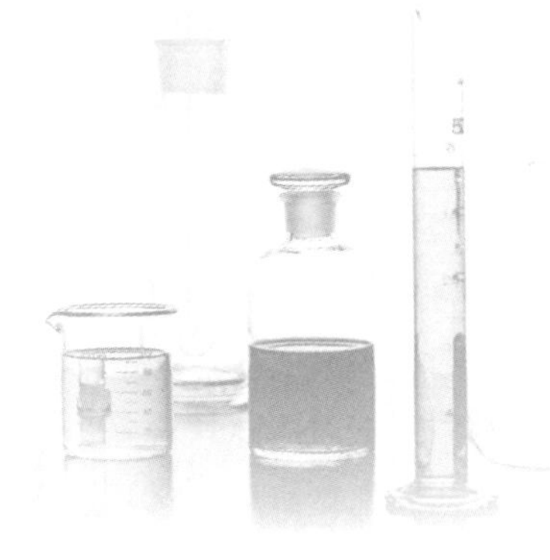

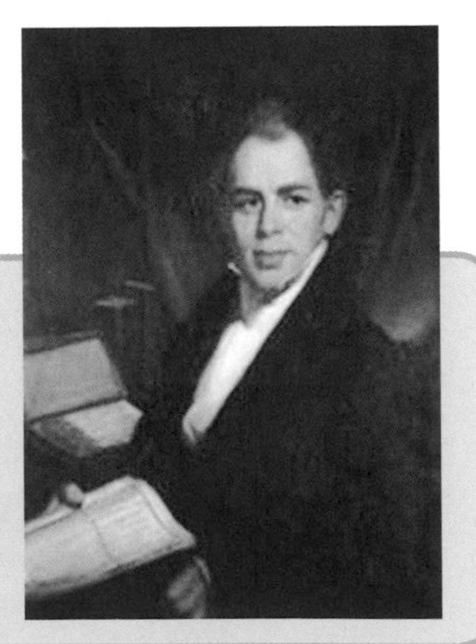

小知識

伯駕（Peter Parker，西元1804年～1888年），美國傳教士、醫生兼外交官。他是第一個來華的醫療宣教士，在1835年創辦博濟醫院，是中國境內第一所現代化的醫院。1838年會同了裨治文、郭雷樞組建了中國醫藥會。

黑暗中飛行的蝙蝠
帶來超聲波診斷技術

將超聲波發射到人體內，當它在體內遇到介面時會發生反射及折射，並且在人體組織中可能被吸收而衰減。因為人體各種組織的形態與結構是不相同的，是故其反射與折射以及吸收超聲波的程度也就不同，醫生們正是透過儀器所反映出的波型、曲線，或影像的特徵來辨別它們。此外再結合解剖學知識、正常與病理的改變，便可診斷所檢查的器官是否有病。

十八世紀的科學家史巴蘭札尼第一個發現了超聲波，而他發現的過程卻很曲折，是個很有趣味的小故事。

每晚史巴蘭札尼散步時，總是能看到一些蝙蝠在夜空中靈活的飛翔，他不禁有些疑惑：蝙蝠為什麼能在漆黑的夜空裡自由飛翔而不撞到任何的障礙物呢？是什麼讓牠們有如此的本領，可以在黑暗中看清楚東西，還能撲捉到動作迅捷的飛蟲？史巴蘭札尼決定做一個實驗。

一天夜晚，他帶著幾隻裝在籠子裡的蝙蝠來到了街頭。當他一打開籠子，蝙蝠們立刻衝了出來，在空中恣意地變換舞姿，還靈巧地躲開了各種障礙物。這讓史巴蘭札尼大惑不解，因為這些蝙蝠都被他用黑布遮住了眼睛，牠們根本看不見東西！難道蝙蝠不是用眼睛來「看」東西嗎？那牠們到底是如何辨別方向和飛行路線呢？

史巴蘭札尼決心繼續實驗，這一次，他堵住了蝙蝠的鼻子，可是牠們依然能自由的飛翔。第三次的實驗，史巴蘭札尼用油漆塗滿了蝙蝠全身，不讓牠們的皮膚和空氣接觸，因為他懷疑蝙蝠是透過皮膚來感應前方的道路。可是這一

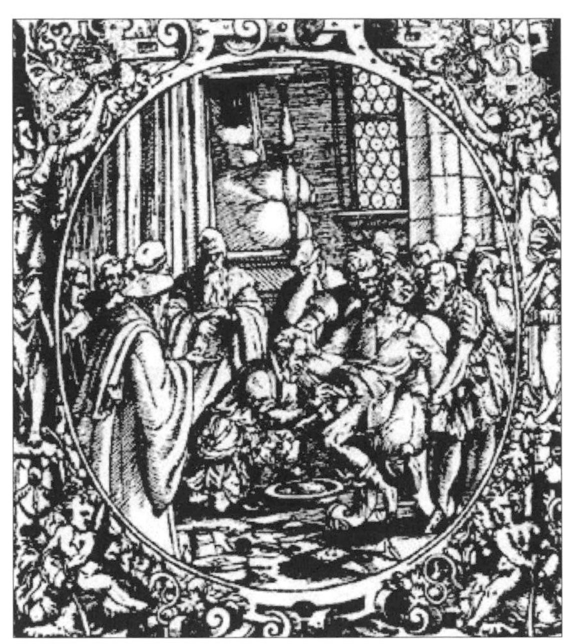

16世紀的結石手術。

次實驗還是沒有效果，蝙蝠的飛行依然很正常。

現在只有耳朵沒有測試過了，難道牠們是靠聽來行動的嗎？第四次的實驗開始了，這次蝙蝠被堵上了耳朵。牠們像醉漢一般，搖搖晃晃地出了籠子，全然沒有了以前的神氣，跌跌撞撞的，很快就撞到了障礙物，掉到了地上。蝙蝠不能分辨道路了，牠們果然是靠「聽」來飛行的！

後人在史巴蘭札尼研究的基礎上，終於搞清楚了蝙蝠是如何「聽」路的。牠們靠喉嚨發出人耳聽不見的「超聲波」，這種聲音沿著直線傳播，一碰到物體就像光照到鏡子上那樣反射回來。蝙蝠用耳朵接受到這種「超聲波」，就能迅速做出判斷，靈巧的自由飛翔。

時至今日，超聲波在我們的生活中發揮著重要的作用，工業、農業、醫療和軍事等領域都離不開它。尤其是在醫療領域，超聲波成像原理在醫學檢查中發揮著極其重要的作用。

我們知道，當物體振動時會發出聲音。科學家們將每秒鐘振動的次數稱為聲音的頻率，它的單位是赫茲。我們人類耳朵能聽到的聲波頻率為20～20,000赫茲。當聲波的振動頻率大於20,000赫茲或小於20赫茲時，我們便聽不見了。人們把頻率高於20,000赫茲的聲波稱為「超聲波」。通常用於醫學診斷的超聲波頻率為1～5兆赫。

超聲波的波長比一般聲波要短，具有較好的方向性，而且能穿透一些不透明的物質，這樣就可以在醫療檢查方面得到普遍應用。檢查時，我們將超聲波發射到人體上，當聲波與人體相遇後，會依據人體中各個器官的不同形狀發生反射及折射，並且因為人體各種組織的形態與結構的不同，在不同的人體組織中可能被吸收而衰減。因此透過人體的超聲波會呈現出不同的強弱特徵，醫生們正是透過儀器所透出的波型、曲線，或影像的特徵來辨別它們。同時再結合解剖學知識、正常與病理的改變，便可診斷所檢查的器官是否有病。

超聲波在醫學上除了可以幫助醫生很好診斷人體器官的病灶所在，在醫學的疾病治療上也有很多應用。其中比較重要的就是超聲波體外機械波碎石術，它是結石症治療史上的一個重大突破。而由此擴展開來的高強度聚焦超聲無創外科，已使超聲治療在當代醫療技術中佔有重要位置，現在超聲聚焦外科已被譽為是21世紀治療腫瘤的最新技術。

小知識

史巴蘭札尼（Lazzaro Spallanzani，西元1729年～1799年），義大利著名的博物學家、生理學家和實驗生理學家。在動物血液循環系統、動物消化生理、受精等方面都有深入的研究，他的蝙蝠實驗，為「超聲波」的研究提供了理論基礎，此外，還是火山學的奠基者之一。

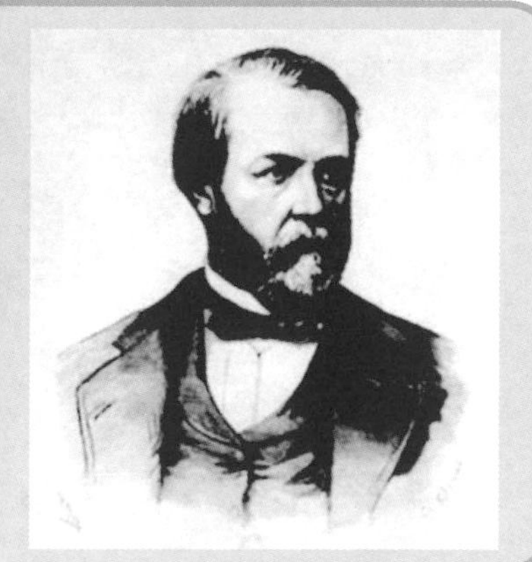

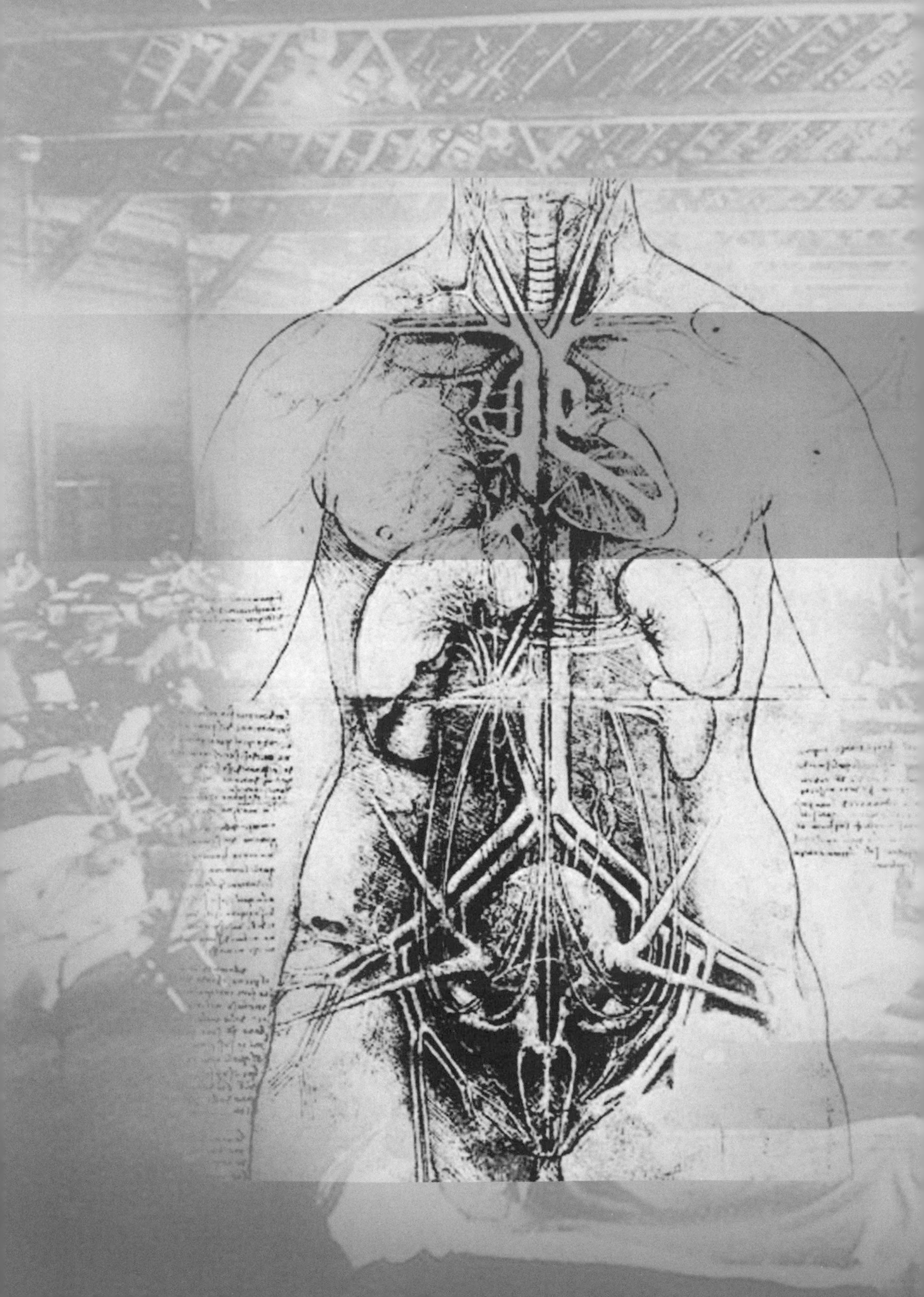

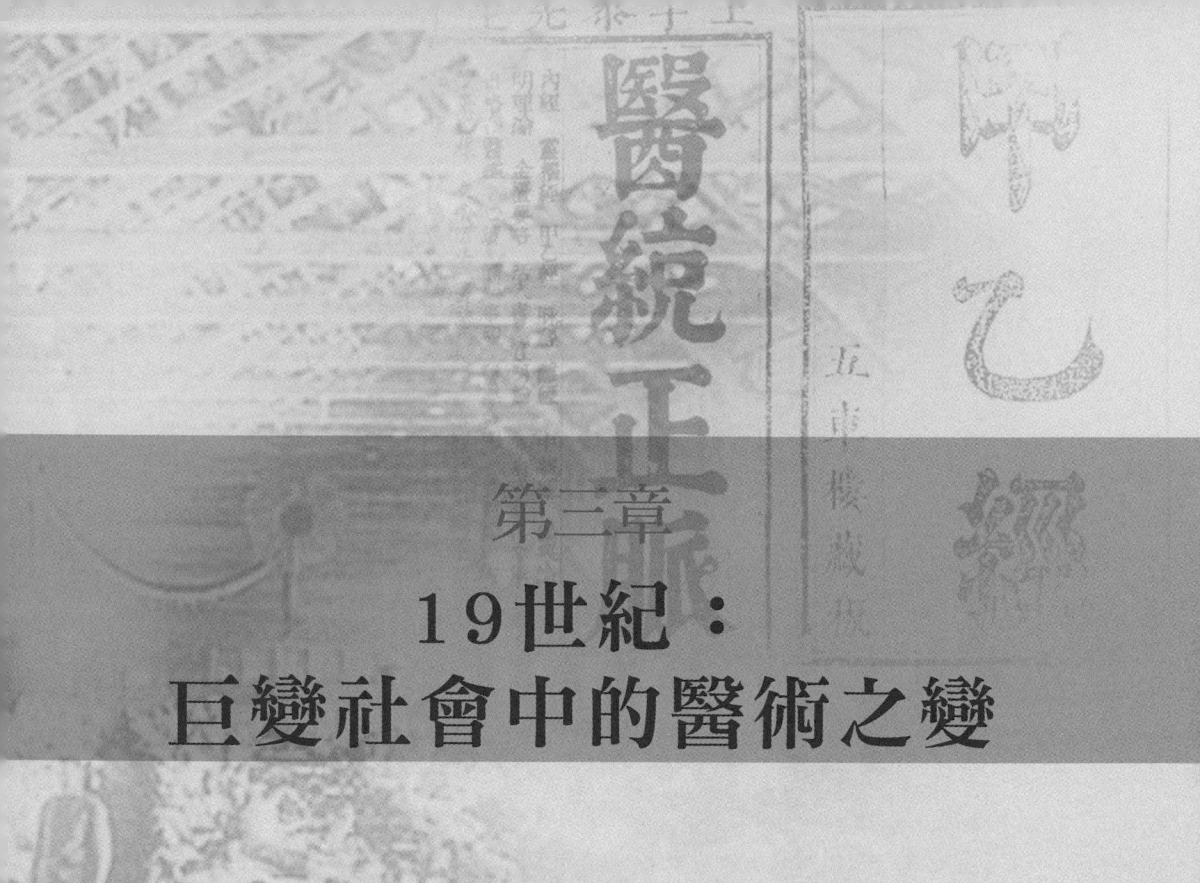

第三章

19世紀：巨變社會中的醫術之變

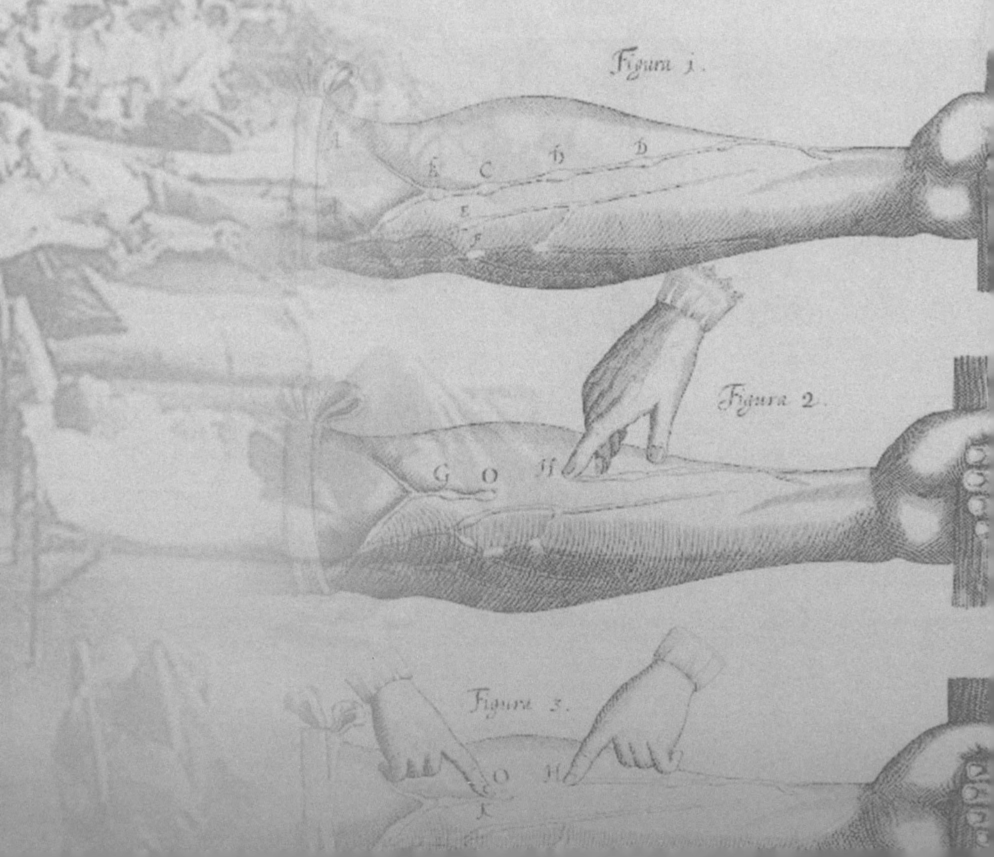

實驗狂人貝爾納提出體內環境概念

內穩態機制，即生物控制自身的體內環境使其保持相對穩定，是進化發展過程中形成的一種更進步的機制，它或多或少能夠減少生物對外界條件的依賴性。具有內穩態機制的生物藉助於內在環境的穩定而相對獨立於外界條件，大大提高了生物對生態因數的承受範圍。

在生理學研究開始進入全盛時期的19世紀，法國著名生理學家貝爾納（Claude Bernard）是開創這一全盛局面的科學家之一，在生理學多方面，他進行了廣泛深入的實驗研究，並做出了卓越的貢獻。尤為重要的是他提出的體內環境概念已成為生理學中的一個指導性理論。他指出血漿和其他細胞外液乃是動物機體的體內環境，是全身細胞直接生活的環境，故體內環境理化因素如溫度、酸鹼度和滲透壓等的恆定，是保持生命活動的必要條件。

貝爾納自小家境貧寒，接受教育不多。迫於生活，他不得不到一家藥鋪當店員維持生計。慶幸的是他沒有因此輕賤自己，而是積極的學習、觀察社會現象，竟然寫出一部關於萬靈藥的短劇。有位導演十分看好這部短劇，進而將它搬上舞臺，結果受到很多觀眾的喜愛。

這部短劇將貝爾納的才華展示在世人面前，也為他帶來了收入與名聲，因而貝爾納一度鍾情於寫作，打算以其謀生。但機緣巧合之下，他有幸進入了巴黎醫學院去學習。當更為新奇廣闊的醫學世界展現在他眼前的時候，他很快發現自己更適合做一名醫學者。

貝爾納在不斷的努力之下成為馬根迪（Magendie）的助手。馬根迪是當時著名科學家，擅長做活體解剖，受傳統生理學派的影響，他極力主張的用物理化學方法詮釋生命現象。貝爾納在他的手下得到了充分的訓練，並青出於藍而勝於藍。他對於生理學方面的發現在其後長達40年的科學生涯中取得了非凡的成果。

貝爾納瘋狂的癡迷實驗，被世人稱之為「實驗狂人」。在研究胰臟的消化功能時，他夜以繼日地泡在實驗室裡，很少外出活動。透過多次實驗，他第一次從胰臟中分離出三種酵素，分別促進糖、蛋白和脂肪的水解，以利腸壁吸收。他由此斷定最重要的消化腺是胰臟，而非過去人們認為的是胃。

當時流行的理論是：人體需要的糖是從食物中吸收，透過肝、肺和其他一些組織分解。而貝爾納在實驗中覺得這種理論存在謬誤。他憑藉天才的想像和猜測，認為合成糖原的「有功之臣」應當是肝臟。貝爾納用狗做了實驗來證實自己的理論，他先用碳水化合物和肉分別餵狗，幾天之後再把狗殺死，意外地發現都有大量的糖分存在於牠們的靜脈當中。這種現象引起了他的深思。透過進一步實驗，他終於發現了肝臟的糖原合成與轉化功能。

可是當時的人們根本不能理解他的發現，但貝爾納堅持己見，繼續進行了大量的實驗。他發現當血液中血糖含量增高時，肝臟可以將血糖轉化成糖原儲存起來；反之，肝臟可從別的物質合成糖原並將糖原轉化成血糖進入血液。血糖高低可以透過肝臟調節，肝臟可使有機體處於相對穩定的狀態。這令貝爾納意識到有機體各部分間有著相互協調的關係。肝臟糖原合成和轉化功能的發現不僅僅刺激了貝爾納提出「體內環境」的概念，還使得人們認識到動植物在生理上的統一性。

貝爾納在1867年出版了14卷《醫學實驗生理學教程》，把生理學從整體上提高到了一個新的層次。他被公認為生理學界最偉大的科學思想家。

內穩態機制，即生物透過控制自身體內的小環境，使其機體能夠保持相對穩定的狀態，可以說是生物在進化發展過程中形成的一種更進步的機制，它或多或少都能夠減少生物體對外界環境的依賴程度。具有較高內穩態的生物可以相對獨立於外界條件，大大提高了生物對外界各種不利環境的承受範圍。我們在日常生活中最常見的例子就是多年修練的僧人，在印度修練瑜伽的高手。這些人往往在長期的修練過程中，體內的內穩態機制強於一般人，他們常常透過長時間的辟穀、在高寒酷熱的極端環境下不吃不喝來鍛鍊自己，而且經過這些極端環境的考驗後，身心仍然可以保持相當的健康狀態。

以人為例來說，人體生活都需要適應兩個環境，一個是機體組織生活的體內環境，另一個就是有機體生活之外的外環境。細胞和組織只能生活在血液或淋巴構成的液體環境中，這就是體內環境；相對於此，外界生活環境就是外環境。這兩種環境會同時對人體各項機能施加影響，但他們對人體的影響程度會根據每個機體的不同而有所差異。

長期以來我們都沒有充分瞭解人體內環境的相對穩定對生命體的影響力，隨著人類對自身機能的不斷深入研究，我們發現體內環境穩定是機體獨立和自由存在的首要條件。體內環境的穩定意味著是一個完美的有機體，能夠不斷自主的調節機體對抗引起體內環境變化的各種因素，儘管這種調節是具有一定的限度，當外環境的改變超出了體內環境所能調節的極限，機體的穩定態也會被破壞。但透過一定的訓練，機體的這種體內環境穩定態可以被相對地提升。

小知識

貝爾納多．阿爾韋托．奧賽（Bernardo Alberto Houssay，西元1887～1971年），阿根廷醫生，因發現腦下垂體前葉激素在糖代謝中的部分作用，而獲得了1947年諾貝爾生理學及醫學獎。

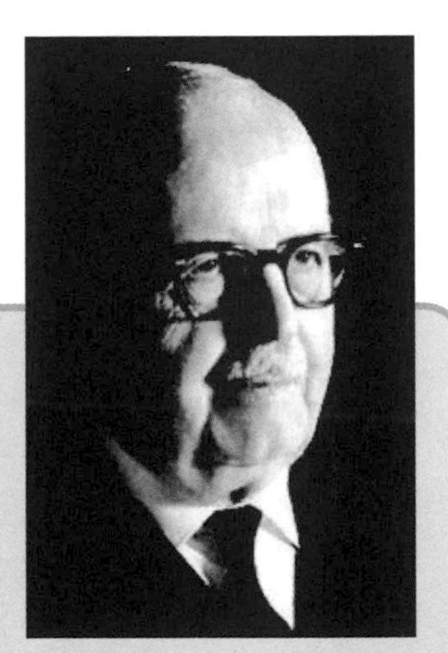

歐洲皇室中流傳的神秘血液疾病

滅菌是指殺滅或清除傳播媒介上的所有微生物（包括芽孢），使之達到無菌程度。

血液病，亦稱造血系統疾病，包括原發於造血系統疾病和主要累及造血系統疾病。就是說，血液病可以是原發的也可以是繼發的，原發的大多數是先天性造血功能缺陷或骨髓成分的惡性改變，而繼發的則是其他系統的疾病，例如營養缺乏、代謝異常及物理化學因素等也可以對骨髓系統造成不良反應。

18歲的維多利亞自1838年8月28日登上英國女王的寶座，從她繼位至去世

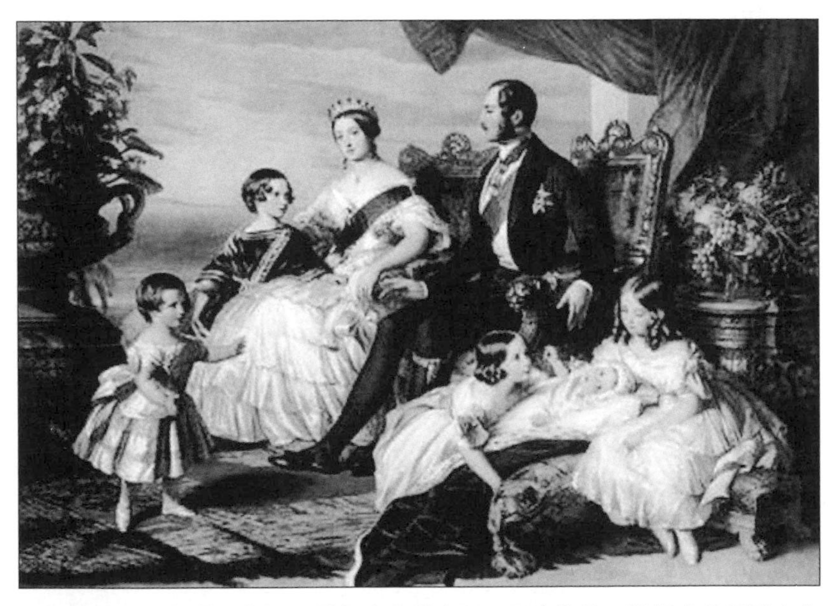

維多利亞女王的「全家福」看起來非常幸福，不幸的是，整個家族深受血友病的困擾。

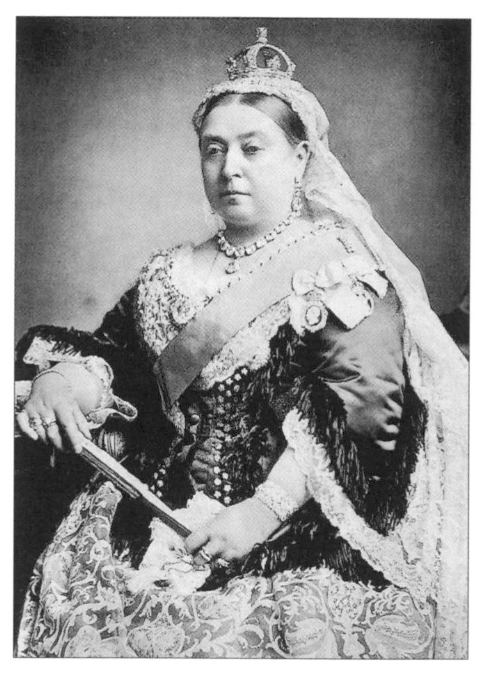
維多利亞女王九個子女的孩子們幾乎遍佈整個歐洲的王室，因此被譽為「歐洲祖母」。

的這60多年間，她不僅帶領英國進入歷史的鼎盛時期，還經由她領導開始的英國工業革命使其一躍成為世界經濟、文化、藝術等領域的中心，英國因此而被稱為「統御七海」的「日不落帝國」。

1840年2月，21歲的維多利亞女王嫁給了她的表哥阿爾拔親王。這本是一段美好姻緣，卻使她的個人生活陷入了巨大的不幸當中，另外還有4個歐洲皇室家族也慘遭波及。因為維多利亞女王本人是「甲型血友病」患者，這種疾病極易透過女性遺傳給後代，尤其是近親婚姻的遺傳比例更高達90%以上。

維多利亞女王共生育了9個孩子，近親結合的關係嚴重影響了子女的健康。四位王子中有三位都患上了「血友病」。五位公主儘管外表如常，卻繼承了看不見的「血友病遺傳基因」。所以當她們分別嫁入西班牙、俄國和歐洲的其他皇室時，毫無疑問地將與之聯姻的各國皇室都攪入了「血友病」的泥坑之中。歐洲諸多皇室為此而惶恐不安，但當時的人們並不知道其中原因，因此又將血友病稱為「皇室病」。

維多利亞女王的女兒們各個嫁得門當戶對：她的大女兒成為德國國王腓特烈三世的皇后，她的一個外孫就是發動第一次世界大戰的德國皇帝威廉二世；一個外孫女做了希臘王后。她的二兒子就是後來的英國國王愛德華七世，三女兒愛麗絲，嫁給德國西南黑森親王路易四世做王妃，她的另一個外孫女被俄國末代沙皇尼古拉二世娶為皇后。她還有三個女兒，其中兩個是親王王妃，還有一個嫁給了蘇格蘭公爵。這些人的後代中全部都有血友病患者。血友病致病基因就隨著這樣的聯姻從英國皇室流傳到了德國、西班牙及俄國皇族，一個遺傳病牽累了四個國家的皇族，實在堪稱「前無古人，後無來者」了。

血友病只是眾多血液類疾病的一種。血液病，亦稱造血系統疾病，包括原發於造血系統疾病和主要累及造血系統疾病。血液病的成因有兩種：一是天生的，二是後天的某種疾病和特殊原因造成的。其中先天性的血液病大多是由於機體先天性造血功能缺陷或骨髓成分的惡性改變造成，這類血液病常常和家族遺傳有關，從娘胎中就已經形成。而後天的血液病則是由於機體的疾病引起，營養缺乏、代謝異常及物理化學因素也可以對骨髓系統造成不良反應，如接受了超計量的核輻射，引起人體器官的變異，影響人體的造血功能。

小知識

克雷佩林（Emil Kraepelin，西元1856年～1926年），德國醫學家，曾用著作和演講等方式介紹精神病的分類方法，並闡明早發性癡呆等的意義，使精神病學建立在科學的基礎之一。

邁爾在印尼的新發現與有氧運動

有氧運動是指人體在氧氣充分供應的情況下進行的體能鍛鍊。也就是說，在運動過程中，人體吸入的氧氣與需求相等，達到生理上的平衡狀態。

邁爾是一名秉承了德意志民族特有的嚴謹認真的品質的醫生，他在1840年2月22日以隨船醫生的名義跟著一支船隊來到印尼。當船隊某天在加爾各達登陸時，船員們因水土不服都生起病來。邁爾依照當時醫治的舊例對他們進行放血治療，這種他已經十分熟悉的治療手段實施起來並不費勁。但此次他卻發現了一個新問題。

以前在德國醫治這種病人時，只要在病人的靜脈血管上紮一針，放出一股

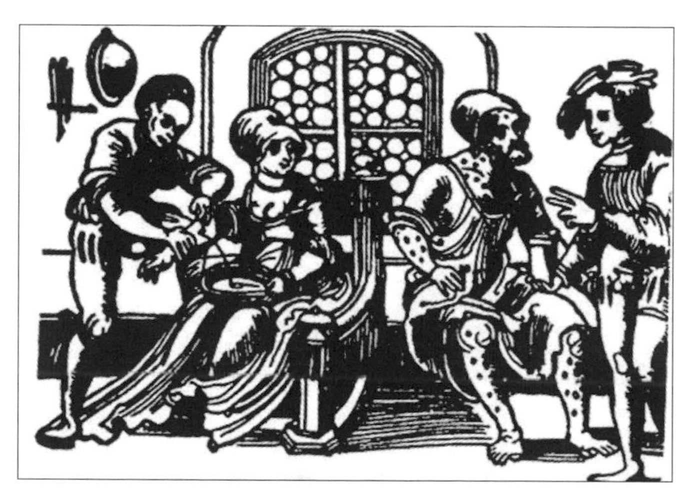

醫生給一位婦女進行放血治療。

黑紅的血，完後也就基本達到治療目的了。可是現在從船員的靜脈裡流出的仍然是鮮紅的血，讓他好奇不已。邁爾知道人的血液中因含有氧而呈紅色，血液到了靜脈時，氧氣減少，顏色就會變暗。可這裡的人體內靜脈中的血液卻如此鮮豔，那只能是因為靜脈血液裡的氧氣依然很充沛。

邁爾堅韌的性格支撐著他在這個奇怪而無法解釋的難題當中堅持了下來。經過不懈的研究實驗和合理的推斷，他最終得出結論：「人體維持體溫的部分熱量需求是由血液在人體內燃燒產生的，而當地炎熱的天氣致使人體不需要燃燒那麼多氧來維持體溫，所以靜脈裡的血仍然是鮮紅的。」

我們不難從邁爾的發現中聯想到近來時尚的有氧運動。有氧運動是與無氧運動相對而言的，它指人體在氧氣充分供應的情況下進行的體能鍛鍊。相較於無氧運動，有氧運動期間人體經由充分的吸收氧氣分解體內的葡萄糖而轉化成的水和二氧化碳，可以很輕易的經由呼吸排出體外，理論上不會對身體產生任何副作用。而無氧運動在分解葡萄糖時，會因為身體在運動過程中無法獲得充分的氧氣而產生不能由呼吸排除的中間代謝產物，它們會堆積在細胞和血液中形成「疲勞毒素」，使人疲乏無力、肌肉酸痛，呼吸、心跳加快和心律失常，嚴重時會導致酸中毒和增加肝腎負擔。所以無氧運動後，人總會疲憊不堪，肌肉疼痛，要好幾天才能恢復。

那麼「有氧運動」的標準是什麼呢？最主要的衡量標準是心律。如果運動時心律保持在150次/分鐘的運動量為有氧運動，此時血液可以提供足夠的氧氣給心肌。在這種鍛鍊中氧氣可以充分分解體內的糖分，消耗體內脂肪，增強和改善心肺功能，預防骨質疏鬆，調節心理和精神狀態，是健身的主要運動方式。

常見的有氧運動項目有：慢跑、步行、跳繩、滑冰、快走、游泳、騎自行車、打太極拳等等。這種運動的特點是強度低，有節奏，持續時間較長。

「有氧健身運動」的首創者是美國醫學家庫珀（Kenneth H. Cooper），由於長期擔任美國總統的私人醫生，因此他提出的運動觀點得到了很多人的認可。庫珀將人體比喻為一部汽車，運動時需要燃燒燃醣類、脂肪和蛋白質這類「燃料」。儲存在人體細胞中的這些「燃料」會在運動中消耗而產生動力，同時還需要氧氣助燃，它會在你運動的時間足夠長時溶入到細胞中，使身體內的葡萄糖得到了充分的「燃燒」，進而轉化為新的能量，這樣的運動就是有氧運動。長期堅持這樣的運動，可提高心肺的耐力。當心肺耐力增加了，身體就可從事更長時間或更高強度的運動，而且較不易疲勞。

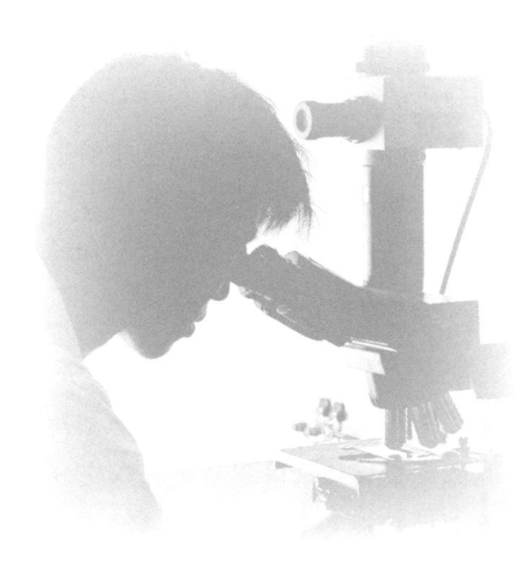

小知識

芬森（Niels Ryberg Finsen，西元1860年～1904年），丹麥醫學家。在利用光輻射治療狼瘡及其他皮膚病方面所做出的卓越貢獻，1903年獲得了諾貝爾生理學及醫學獎。出版了《光線治療》的專著。

「提燈女神」創建愛心護理學

護理學是以自然科學和社會科學理論為基礎的研究維護、促進、恢復人類健康的護理理論、知識、技能及其發展規律的綜合性應用科學。

1853年，克里米亞戰爭爆發。起初英軍的醫護條件非常低劣，在倫敦哈雷街一號成立了看護所的南丁格爾女士得知這些消息後，毅然決定奔赴前線。

南丁格爾是英國人，出生於義大利的佛羅倫斯，家境優裕的她自小接受良好教育。年輕時常協助父親的醫生朋友護理病人，進而對護理工作產生了興趣。35歲時，成立了看護所，設立了病人召喚拉鈴、在廚房設置絞盤運送膳食等諸多措施，令世人驚嘆。她強調「任何婦女，不分信仰、貧富，只要生病，就可收容……」

南丁格爾以優異的工作成績贏得了世人尊重和政府認可，英國政府在她決定前往前線時對她做出了函請。就這樣，35歲的南丁格爾帶領38名護士奔赴前線。當時的人們受宗教和社會習俗影響，一直反對醫院，尤其是戰地醫院出現女護士，因此過去從無女性護士出現在軍隊中，可想而知將有怎樣艱巨的挑戰擺在南丁格爾和她率領的護士隊伍前。

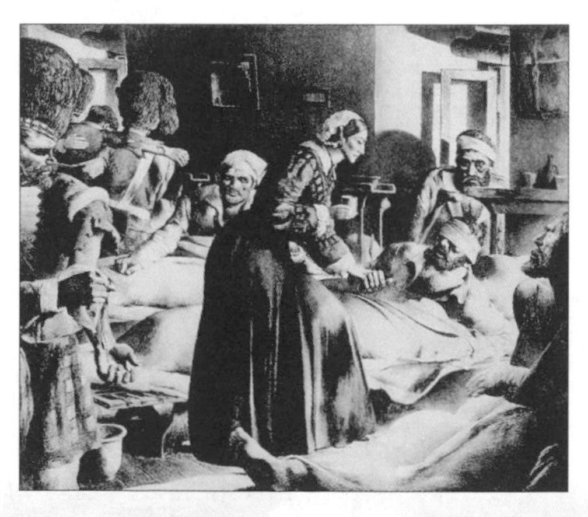

南丁格爾在照顧病人。

然而，南丁格爾憑著理想和抱負在前線充分顯示了自己在護理方面的才能。她衝破重重阻礙，自掏腰包拿出3萬英磅添置藥物和醫療設

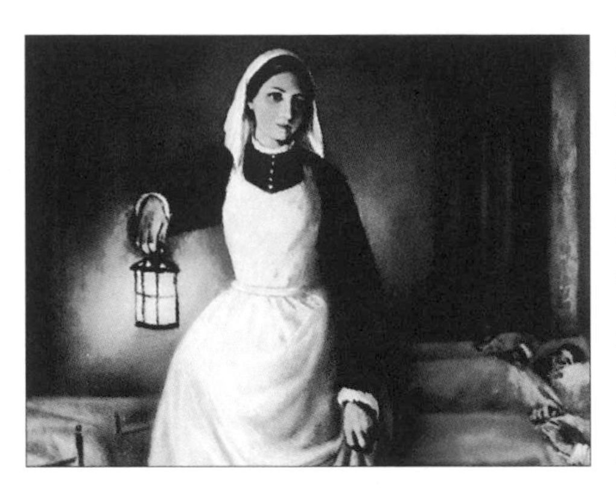
被譽為「提燈女神」的南丁格爾。

備，重新組織醫院，想辦法改善傷患的生活環境和營養條件，她還對手術室、用餐室和化驗室進行了整頓，改變了戰地醫院的整個面貌，使得戰地醫院竟能收容3,000～4,000名傷患。在她的管理和組織下，僅6個月戰地醫院就樣貌大變，傷患死亡率也從42%迅速下降至2%，全國乃至全世界都被這種可稱為奇蹟的變化震驚了。

在前線期間，南丁格爾每夜巡視的路程超過7公里，工作時間更是超過20個小時。她每天深夜都是提著風燈檢查傷患休息情況、安慰傷勢比較嚴重的戰士。戰士們非常感激這位無私的女性，甚至有人還偷偷親吻她巡視病房時印在牆壁上的身影，親切地稱呼她「提燈女神」。士兵們返回英國，可他們忘不了南丁格爾的善良和慈悲，他們把南丁格爾在戰地醫院所做的事情編訂成冊，做了無數詩歌來讚美她。有一首詩，50年之後英國士兵們重逢還會傳誦，詩中稱南丁格爾是「傷患的保衛者、守護神，毫不謀私，有一顆純正的心，南丁格爾小姐，是上帝賜給我們最大的福恩」。南丁格爾逝世後，人們把她的生日——5月12日定為「國際護士節」。後人隱譽她為「傷患的天使」和「提燈女神」。

南丁格爾不僅挽救了無數戰士的生命和健康，還為婦女開創了一個崇高的職業，改變了英國乃至世界對護士們的價值評估，大大提高了婦女的地位，護理工作從此受到社會的尊重和重視。

小知識

弗羅倫斯．南丁格爾（Florence Nightingale，西元1820年～1910年），近代護理專業的鼻祖。她撰寫的《醫院筆記》、《護理筆記》等主要著作成為醫院管理、護士教育的基礎教材。由於她的努力，護理學成為一門科學。

為蠶治病揭開微生物的神秘面紗

微生物是一切肉眼看不見或看不清的微小生物的總稱。

巴斯德（Louis Pasteur）是近代微生物學的奠基人。像牛頓開闢出經典力學研究一樣，巴斯德開闢了微生物領域研究。在他一生研究中，先後成功地研製出雞霍亂疫苗、狂犬病疫苗等多種疫苗；現已被廣泛應用於各種食物和飲料消毒的「巴氏殺菌法」；他還是第一個提出了以微生物代謝活動為基礎的發酵本質理論；並發展了對人進行預防接種的技術，一系列舉足輕重的科學成果，使巴斯德當之無愧的成為世界醫學史上最重要的傑出人物。

1865年，法國南部出現一種不知名的病疫奪走了大量蠶的生命，這場可怕的災難嚴重打擊了以農業為主要經濟支柱的法國絲綢工業。巴斯德受當時法國農業部長親自接見，並得知每年因為蠶病造成的損失已高達1億法郎。這使他覺得，做為一名科學家，自己有責任拯救瀕於毀滅的法國蠶業。他毫不猶豫地接受了農業部長的委派，隻身前往法國南部的蠶業災區阿萊。

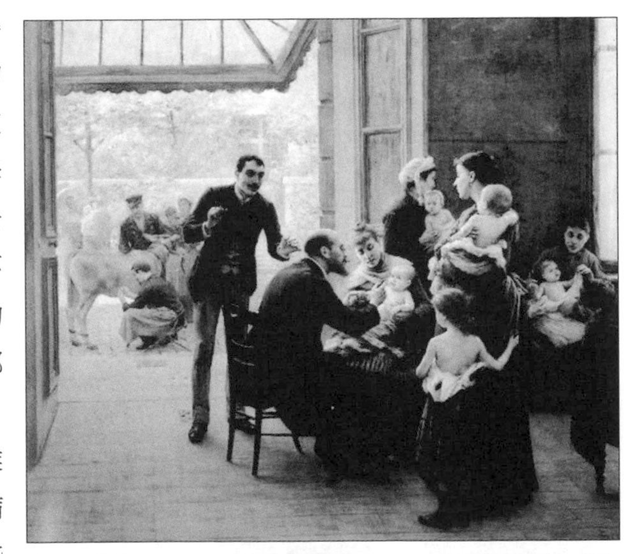

正在為患兒診病的巴斯德醫生。

巴斯德深入阿萊蠶業養殖基地，觀察研究害病的蠶。他奇怪地發現這些蠶身上長滿了棕黑的斑點，就像黏了一身胡椒粉，為此多數人稱這種病為「胡椒病」。得病的蠶有些孵化出來不久就死了，有些掙扎著活到第3齡、4齡後也最終難逃一死。極少數的蠶結成了繭，可是鑽出來的蠶蛾卻是殘缺不全的，牠們的後代也都是病蠶。養蠶人已經想盡了一切辦法，仍然醫治不好蠶病。

巴斯德在實驗室的顯微鏡下發現，病蠶身上附著著一種很小、橢圓形的棕色微粒，經過多次試驗證明，就是這種微粒感染了蠶以及飼養絲蠶的桑葉。為了讓養蠶人相信，他讓健康的蠶吃了刷上這種致病微粒的桑葉，健康的蠶便染上了病。於是，他讓人們毀掉所有被感染的蠶及污染的桑葉，重新開始用健康的絲蠶養殖。

在防治胡椒病的過程中，巴斯德還發現蠶極容易感染的另一種疾病——腸管病。造成這種蠶病的細菌，寄生在蠶的腸管裡，牠使整條蠶發黑而死，屍體像氣囊一樣軟，很容易腐爛。而消滅蠶病的方法僅需要透過檢查淘汰病蛾，就可遏止病害的蔓延。法國的養蠶業在巴斯德的幫助下重新煥發了生機，這使他獲得了法國皇帝拿破崙3世的表彰和人民的熱烈稱頌。

巴斯德在研究葡萄酒發酸和蠶病上取得巨大成功之後，他提出主張，認為傳染病是由微生物引起的。這一觀點奠定了工業微生物學和醫學微生物學的基礎，就此開創了微生物生理學，他也被後人譽為「微生物學之父」。

自古以來，人類在日常生活和生產實踐中，已經覺察到微生物的生命活動及其所發生的作用。例如中國利用微生物進行釀酒的歷史，可以追溯到4000多年前的龍山文化時期。北魏賈思勰的《齊民要術》中，列有穀物製取、釀酒、製醬、造醋和醃菜等方法。中國著名的茅臺酒一旦製作工廠搬離茅臺鎮，即使採用完全相同的製酒工藝和材料，口味也無法和正宗的茅臺酒相比，其原因就在於茅臺鎮所處的地理環境聚集了數百年來釀製茅臺所形成的微生物群，而正是這些微生物才是茅臺保持長久醇香的根本。

因為人眼無法直接觀察到微生物的存在，直到17世紀，荷蘭人列文虎克

（Antonie van Leeuwenhoek）利用自製的簡單顯微鏡觀察牙垢、雨水、井水和植物浸液後，才發現了這些神奇的「微小動物」的活動，並用文字和圖畫科學地記載了人類最早看見的「微小動物」——細菌的不同形態。

微生物對人類最重要的影響之一是導致傳染病的流行。在人類疾病中有50%是由病毒引起。世界衛生組織公佈資料顯示：傳染病的發病率和病死率在所有疾病中佔第一位。微生物在與人類的戰鬥中讓我們付出了慘重的代價。儘管我們已經取得了長足的進展，但是新現和再現的微生物感染還是不斷發生，像大量的病毒性疾病一直缺乏有效的治療藥物，而且疾病的致病機制並不清楚。現在醫學上大量抗生素的濫用，雖短時間內抑制了病毒，但也導致了病毒耐藥性的產生，人類健康不斷受到新的威脅。最典型的例子就是流行性感冒病毒，每次的流感大流行，其流感病毒都與前次流行時的病毒有很大的變異，這種快速的變異給疫苗的設計和治療造成了很大的障礙。

微生物充斥在人類生活的四面八方，從進化的角度，微生物是一切生物的老前輩。如果把地球的年齡比喻為一年的話，則微生物約在3月20日誕生，而人類約在12月31日下午7時許出現在地球上。所以如何利用有益微生物、剔除有害微生物的工作，需要人類長久以來艱苦研究，不斷探索。

小知識

巴斯德（西元1822年～1895年）為世人揭開傳染病黑幕的法國微生物學家。他證明了微生物能引起發酵和疾病，首創了疫苗並第一個用疫苗防治狂犬病、炭疽病和雞霍亂，奏響了人類征服病原微生物的序曲。

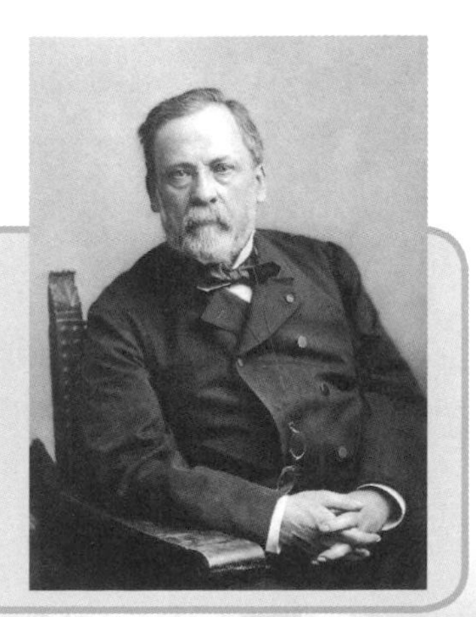

「巴氏滅菌法」的福音

「巴氏滅菌法」是一種加熱食品或其他食用原料，以消滅細菌或防止食品變壞的方法。

巴斯德曾說：「沒有葡萄酒的一餐，猶如沒有陽光的一天。」我們如今享受陽光，都要感謝「巴氏滅菌法」的恩惠。

巴斯德出生於皮鞋匠之家，從小學習刻苦，在父親的鼓勵與幫助之下，前往巴黎讀大學，學習化學，不到三十歲已成為遠近聞名的化學家。法國里爾城一家酒廠老闆慕名而來，央求巴斯德幫助他解決葡萄酒和啤酒容易變酸的問題，問巴斯德是不是可以在酒裡添加一些化學物品來防止這種現象。

巴斯德年紀輕輕就成為化學家不是沒有道理，他從不做表面文章，從酒廠帶回甜菜根汁和發酵中的液體來深入鑽研，用顯微鏡觀察，比對變酸的酒與正常的酒到底有什麼不同。終於有一天，讓他找到了根由。沒有變質的酒裡有一種圓球形的酵母菌，但是變酸的酒裡則出現了一種細長的菌體，叫乳酸桿菌。也是透過這次的研究，巴斯德推翻了德國化學家李比希（Justus von Liebig）所想像的發酵是化學過程，明確指出：「一切發酵過程都是微生物作用的結果。」之後，巴斯德不畏辛勞，反覆試驗，終於找到一個方法阻止酒變酸——只要把酒加熱到55～60℃，就可以殺死這種乳酸桿菌，而且加熱保藏的酒會比原先口感更柔潤溫和。這種方法就是後來人們所說的「巴氏滅菌法」。

巴斯德的滅菌貢獻不僅僅是在釀酒行業，在現代工業中往往應用於牛奶保存、食品加工以及外科手術上，並且它更深刻的意義在於確立了微生物學說，英國生物學家、《天演論》的作者赫胥黎曾評價巴斯德：「1871年法國付給德國的戰爭賠款是50萬法郎，但是巴斯德一個人的發明，已經抵償了這一大筆損失。」因此，在人類科學史上，「巴氏滅菌法」向來是與牛頓的「萬有引力」、達爾文的「進化論」、愛因斯坦的「相對論」以及居禮夫人的「鐳」齊名的。

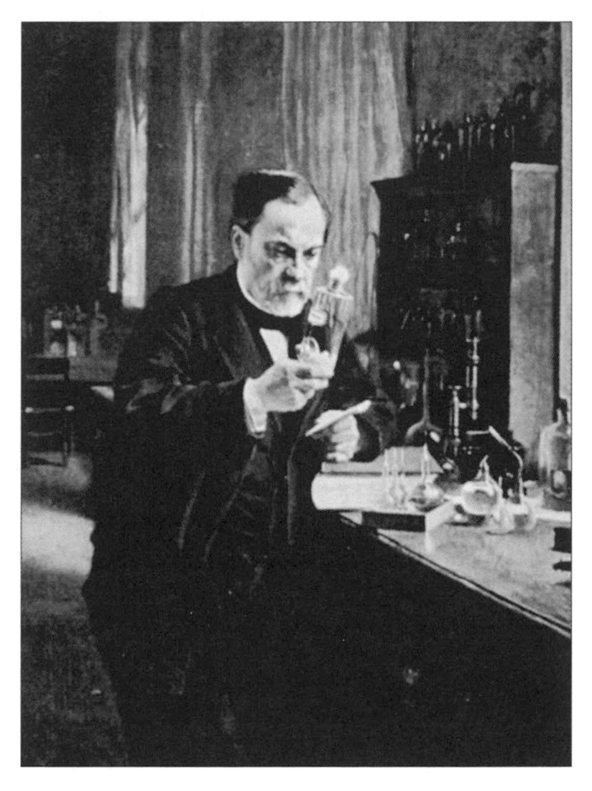
正在進行科學實驗的巴斯德。

1996年，巴斯德逝世100周年，全世界微生物學和醫學工作者舉行了許多活動和儀式來紀念他，因為他的研究成果在醫學貢獻上至今還在造福人類，絕不只是他的滅菌法這一項成就。他的酒石酸光性研究推動了立體有機化學的發展。他的蠶病研究挽救了法國養蠶業。

他由微生物學延伸研究免疫學，最終解釋了傳染病的起因。他發現了炭疽病菌，發明了雞霍亂疫苗和狂犬病疫苗。

有一段巴斯德本人的至理名言，充分說明他獨得這些成就的緣由：「立志、工作、成功，是人生的三大要素。意志將為你打開事業的大門；工作是入室的路徑；這條路徑的盡頭，有個成功來慶賀你努力的結果……只要有堅強的意志，努力的工作，必定有成功的那一天。」

所謂的滅菌，就是用理化方法殺死一定物質中的微生物的微生物學基本技術。滅菌的徹底程度受滅菌時間與滅菌劑強度的制約。微生物對滅菌劑的抵抗力取決於原始存在的群體密度、菌種或環境賦予菌種的抵抗力。滅菌是獲得純培養的必要條件，也是食品工業和醫藥領域中必需的技術。

將培養基、發酵設備或其他目標物中所有微生物的營養細胞及其芽孢（或孢子）殺滅或去除，進而達到無菌的過程。滅菌常用的方法有化學試劑滅菌、射線滅菌、乾熱滅菌、溼熱滅菌和過濾除菌等。可根據不同的需求，採用不同的方法，如培養基滅菌一般採用溼熱滅菌，空氣則採用過濾除菌。

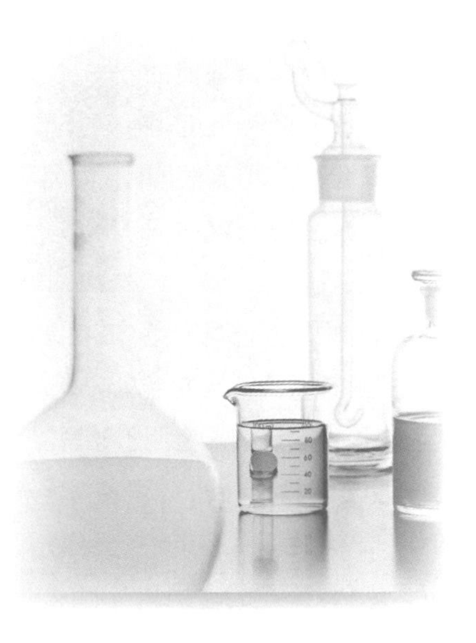

小知識

拉佛朗（Charles Louis Alphonse Laveran，西元1845年～1922年），法國科學家，諾貝爾醫學獎獲得者，主要的貢獻是發現了原生動物在疾病發生中的作用。

霍亂裡出生的免疫學

免疫學是研究生物體對抗原物質免疫應答性及其方法的生物——醫學科學。免疫應答是機體對抗原刺激的反應，也是對抗原物質進行識別和排除的一種生物學過程。

1878年，巴斯德被人請去研究一種病雞——雞霍亂。這種患病的雞成日無精打采，閉著眼睛，搖晃著腦袋和翅膀，不吃食物還老拉稀，身上出血，過不了幾天就死去。

巴斯德對死於這種雞霍亂的雞血進行研究，反覆實驗，分離出一種微生物，是純的病菌菌種，形狀似「8」。這種微生物在雞湯培養基中的繁殖能力令人驚嘆地強大，而且劇毒無比，一小滴都足以令一隻雞死去。

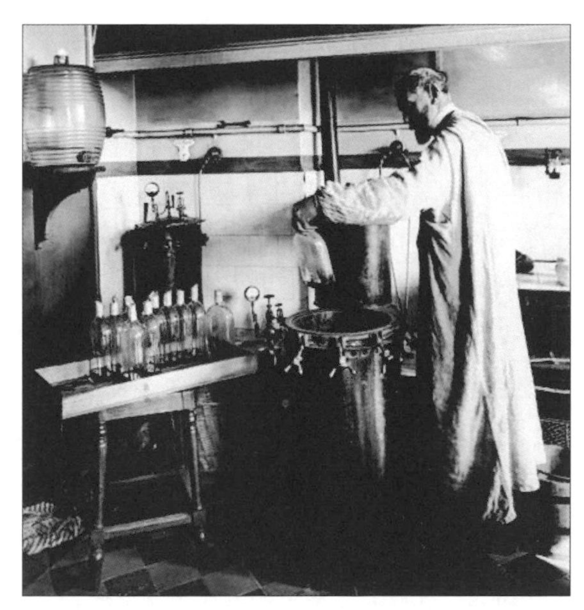

巴斯德為微生物學、免疫學、醫學，尤其是為微生物學，做出了不朽貢獻，「微生物學之父」的美譽當之無愧。

巴斯德和助手把這種微生物放進暖箱裡培養，每天同一時間拿出來，把新鮮的微生物注射到正常雞的身體裡，成功誘發了霍亂，這樣不斷往復實驗，一代接著一代地進行培養和觀察。

這個夏天巴斯德家裡來信催促他回家，說家裡有重要的事情，他只好把接下來的研究工作交代給兩個助手，萬般無奈地回家去了。兩個助手認真負責地按照巴斯德的吩咐，每天接種新的培養液，給雞注射一次，觀察紀錄雞的患病實況。一天，兩個助手打掃清理工作室裡堆積的瓶瓶罐罐時，發現有「過期」的培養液，也沒在意。

第二天，他們按照往常的慣例給雞注射霍亂菌。奇妙的事情發生了，所有注射新鮮霍亂菌的雞都死去了，除了那隻注射了「過期」霍亂菌的雞仍然活蹦亂跳活得好好的。他們只當那瓶過期培養液無效，沒多加在意，以後的日子繼續工作，給所有雞注射新的霍亂菌，包括那隻注射過「過期」霍亂菌的雞。更神奇的事情發生了，其他雞全部難逃死亡命運，仍只有那隻雞沒有被感染，活得依然健康強壯。

等到巴斯德辦完事回來，助手主動坦白一切，提出疑問，巴斯德低頭沉思，忽然興奮地跳了起來，「我明白了，那隻雞有了抵抗力，那瓶培養液還有嗎？拿給我。」同樣一個問題，助手親身經歷百思莫解，巴斯德一點就透，正如他自己的名言：「機遇，只會照顧有準備的頭腦！」

透過反覆的實驗，巴斯德得出結論：雞霍亂也能夠以毒力減弱的方式存在，感染了毒力減弱的雞霍亂的雞，會產生輕微症狀但不致死，從此有了對雞霍亂菌的免疫力。巴斯德把這種減弱毒力的雞霍亂菌稱為「疫苗」，這種叫法一直沿用至今。

由此開始，巴斯德開始研究炭疽病菌，成功後又去研究豬霍亂。巴斯德用兔子傳代豬霍亂病原菌，幾代以後，甚至得到了幾乎不致病的疫苗，在以後的六年間，接種了十萬多頭豬。免疫學也是由此誕生，不斷得到完善。

所謂「免疫」，顧名思義即免除瘟疫。用現代的觀點來講，人體具有一種「生理防禦、自身穩定與免疫監視」的功能叫「免疫」。免疫是指機體免疫系統識別自身與異己物質，並透過免疫應答排除抗原性異物，以維持機體生理平衡的功能。

免疫是人體的一種生理功能，人體依靠這種功能識別「自己」和「非己」成分，進而破壞和排斥進入人體的抗原物質，或人體本身所產生的損傷細胞和腫瘤細胞等，以維持人體的健康。

抵抗或防止微生物或寄生物的感染或其他所不希望的生物侵入的狀態。免疫涉及特異性成分和非特異性成分。非特異性成分不需要事先暴露，可以立刻回應，可以有效地防止各種病原體的入侵。特異性免疫是在主體的壽命期內發展起來的，是專門針對某個病原體的免疫。

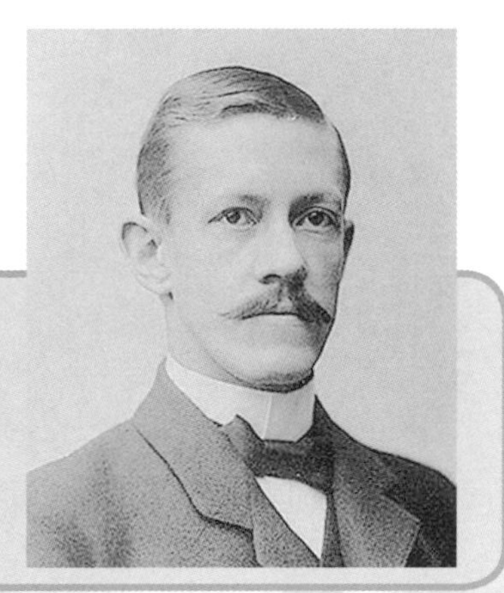

小知識

古爾斯特蘭德（Allvar Gullstrand，西元1862年～1930年），瑞典生理學家，因在眼科屈光學方面的傑出成就而獲得諾貝爾生理學及醫學獎。

德國生理學派才是心電圖機的鼻祖

心電圖機能將心臟活動時心肌激動產生的生物電信號（心電信號）自動紀錄下來，為臨床診斷和科研常用的醫療電子儀器。

我們都知道，二十世紀初，荷蘭病理學家威廉·愛因托汶（Willem Einthoven）發明了弦線電流針，製成心電圖機。但在六十多年前，是德國生理學家埃米爾·杜布瓦-雷蒙（Emil Heinrich du Bois-Reymond）為這一發明奠定了現代電生理學的基礎。

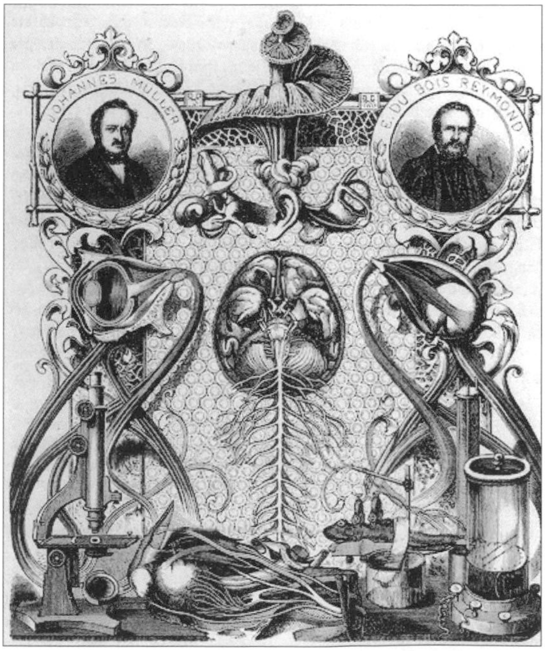

十九世紀，德國逐漸成為科學的中心，生理學蓬勃興起繁榮，湧現一批科學家將物理學與生理學巧妙結合起來，形成著名的德國生理學派。埃米爾·杜布瓦-雷蒙就是這個學派的一員主力幹將。

1937年，杜布瓦-雷蒙進入柏林大學成為J·繆勒（John Müller）的學生，學習神學、哲學和心理學，接著在波恩大學學習邏輯學、人類學。這個時候，義大利物理學家C·馬德西做了一個關於蛙肌電和神經性能的實驗，實驗論文發表

電生理學的出現，推動了現代醫學的發展。

以後，根據繆勒的指示，杜布瓦-雷蒙對這個實驗進行了追試實驗，這是杜布瓦-雷蒙生理學事業的起點。透過追試實驗，他指出馬德西論文中的許多錯誤並進行修正。

1843年，杜布瓦-雷蒙完成了他的博士論文，成為一名電生理學家。1845年，他和布呂克、卡斯騰、克諾布勞赫等創立了柏林「物理學協會」，開始了他的生理學探索之旅。1846年他擔任柏林大學私人講師，1848～1853年任柏林藝術學院講師，1658年繆勒逝世以後，他便擔任了獨立新設的生理學講座的教授。杜布瓦-雷蒙還曾連續兩度任職柏林大學校長。

誰也無法否認，杜布瓦-雷蒙是位出色的實驗家，他創製了許多研究動物的電物理工具，比如感覺測量器、倍加器、補償電路等。他發現了肌肉的損傷電流和眼睛的靜止電流。他還認為肌肉神經比帶正負電荷的粒子要小，並且與磁鐵的正負電荷按照同一方向排列。當然，這後來被證實是錯誤的，但是他的這一觀點直接導致赫爾姆霍茲（Hermann von Helmholtz）去測量神經衝動的速率。

1849年，他設計出第一臺測試儀器，稱作週期斷流器或稱電流斷續器。最初，這個裝置只是用來測量神經系統的電位變化，但是他的學生J．伯恩斯坦有進行改進，這個儀器可以準確獲得被測量對象的電振圖解波形。後來杜布瓦-雷蒙又著手研究臨床診斷檢查方法如心電圖描記器，取得了可喜的進展。這些成果最後集結成他的學術專著《動物電研究》之中，為電生理學奠定了牢固的基礎。

心電圖機能將心臟活動時心肌激動產生的生物電信號自動紀錄下來並轉換成電信號呈現給醫生，為臨床診斷和科研常用的醫療電子儀器。

心臟是人體血液循環的動力裝置，它就像一個用肌肉做成的發電機。正是由於心臟自動不斷地進行有節奏的收縮和舒張活動，才使得機體血液在封閉的循環系統中不停地流動，使生命得以維持。心臟在搏動前後，心肌都會發生激動。在激動過程中，會產生微弱的生物電流。這樣，心臟的每一個心動週期均伴隨著生物電變化。這種生物電變化可傳達到身體表面的各個部位。由於身體各部分組織不同，距心臟的距離不同，心電信號在身體不同的部位所表現出的電位也不同。對正常心臟來說，這種生物電變化的方向、頻率、強度是有規律的。若透過電極將體表不同部位的電信號檢測出來，再用放大器加以放大，並用紀錄器描記下來，就可得到心電圖形。醫生根據所紀錄的心電圖波形的形態、波幅大小以及各波之間的相對時間關係，再與正常心電圖相比較，便能診斷出心臟疾病。諸如心電節律不齊、心肌梗塞、期前收縮、高血壓、心臟異位搏動等。

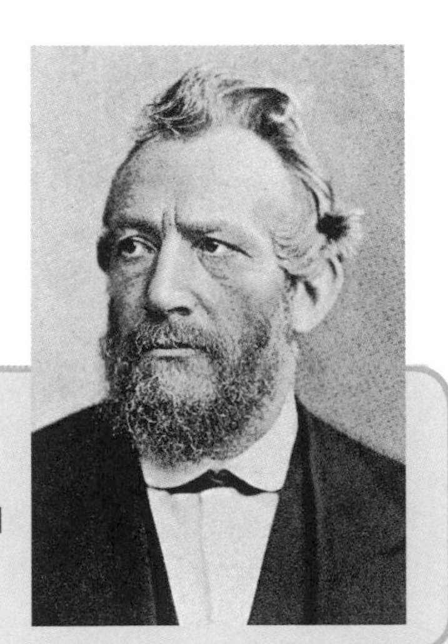

小知識

埃米爾·杜布瓦-雷蒙（西元1818年～1896年），德國生理學家，現代電生理學的奠基人。

最後兩隻蚊子證實瘧疾的病因

瘧疾（malaria），是由瘧原蟲經蚊叮咬傳播的污染病。臨床上以週期性定時性發作的寒顫、高燒、出汗退熱，以及貧血和脾腫大為特點。

瘧疾的英文名字malaria其實是來自義大利文中的male和aria，前者意思是壞，後者意思是空氣，那麼不難理解早期人們對瘧疾的認識——人們相信瘧疾是由於人們在炎熱而沼澤眾多的地方吸入了敗壞的空氣，也就是瘴氣而引起的。而羅納德．羅斯（Ronald Ross）強烈懷疑這一點。

羅納德．羅斯1857年出生於印度烏塔朗查爾州的阿爾莫拉，他的父親是印度的一名將軍。他從小的興趣是音樂、繪畫、寫詩，但是當他從寄宿學校畢業，還是聽從了父親的建議去英國學醫。

羅斯對研究瘧疾的興趣起源於一件小事，他在英國遇到一位來自英國英格蘭東北艾塞克斯郡的婦女，她所訴說的病症被羅斯診斷為瘧疾。羅斯感到很驚奇，在印度瘧疾是常見病，每年都有上百萬人死於這種疾病，所以瘧疾又被稱為「疾病之王」，羅斯的父親就曾患過瘧疾，不過後來幸運地好了。但是這裡是英國，就顯得非同尋常，要知道這病症只有在熱帶國家才看得到。

在研究瘧疾的過程中，羅斯在英國認識了一位熱帶病專家萬巴德（Patrick Manson），他們經常一起討論醫學理論，他們還討論到一個法國醫生拉韋朗（Charles Louis Alphonse Laveran），拉韋朗證實，北非瘧疾患者血液中有一種寄生蟲，名叫瘧原蟲。萬巴德博士和羅斯用顯微鏡仔細檢驗從非洲來的水手的血液，證明確實是瘧原蟲感染了紅血球。1985年，羅斯返回印度，他天才地把蚊子和瘧疾建立了聯結，並據此基礎上做了一系列實驗。直到1987年，這些實驗都沒有取得成功。1987年，8月16日，羅斯寫信告訴妻子，他找到一種新的蚊子，他稱牠們為「斑翼蚊」。他用一個名叫胡康．森的瘧疾患者的血液來餵養雌斑翼蚊，因為只有雌斑翼蚊才吸血。胡康．森每被蚊子叮一次，就可以得到一個安那，到他離開的時候，他一共拿了十個安那。

8月17日，羅斯殺了兩隻蚊子，未見異常。

8月19日，他又殺了一隻蚊子，發現「在胃裡有一些特殊的發泡的細胞，直徑大約為十微米」，他沒有即時注意。

8月20日，他決定殺死用胡康·森血液餵養的最後一隻蚊子，他一點一點小心切開蚊子組織，大吃一驚，「看見了清楚的，幾乎是圓形的外形，像是普通蚊子的胃細胞，可又小得多。我再進一步看。這是一個完全一樣的細胞。」所以後來，8月20日被稱為蚊子日。

經過研究，這些細胞果然就是生長在蚊子身體組織裡的瘧疾寄生蟲。1898年，羅斯在加爾各答讀到美國人麥克卡倫發表的論文，受到很大啟發，他讓叮過身體裡有瘧原蟲寄生蟲的病鳥的蚊子去叮健康的鳥，健康的鳥果然也感染了，至此，瘧疾感染的病因終於真相大白。

寄生於人體的瘧原蟲有四種：間日瘧原蟲（Plasmodium vivax）、惡性瘧原蟲（Plasmodium falciparum）、三日瘧原蟲（Plasmodium falciparum）和卵形瘧原蟲（Plasmodium ovale）。中國以前二種為常見，卵形瘧僅發現幾例。各種脊椎動物（主要是禽類、鼠和猴猿類）的瘧原蟲有100多種，僅靈長類的瘧原蟲偶可感染人。

瘧原蟲的發育過程分兩個階段，即在人體內進行無性增殖、開始有性增殖和在蚊體內進行有性增殖與孢子增殖。四種瘧原蟲的生活史基本上是相同的。

瘧原蟲在人體內的發育增殖瘧原蟲在人體內發育增殖分為兩個時期，即寄生於肝細胞內的紅血球外期和寄生於紅血球內的紅血球內期。

小知識

羅納德·羅斯（西元1857年～1932年），是一位蘇格蘭醫師。主要研究瘧疾的侵入機制與治療方法，且在西非發現傳播瘧疾的瘧蚊。由於瘧疾研究，而獲得1902年諾貝爾生理學及醫學獎。

愛情橡皮手套發明者重視微創觀念

微創並非是一門專業，也非單一學科，更不是和傳統外科相對立，而是外科的一個基本觀念。微創手術具有創傷小、疼痛輕、恢復快的優越性。

我們看到鋪天蓋地的整形手術廣告都拿微創做噱頭，實際上微創這一概念早在二十世紀初就被提出來了。「微創」不是什麼新的技術或者專業，也不是一門單一的學科，它實際上是臨床醫學中的一個傳統觀念，希波克拉底就曾告誡醫生「不要做得過多」，他更強調醫生的責任是促進病人的康復，發揮病人自身的力量。可以說，微創觀念是外科醫生都應該具備的一種職業素養。

美國近代外科奠基人之一的哈斯太，就極力主張輕柔外科，以減少組織損傷為目的，不片面追求手術速度。因此他常常受到助手們的抱怨：「天啊，頂多一個半小時就可以完成的手術他居然做了四個小時！」哈斯太被理事會聘為總外科醫師，為人冷淡，不參與社交活動，對同事們的抱怨充耳不聞，繼續慢條斯理小心翼翼做他的「超長手術」，並明確提出了所謂「輕柔外科」手術操作的六項基本原則：對組織輕柔操作、正確的止血、銳性解剖分離、手術清晰乾淨、避免大塊結紮、採用好的縫合材料。為了實現他自己的原則，他創制蚊式血管鉗，首創細絲線結紮技術，強調銳性剝離，不斷提升外科手術的技術水準。

哈斯太有件趣事。在密切與合拍的合作過程中，他漸漸對協助他手術的護士長漢普頓小姐起了愛慕之心，每當看到這位美麗溫柔的護士長因為接觸強力消毒液而起的滿手溼疹，他總是分外心疼。於是哈斯太結合他因為微創觀念而形成的細心和耐心，想出了一個好辦法，他去訂做了一雙橡皮手套送給漢普頓小姐。本打算辭職離開的凱洛琳·漢普頓果然大受感動，並且最終接受了哈斯太的心意，與他步入禮堂，成為了他的妻子。後來哈斯太自己動手術也戴上了這種手套。最後這種橡皮手套成為醫療工作者普遍使用的「第二層皮膚」，減少甚至避免了許多感染，大大改善了醫療衛生環境。

微創外科在醫學領域的廣泛應用是最近十幾年的事。1987年法國醫生Mouret偶然完成第一例這樣的手術，它標誌著新的醫學里程碑的誕生。此手術切口約1公分，不切斷肌肉，腹式呼吸恢復早，美觀，術後腹部運動與感覺幾乎無影響，肺部併發症遠低於經腹膽囊切除術。同時手術時間短，平均約30～60分鐘，腸蠕動恢復快，早進食，基本不用止痛藥。平均住院1～3天，有的甚至術後當晚便可回家與家人歡聚。

手術微創概念的形成，是在醫療技術日益發展和注重患者觀念下得到日益產生的，微創手術的實現不僅需要藉助各種手術設備的日益精良，更多的是醫生在觀念上更注重病人的心理、社會、生理、精神風貌、生活品質的改善與康復，最大程度體貼病人，減輕病人的痛苦。

隨著科學技術的發展進步，「微創」的觀念已深入到外科手術的各種領域，監控系統也不僅限於內窺鏡，更多是採用介入的方式，如脊柱外科、骨科。還有其他方式，如顯微外科廣泛應用於手外科等。

小知識

卡雷爾（Alexis Carrel，西元1873年～1944年），法國醫生，實驗生物學家。因發現一種縫合血管的方法和在組織培養上的傑出貢獻而獲得1912年諾貝爾生理學及醫學獎。畢生研究體外培養活組織的方法並用之於外科手術。

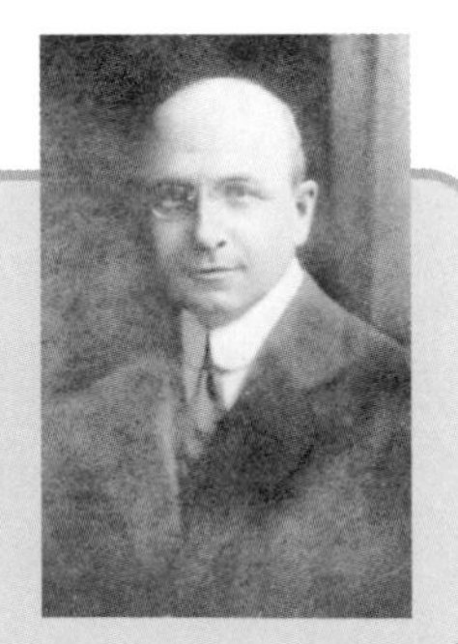

苦苦尋覓的化學療法秘方

化學療法就是利用能治療疾病又不會導致病人死亡的化學物質治療某種疾病。

人們對癌症直到現在還是聞之色變，這是對人類威脅最大最難治癒的疾病。據說，早在人類出現於地球上時癌症就已經存在。西元前希波克拉底時代，就已經有關於癌症的記載，說它是看似無法抑制的死病。由於歷史悠久，病症難治，因此，自古以來對於癌症的治療產生了許多傳說和迷信，諸如用什麼偏方可以根治、用什麼方法可以有效預防等，不一而足。例如：飲用燒了符咒的水就可以痊癒等等。

對於這種疾病系統而廣泛研究，是從19世紀開始的。1809年以手術切除卵巢腫瘤，成為第一個外科手術治療腫瘤的病例。其後，顯微鏡的發明應用，促

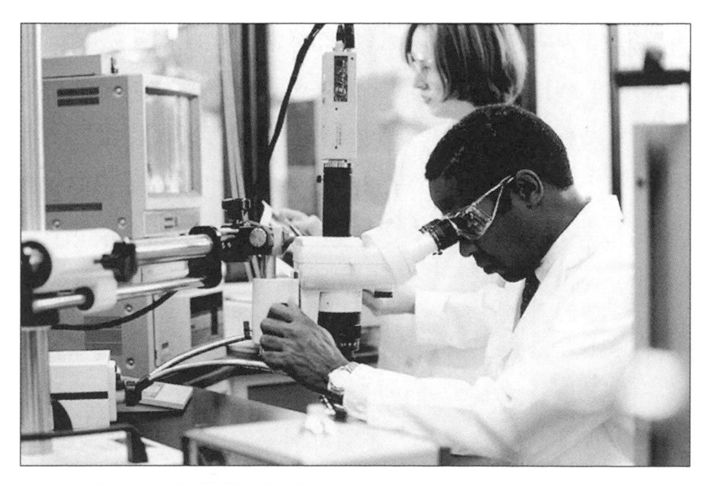

20世紀以來，醫學獲得極大發展。在研究層次上，向微觀和宏觀發展，分子醫學和系統醫學並進。

進了病理學的進步發展，使人們得以更深入瞭解癌症的致病原理。至1865年，化學家嘗試用砷化鉀來治療白血病病人，才開始了化學藥物治療癌症的先河。

當時，保羅．埃爾利希（Paul Ehrlich）是一所研究感染性疾病和血清研究所的所長，他聽說了用砷化合物可以治療白血病的消息後，也試圖重複這些手法。可是，他發現疾病對這種藥物產生了耐藥性，沒有了療效。為此，他經過思索，決定要求化學家們試著合成其他不同的砷化合物來治療。

很快地，許多新的砷化合物合成了。1905年，德國科學家發現了引起梅毒的微生物。保羅．埃爾利希就用這些砷化合物來進行試驗，對付梅毒病毒。結果，進行了一系列試驗之後，他興奮地發現，606號化合物有效果。埃爾利希將這種化合物稱為灑爾佛散（Salvarsan），並戲稱它為「神奇的子彈」。因為它對梅毒有特效，1911年，它第一次正式運用於梅毒的治療。埃爾利希激動地稱呼這種治療方法為化學療法。

從此以後，更多科學家投入到尋找能夠殺傷腫瘤細胞、並不對人造成嚴重傷害的化學物質試驗中。他們對幾千種化學物質進行不斷地測試，辛勞終於換來了回報，有效的化學物質被發現了，並不斷運用到臨床當中。現在，許多癌症已經能夠被治癒，這是無數科學家奮鬥的成果，值得後人永遠尊重。

化學療法就是利用能治療疾病，但不會導致病人死亡的化學物質治療某種疾病，藥物不僅僅對疾病細胞產生影響，而是對身體所有細胞都有影響。這種療法有時也稱為「胞毒療法」，因為所用藥物都是有害，甚至是帶毒性的，體內細胞，無論是否為惡性細胞，都受到破壞。就和我們俗語中常說的「殺敵一千自傷五百」道理一樣。

由於化學治療在治療上對機體具有太強的破壞力，要想取得良好的化療療效，必須有合理的治療方案，包括用藥時機、藥物的選擇與配伍、給藥的先後次序、劑量、療程及間隔時間等，才能做到全面、合理、有效地選擇聯合化療方案。通常聯合化療方案的組成要考慮使用不同作用機制的藥物，以便發揮協同作用；同時，藥物不應有相似的毒性，以免毒性相加，患者不能承受；還有，單一用藥必須有效。

在臨床上，化療失敗也是常見的，造成失敗的原因有很多：可能病人身體很多重要器官，尤其是解毒器官的功能不全，對於接受這樣以毒攻毒的治療在身體上很難承受，進而導致化療的失敗；還有就是所要治療的病患情況太過嚴重，超出了化療所等治療的範圍導致化療無效。同時由於人類對於化療還處於研究探索階段，對化療藥物認識不足，選擇的藥物對病症治療和對正常組織細胞的損傷差別不大，這樣即時能夠殺死病患組織，正常細胞的損傷也會導致機體的死亡。

由於化療在殺死癌細胞的同時，也會殺死人體正常細胞，所以給患者帶來很多副作用，多次化療的患者頭髮脫落、身體消瘦、腸胃功能紊亂、噁心、嘔吐、低燒不退，進而與癌細胞一樣，破壞了人體的免疫功能和臟腑功能，致使患者免疫力破壞，有些患者甚至沒有死於癌症，而是死於化療。因此，科學家們一直在尋找既能殺傷腫瘤細胞又不對人體造成嚴重傷害的化學物質。同時隨著現代醫學發展，不少科學家對於化療提出了新的疑義，有些國家開始放棄化療，從免疫學、基因學入手，進行新一輪攻克癌症的研究。

小知識

羅伯特·巴拉尼（Róbert Bárány，西元1876年～1936年）是一位奧地利出生的匈牙利裔猶太人，也是一位生理學家。在1914年因為對於內耳前庭的生理學與病理學研究，而獲得諾貝爾生理學及醫學獎。

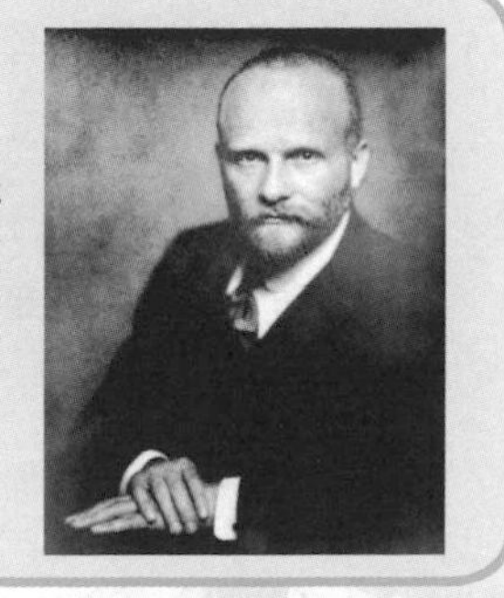

不是子宮作怪，而是精神病

精神病學是現代醫學科學的一個重要組成分支，它主要研究精神障礙的病因、發病機理、病象和臨床規律以及預防、診斷、治療和康復等有關問題。

常聽人滿口調侃：「發什麼癔症呢？」癔症，也是通常人們說的「歇斯底里」。這種病的發病年齡在16歲到30歲之間，而且女性遠遠多於男性，因此早期，這被認為是女性特有的一種病，所以醫學史上一直認為，它和女性的子宮有關，被認為是子宮在女性體內到處流竄作祟的結果，所以這種病症被描述為「婦女感覺有球狀物從腹腔升至喉頭」。

1895年的一天，神經病理學大師夏格特（Charcort）在法國巴黎的精神病院收容所裡，對著一群年輕的神經學家回顧一位女病人的病史。夏格特詳細敘述了他和這個女病人的對話，所有人都聚精會神地聽著，只有一個來自維也納的學生產生了深深的疑問——難道只有女人才會歇斯底里，男人就能絕對避免嗎？隨著夏格特講述的深入，他福至心靈，要找出病人歇斯底里的根源，必須詳細地去了解和分析病人的過去，這才是問題的癥結所在，絕不可能是神經系統或子宮出了毛病。興趣所致，他理所當然地放棄了原來的神經病理學研究，隔年出版了《歇斯底里病症的分析研究》，他說男人也會歇斯底里，引起醫學界一片譁然，人們驚奇地指責他，然而，之後大家又都認同了他。這個語不驚人死不休的人，就是二十世紀精神醫學的巨擘弗洛伊德。

自從對歇斯底里症的研究之後，弗洛伊德全心投入到心理分析和治療之中。1900年，他出版了畢生最富有創造性和最具劃時代意義的一本著作《夢的解析》，提出了潛意識概念，認為人無意識的思維過程極為重要，於是他創造了用精神分析來治療精神病的理論。弗洛伊德提出，當人的性愛本能受到抑制，就容易發生精神病或神經病。

儘管弗洛伊德的許多理論還在心理學界爭議不休，但無疑地他是人類心理學史上一位偉大的人物。他不是心理學的創始人，有些理論也不是弗洛伊德首先提出，但是他為這些理論的普及和深入研究做出了巨大貢獻，可以說，是弗洛伊德打開了人的心靈之窗。

現代精神病學有多種研究方法，可以透過人格測查、情緒評定量表等，調查和研究心身疾病，並推廣實施心理衛生諮詢和治療，越來越受到廣大患者需求。需要指出的是，精神病學的病因理論研討已擴展到心理學、遺傳學、生理心理學、神經精神內分泌學、精神藥理學、神經生理生化學等許多基礎領域。針對這些問題的研究，勢必會促進相關醫學發展，反過來更有利於精神病學進步。

小知識

弗洛伊德（Sigmund Freud，西元1856年～1939年），奧地利精神病醫生，精神分析學派的創始人。他深信神經症可以透過心理治療而奏效，曾用催眠治病，後創始用精神分析療法。著有《夢的釋義》、《日常生活的心理病理學》、《精神分析引論》、《精神分析引論新編》等。

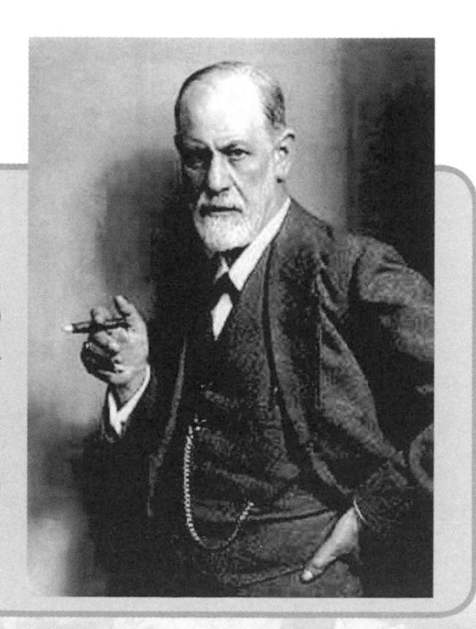

蘭德施泰納揭開人類血型奧祕

通常，人的血型分為A、B、O、AB四種，血型的基因在不同的染色體上，因此，血型具有獨立遺傳的性質。

人們至今仍然相信血型和人的性格、命運有某種奇妙的關聯，儘管現代醫學早就搞清楚血型是怎麼一回事，然而在上個世紀，這個認知的過程充滿波折，它一開始充滿了神祕的色彩。

1667年冬天，巴黎附近小村莊，遠近聞名的病人莫里瘋病發作，毆打他的妻子，然後赤身裸體衝出家門，沿途放火燒房子，最終流浪到了巴黎街頭，一個好心的貴族救下他，把他帶到宮廷御醫丹尼斯的住處去接受治療。當時丹尼斯正在研究一種特殊的治療人的精神疾病的方法，那就是把動物的血液輸入人體去中和人的精神異常。莫里不幸地成為丹尼斯的試驗品。那是1667年12月19日晚6點，莫里被強行輸入了80ml「溫柔的小牛」的血液。這是非常凶險的事情，幸運的是，在初級瀕死的反應過去之後，莫里奇蹟地活了過來。這個案例令醫學家們非常興奮，輸血療法一時成為風行，然而因為輸血而死人的例子比比皆是，最終教會禁止了這種做法。

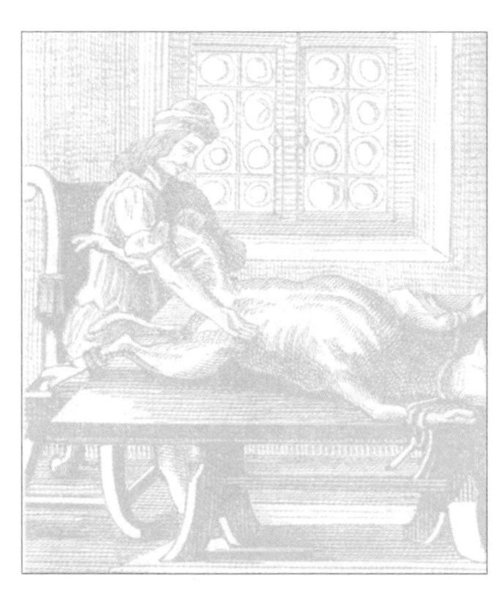

從動物直接輸血給人，出自1630年的義大利醫學文獻。

這種用對了可以救命的輸血法一封存就是三個多世紀。1900年，維也納年輕的病理學家蘭德施泰納發現，當不同血液混合起來，有時會發生凝固現象，有時則不會。為此他設計了一套精巧的實驗，最後可以總結出三種情況，A組的血漿可以引起B組的紅血球凝聚，反之依然，而他本人的紅血球遇到A、B兩組的血漿都不凝聚，但是A、B兩組的紅血球都能將他的血漿凝聚，後來他把這第三組類型稱為O。之後他又主持了一個更大規模的實驗，發現了AB型血。至此，人類對血型的認識終於告一段落。1930年，蘭德施泰納憑此獲得諾貝爾醫學獎，當之無愧地捧回他應得的榮譽。為了紀念他，人們就把他的生日——6月14日定為「世界獻血日」。

控制血型的基因是由位於人體染色體上的基因決定，因此，血型具有獨立遺傳的性質。血型分型標準有很多，但目前通用有兩種，一是ABO分型，另一種是RH分型。ABO分型將人的血型分為A、B、O、AB四個血型，RH分型將血型分為RH陽性和RH陰性。漢族人基本上都是RH陽性，RH陰性的比例只佔不到0.5%。

現在我們在日常輸血時，血型檢驗都是首要的步驟，透過血型配比後才能進行輸血。原則是：血液只能同型輸注，即A型只能輸A型血，B型只能輸B型血，但在特殊情況下O型血可以給任意血型輸血，AB型患者可以接受任意血型輸血。但對於Rh（-）型血則現象比較特殊，它只能嚴格接受Rh（-）型血。假如您是Rh（-）血型，生病或手術需要輸血時，您一定要將您Rh血型的情況告知醫生，以便醫生及早為您準備所需要的Rh（-）血源。如果您是未婚女性，妊娠期務必到血型室進行新生兒溶血病的預測檢查，以防止今後新生兒溶血病的發生。

小知識

卡爾·蘭德施泰納（Karl Landsteiner，西元1868年～1943年），奧地利著名醫學家。他在1900年發現了A、B、O、AB四種血型中的前三種，於1930年獲得諾貝爾生理學及醫學獎。

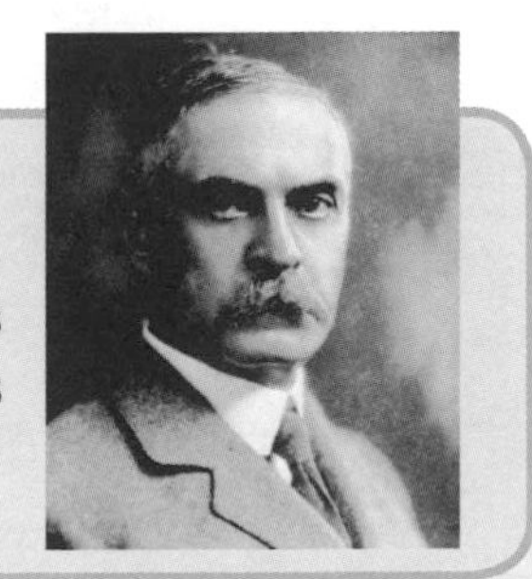

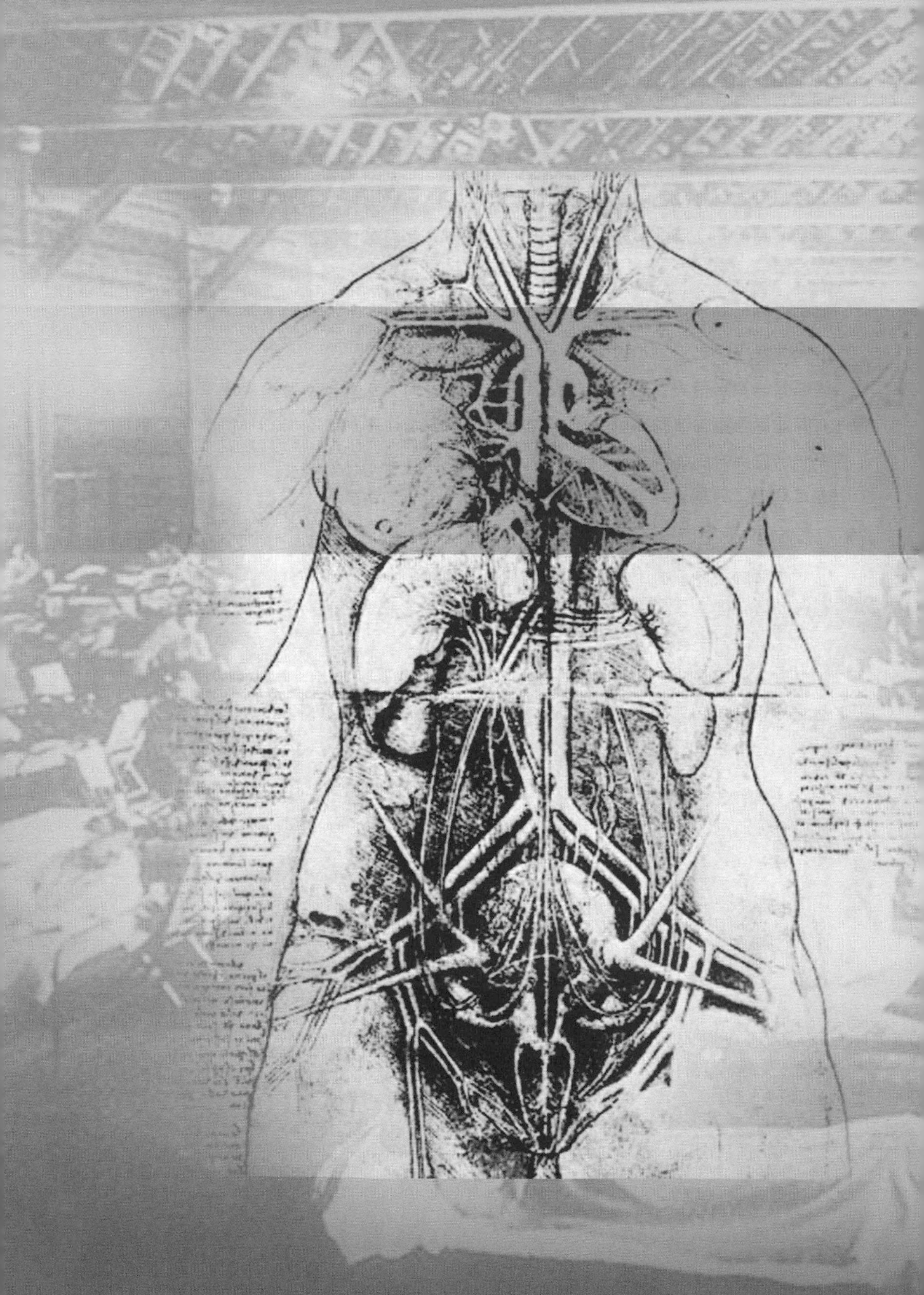

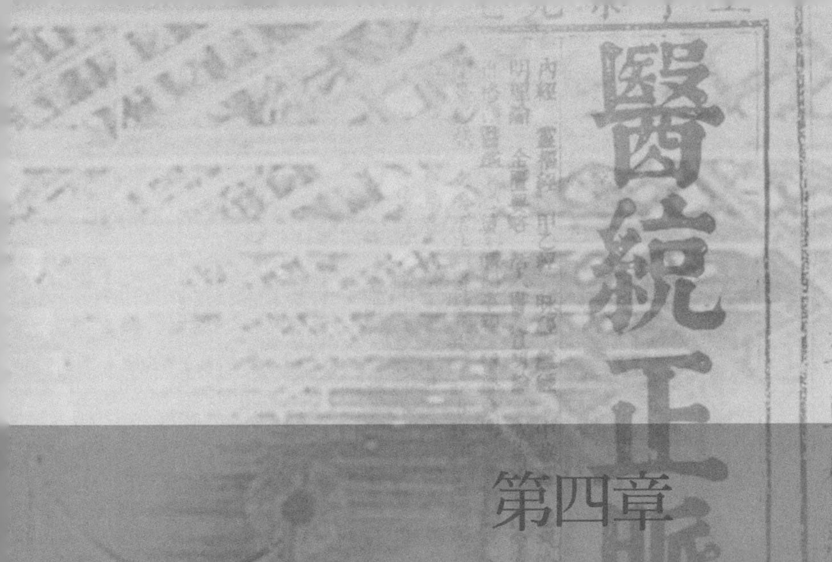

第四章
近現代醫學：
開啟人類醫學新紀元

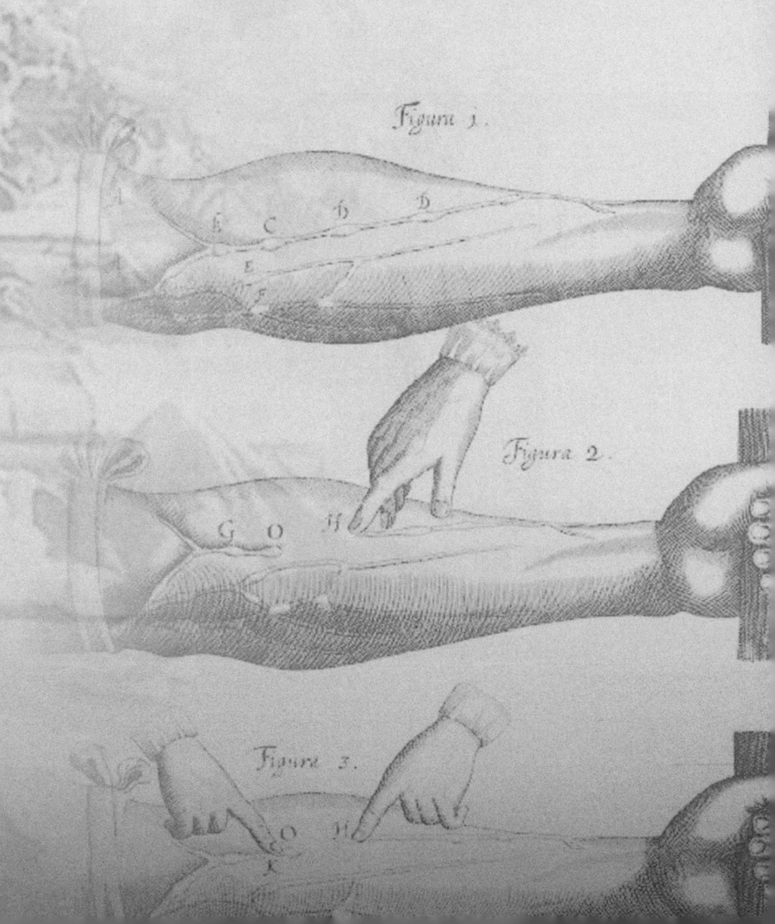

醫生的天職驅使他發明人工腎臟

腎臟是人體的重要器官，它的基本功能是生成尿液，藉以清除體內代謝產物及某些廢物、毒物，同時經重吸收功能保留水分及其他有用物質，以調節水、電解質平衡及維護酸鹼平衡。

提起尿毒症人們總會戴上恐懼的神色，因為至今這仍然是一個令人遺憾的病症，我們知道有兩種治療方法，腎移植和血液透析。但是要得到合適的腎臟談何容易，而後者也因為治療效果不理想而花費過於昂貴，令人望而卻步。難道就真的只能眼睜睜看著生命凋零而束手無策？

如果腎衰竭迅速惡化造成腎臟難以回復的損害，腎小管和集合管失去生物活性，難以進行重吸收、排泌、維持酸鹼平衡的功能，最後惡化成尿毒症。早在20世紀初，醫學工作者們就提出構想，人工製造一個可以代替腎臟功能的東西，這是人工腎臟的萌芽。1911年，美國年輕醫生愛貝爾（Abel）在工作中常常看到尿毒症患者被折磨得奄奄一息，最終死去，年長的同事過來安慰難過的愛貝爾，這是稀鬆平常的事情，他們已經盡力了。但愛貝爾始終耿耿於懷，下定決定要研究人工腎臟拯救這些可憐的病人。

愛貝爾起初最主要的工作是尋找合適的濾過膜，我們都知道腎臟的一個重要作用就是過濾新陳代謝的廢棄物，而腎臟裡起關鍵作用的「篩子」就是那一層奇妙的濾過膜。經過許多次實驗，愛貝爾把他能想到的各種薄膜都試過，始終沒有合適的。正當他為此一籌莫展之際，他的同行為他推薦了由火棉膠製成的薄膜，正符合要求，愛貝爾高興極了。

經過不懈努力，1913年，愛貝爾發明了最原始的人工腎臟。1923年，德國醫學家哈斯對愛貝爾的人工腎臟做了改進：在血液中加入一定比例不會使血液凝結的肝素；採用電池做為電源電動泵對過濾的血液進行加速。哈斯把這種改良的人工腎臟應用到生命垂危的病人身上，從死亡線上挽救回不少病人。

20年後，來自荷蘭的醫學家考爾夫又對哈斯的人工腎臟接著改進，他採用性能更好的賽璐玢醋酸纖維薄膜做為過濾膜，即我們所說的透析膜，還加大其面積，又在新的人工腎臟上安裝了一個血泵。這樣，人工腎臟算是真正走上臨床。

2008年2月13日，美國馬里蘭大學的詹姆斯．圖姆林和密執安大學的大衛．休姆斯等人在《美國腎病學會雜誌》上發表論文「腎小管細胞治療急性腎衰竭的效果和安全性」，論文裡稱：他們採用了全新的腎小管輔助裝置（RAD），可以挽救50%的急性腎衰竭患者，而且，這種全新的人工腎臟可以在3天內讓腎臟回復正常功能。在臨床試驗中，接受常規透析治療的，死亡率是61%，而接受人工腎臟治療的死亡率只有46%。這個真正意義上的人工心臟與以往的透析器相比，它的內側表面依附了單層的人體腎臟的腎小管上皮細胞，這些腎小管細胞是從捐贈的供體腎器官培養生長起來的，所以，這是生物人工腎臟。

隨著科學的日益發展，說不定以後真的可以做出與人體腎臟相差無幾的腎臟，救治更多的腎衰竭及尿毒症病患。

腎臟是泌尿系統中最主要的器官，也是人體的重要臟器，位於腹後壁脊柱的兩旁，左右各一個，外形像蠶豆。

腎臟的主要功能是：

①分泌尿液，排出代謝廢物、毒物和藥物：正常人每天排出1,500毫升左右的尿液，因為腎血流量佔全身血流量的五分之一，每小時兩個腎臟會把全部血漿濾過2次，一晝夜可濾過50次。因此，腎臟排出廢物包括藥物和有毒物質，保留水分、葡萄糖、氨基酸、維生素和少量蛋白質等營養物質，不斷使血液清潔，保證人體內環境穩定，保障生命活動正常進行。

②調節體液：主要是水和滲透壓，水和鈉或其他鹽類及溶液的再吸收通常

是一起進行的，腎小管不同部位的吸收功能不同，但綜合而言，它們能夠將人體內的水和滲透壓做有效的調節。影響水及滲透壓平衡的因素很多，諸如出汗、腹瀉、飲水不足和出血等。

③調節電解質的濃度：腎小球過濾的液體中含有多種電解質，當進入腎小管後，鈉、鉀、鈣、鎂、碳酸氫、氯及磷酸鹽等大部分都被重吸收，按人體的需要，及透過一系列的內分泌因素，選擇性地將這些電解質吸收，進而調節電解質的濃度。

④調節酸鹼的平衡：正常人體組織細胞必須在適宜的酸鹼環境中，才能進行正常的生命活動。人體血漿的酸鹼度取決於氫離子濃度，用pH值來表示，正常人動脈血pH值為7.35～7.45，平均7.4。在日常生命活動中，機體細胞隨著代謝不斷生產酸性或鹼性物質，而機體pH值始終處於相對穩定狀態。這主要依靠體內各種緩衝系統如肺和腎的調節來實現，而最重要的緩衝是由腎臟調節的；腎還透過直接分泌氫離子、排出尿素等來維持體內酸鹼平衡與穩定。如果腎臟的這種功能被毀壞，會造成身體的酸鹼失衡，嚴重的甚至危及生命。

⑤腎臟的內分泌功能：腎臟分泌腎素、前列腺素能調節血管的收縮或舒張狀態及血容量的多少，進而調節血壓；腎臟還會製造促紅血球生成素，以刺激骨髓中紅血球的生長，維持正常的紅血球形成，防止貧血；腎臟還分泌1.25維生素D3，這是調節鈣磷代謝的重要維生素，與骨骼組織的正常化關係密切；另食物中的維生素D要經過肝臟和腎臟的化學作用，才會變為有活動性的物質，腎臟則是產生此種維生素的唯一器官。所以腎功能不全的人，會有維生素D缺乏的症狀，就是因腎臟不能製造這些物質的緣故。

小知識

彼騰科費爾（Pettenkofer，西元1818年～1901年），德國醫師。主要從事環境醫學和傳染病學研究，1865年與C．法伊特等創辦《生物學雜誌》，1882年與H．齊姆森合著的《衛生學指南》。

危害極大的「西班牙女士」

傳染病學是一門臨床醫學，它是研究傳染病在人體內發生、發展與轉歸的原因、規律及其的診斷和防治措施，達到控制傳染病的發生、發展和流行的科學。

1918年，以同盟國的戰敗投降而告終的第一次世界大戰讓1,000多萬人喪生。然而，人們還未從這一噩夢中清醒過來，另一場更為慘烈的災難卻又悄無聲息的降臨。這是一場連一戰的死亡幽靈也相形見絀的恐怖災難，這就是被世界衛生組織紀錄的歐洲大陸上第一次大規模流感——世人稱其為「西班牙流感」。

「西班牙流感」，別稱「西班牙女士」（Spanish Lady），但它似乎並非起源於西班牙，對人類也絕對不似它的別稱那樣溫柔。

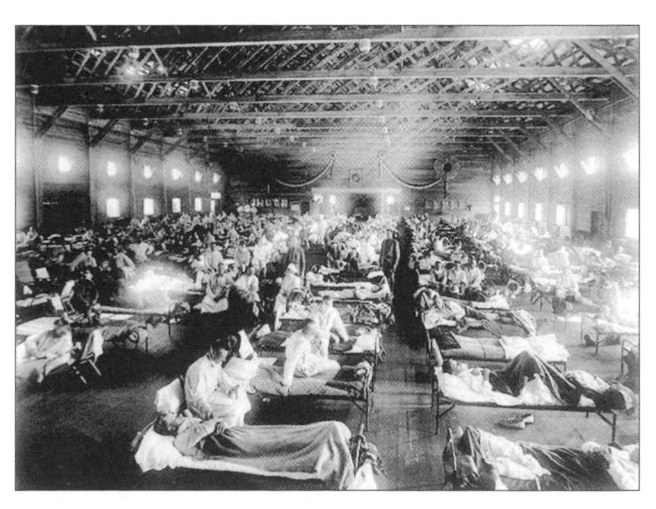

上世紀人們聞之色變的西班牙流感，給人類帶來了難以估計的損失。

「流感」最早現身的地方是美國堪薩斯州的芬斯頓（Funston）軍營。1918年3月11日，軍營裡的一位士兵在午餐前感到發燒、喉嚨痛和頭疼，就去了部隊的醫院看病，醫生覺得他只是患了普通感冒，於是簡單的治療後便打發了他。可接下來，出人意料的狀況發生了：到了中午，先後100多名士兵都出現了類似症狀。不過幾天時間，已有500名以上的「感冒」病人出現在這個軍營中。「感冒」這一症狀在隨後的數月內蔓延到全國各地。儘管它幾乎傳遍了整個美國的軍營，但軍方卻沒有多少人是在一戰尚未結束前就注意到它已爆發了。

同年4月，美遠征軍乘船來到歐洲前線，將此病帶入了法國、英國、義大利、西班牙等國家的軍隊，並進一步擴散到各國本土。「流感」似乎對西班牙「情有獨鍾」，有約800萬西班牙人的生命在受它蹂躪期間被掠奪殆盡，連國王阿方索三世也未能倖免，「西班牙流感」便由此而得名。9月，流感繼續蔓延在世界各國，「白天滿街出殯，夜晚救護車疾馳」成為各國城市當時的真實寫照。第二波流感在10月襲來之時，美國費城街頭散佈了無數無人認領的屍體，政府只好組織馬車在街上穿行，呼喚著生存下來的人走出家門，將親人的遺體帶走。

這次的流感既恐怖又極具神祕色彩，與以往總是容易殺死年老體衰的人和兒童的流感不同的是，20歲到40歲的青壯年人也成為了它捕捉的對象。然而荒謬的是，1919年的春天「西班牙流感」卻突然在地球上銷聲匿跡，一如它來臨之時。人類歷史上最恐怖的一次流感至此終於宣告結束，但它卻給人類帶來了難以估計的損失。根據不完全統計，大約有2,000萬到4,000萬人在這次災難中逝去。相較之下，第一次世界大戰造成的死亡人數只有它的1/2到1/4。據估計，美國人

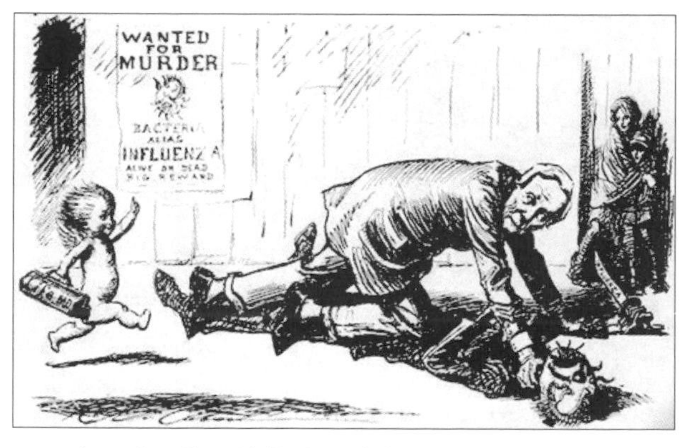

1923年，查理斯·達納-吉普森創作了這幅漫畫，提醒人們注意防範流感。

的平均壽命在這場流感之後約下降了10年。

傳染病學是一門臨床醫學，它是研究傳染病在人體內是如何產生、發展和消除，並且以研究疾病的臨床表現、如何診斷和治療做為重點的科學，它是內科學的一部分。因為它具有明確的病原，並有傳染性、流行性和病後的免疫性等特點。因此與流行病學、神經病學、微生物學、免疫學、寄生蟲學和生物化學等臨床和基礎醫學有著密切的關聯。

傳染病都是由各種病原體引起的，並能在人與人、動物與動物或人與動物之間相互傳播。在這些病原體中大部分是微生物，小部分為寄生蟲引起的。在這些傳染病中，有曾在全球肆虐一時的霍亂、鼠疫、天花等烈性微生物傳染病；也有如傷寒、痢疾、瘧疾、血吸蟲等至今仍廣泛存在的寄生蟲型傳染病。當一個傳染性疾病影響到一個廣大的地理區域，就稱為大流行，中文慣稱「瘟疫」。疾病除可造成死亡、摧毀城市、政治、國家、瓦解文明，甚至可能殲滅整個族群和物種。2002年在世界衛生組織搜集的全球主要致死傳染病名單中，前三名分別是愛滋病、結核和瘧疾，每年造成至少10萬人死亡。由此可見傳染病對於人類健康的嚴重威脅。

傳染病的流行必須具備三個基本環節，就是傳染源、傳播途徑和人群易感性。三個環節必須同時存在，方能構成傳染病流行，缺少其中的任何一個環節，整個傳染過程都不會發生，也不可能形成流行。所以在傳染病預防中，我們都會致力於徹底切斷這三個基本環節中的任意一環，即可達到防止傳染病的發生和流行的目的。

小知識

希爾（Archibald Vivian Hill，西元1886年～1977年），英國科學家。研究了肌肉產熱以及肌肉中耗氧量和乳酸產生之間關係，獲得了1922年諾貝爾生理學及醫學獎。

結核病患者的偉大發明

結核菌素分為舊結素和純結素兩種。舊結素（old tuberculin，簡稱OT）是從生長過結核菌的液體培養基中提煉出來的結核菌代謝產物，主要含有結核蛋白。純結素，是結素的純蛋白衍化物（purified protein derivative，PPD），不產生非特異性反應，已經取代OT用於臨床診斷，硬結平均直徑≥5mm為陽性反應。

德國醫學家貝林（Emil Adolf von Behring）在剛滿50歲時，由於常年努力研究而累積過度的勞累，導致他不幸染上了肺結核病。這種疾病在當時就跟今天的癌症一樣，被視為是一種無藥可醫的絕症。

貝林的親朋好友得知此消息都十分惋惜，紛紛前來安慰他。沒想到他非但不難過，反而說：「沒什麼，生命有限，但是科學之路沒有止境。我已經做好了準備，從今以後，我就轉向研究結核病。」

親友們聽後，都不禁為他無畏和奉獻的精神而感動，對他新決定的事業十分支持。

貝林從此全心投入攻克結核病的難關之中，對於已經是疾病纏身的他來說，日以繼夜的實驗、思索、紀錄是異常艱難的事。但他並不願因此而停止工作，甚至拒絕臥床休息。在貝林的不懈努力下，研究終於取得突破性進展，他發明的牛結核菌苗因在對人體接種時效果良好而得到世界各國的採用。早在1882年，貝林的老師，德國的細菌學家科赫（Robert Koch），曾採用動物膠板培養基和色素染色法等新技術發現了害人的結核桿菌，並試圖利用從它的培養液中提取出結核菌素來醫治肺結核。但這種菌素僅可以用來檢查人體染上了結核病與否，對於病患者的治療卻基本上毫無效果，而貝林的發明則成功的突破

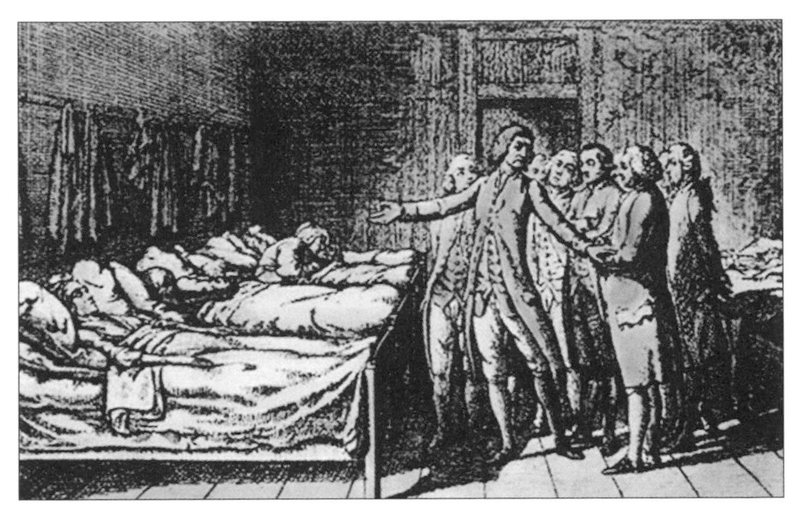

在18世紀，醫生還無法認清傳染性病毒的危害，因此難以有效解決傳染病的爆發。

了治癒結核病的第一道關口。

貝林對於結核病的研究在1917年走上了關鍵時刻，然而，他體內的結核桿菌卻在他即將再次有所突破時發動了攻擊，貝林的身體受到它們瘋狂的侵蝕。同年3月31日，這一偉大的靈魂未能抵得住結核病的吞噬而消逝，這位偉大學者的逝去令全世界都感到無比的悲痛和惋惜。

後來的科學家在這位偉大奠基人的基礎上，經過艱苦不懈的努力與研究，終於掌握了結核病的預防方法及治療藥物。至此，結核病這等同於絕症的名詞才逐漸被人們所征服。

結核病是由結核桿菌感染引起的慢性傳染病。結核桿菌可以侵蝕全身各種器官，比如肺、骨骼等。其中，結核菌主要侵犯肺臟，所以，結核病又稱為肺結核病。在民間，結核病更是被人們稱為「癆病」、「白色瘟疫」等。在過去的電影和小說中，我們時常能看到作者為了烘托主人公的悲慘命運，讓他和她在生活和精神的雙重困境中，還要忍受病痛的折磨，一張白色的手絹和一片鮮紅的血漬成為塑造這類人物的典型場景。

肺結核病傳染性強，危害性大，一度是人類歷史上最嚴重的疾病之一。在過去醫學不發達的年代曾經奪取過上億人的生命。在醫學中，衡量和判斷人體是否感染結核，必須進行結核菌素檢驗。

需要注意的一點是，即便試驗者結素試驗反應陽性，也不一定表示他患病，很多時候，他可能只是感染了結核菌，也就是我們所說的病菌帶原者。現代醫學病理上解釋為，結核菌侵入人體後，可長期寄生而不發病，當機體抗力薄弱時，或受感染病菌量多，或菌的毒力較強時則可發病。而帶原者就是那些已經感染病毒但還未發作的患者。

當你懷疑有肺結核就診時，首先要進行胸部透視，醫生若發現你的肺內有異常陰影，就會給你做痰液檢查。查痰，就是用顯微鏡查找結核桿菌，痰內一旦發現結核菌，肺結核的診斷便可確定，查痰是診斷肺結核，發現傳染源最準確的方法。另外，病人在治療過在中醫生也會要求你定期查痰，用以考核和評價治療效果。痰菌陽性病人療程結束後，連續三次查痰陰性為肺結核治癒。

小知識

瑪麗亞．斯克洛多夫斯卡．居禮（西元1867年～1934年），常被稱為瑪麗．居禮（Marie Curie）或居禮夫人，波蘭裔法國籍女物理學家、放射化學家。與丈夫一起發現放射元素鐳，被用作輻射療法治療癌症。

狗胰島素的奇妙作用

胰島素是一種蛋白質激素，由胰臟內的胰島β細胞分泌。胰島是胰臟中的內分泌組織，由大小不等的細胞聚合成群，島狀分佈於分泌胰液的腺泡組織之間，因而得名。

1920年10月，帶著第一次世界大戰留給他的傷痛與疲憊，年輕的外科醫生弗雷德里克·班廷（Frederick Banting）回到了自己的家鄉加拿大。可是，無論是住院醫生還是在小鎮上掛牌行醫，班廷能得到的僅僅是4美元的週薪。微薄的收入，使得他不得不另求生計。輾轉之下，他來到了安大略學院，暫時獲得了一份實驗教員的工作。

在歷史的洪流下，個人的夢想總是顯得如此的渺小。懷揣著成為名醫的夢想，卻成為了一名戰地醫生。但是，回到校園投入醫學之中，似乎再次點燃了班廷的熱情。他把這份熱情帶給了他的學生，細密的準備、充滿活力的課堂氛圍，使他獲得了學生們發自內心的愛戴。儘管如此，在某個夜晚，他依然失眠了。

在關於糖尿病醫療理論並不完善的年代，每當需要向學生講解糖代謝過程和胰臟的關係，班廷總是難以做出完整的表述。在有針對性的治療方法問世以前，糖尿病患者平均存活年限僅能達到4～9年，糖尿病成為死刑判決書的代名詞。除了在病魔面前束手待斃，人們毫無辦法。做為一名醫生，對疾病無處下手；做為一名醫學教師，對病理的講解遮遮掩掩，這令班廷感到了深深的憂慮。這天，一篇記載了糖尿病與胰臟的作用存在著關係的醫學文獻引起了他的興趣。直至深夜，在他的腦海中仍盤旋著這個問題。突然，一個大膽的假設浮現在他眼前：「結紮狗胰管：6～8週待其退化；將剩餘部分取出進行提取。」

具體起來，就是將健康的胰島細胞注入糖尿病患者的體內，進而延長他們的壽命。第一步，就是在得了糖尿病的狗身上進行試驗。

被自己的想法所振奮，班廷立刻著手進行。在他的不懈努力下，一位糖代謝權威人士——多倫多大學生理系麥克勞德（John James Richard Macleod）教授向他伸出了援手。在麥克勞德教授的首肯之下，班廷獲得了一間醫學實驗室的兩個月使用權，一名叫貝斯特（Charles Best）的助手以及10條實驗用犬。

在閱讀了大量的相關理論著作後，一整套實驗的藍圖已在班廷的腦海中成型。透過手術，他和貝斯特先將10條狗全部變成糖尿病患者。接著再切除牠們的胰臟並且結紮胰島管，最後再向其注入胰島素提取液。可惜事與願違，一開始就有7條狗在切除和結紮的過程中死去。只剩三次機會，是該繼續還是另闢蹊徑？班廷沒有放棄，他和貝斯特互相支持著，把實驗堅持了下去。在10條實驗犬上，他們一共注射了75次以上的胰島素提取液。終於一條狗的血糖含量降到了正常水平，這令他們欣喜若狂。透過反覆試驗，他們確定了自己的假設：胰島素提取物可以有效的延長糖尿病狗的生命，並將此新發現命名為「島素」。

還沒到慶祝的時候，新的問題接踵而至：按照他們的提取方法，一條糖尿病狗所需的「島素」需要五條健康狗的生命。如此低下的效率，即使成功了也很難實際應用起來。有沒有其他「島素」的來源呢？另一個大膽的假設將他們引到了屠宰場。

不需犧牲無辜的生命，班廷和貝斯特從屠宰場帶回了9頭牛的胰臟。他們將所有提取出的「島素」注射到一條因糖尿病已奄奄一息的小狗身上。神奇的一幕發生了，隨著血糖的下降，小狗竟然從昏迷中醒來，一切反應都恢復了正常！做為石階上第一隻靠著胰島素從糖尿病昏迷中甦醒的「病人」，這隻小狗打開了胰島素治療糖尿病的新的大門。

憑藉著胰島素的發現與運用這一劃時代的貢獻，班廷和麥克勞德分享了1923年諾貝爾生理學及醫學獎。

胰島素控制血糖平衡的機理在於，它一方面能促進血液中的葡萄糖進入肝、肌肉和脂肪等組織細胞，並在細胞內合成糖原或轉變成其他營養物質儲存起來；另一方面又能促進葡萄糖氧化分解釋放能量，供機體利用。由於胰島素既能增加血糖的去向，又能減少血糖的來源，因此其最明顯的效應是降低血糖。

當胰島β細胞破壞或功能減退時，胰島素分泌不足或缺乏，使糖進入組織細胞和在細胞內的氧化利用發生障礙，進而引起高血糖；血糖水準過高，超過了腎吸收葡萄糖的能力，部分血糖就會隨尿排出，這就形成了糖尿病。同時胰島素的缺乏還造成脂肪代謝紊亂，脂肪儲存減少，血脂升高，長期累積後會引起動脈硬化，進而導致心腦血管的嚴重病變。相反，如果胰島素分泌過多，也會引發機體的多種疾病，過多的胰島素會使機體內的血糖濃度過低，機體無法為腦組織提供足夠的營養，會使腦部受到影響，進而引發機體出現驚厥、昏迷，甚至引起休克。

在醫學上為了治療這種胰臟分泌功能破壞產生的機體病症，科學家們發明了胰島素注射治療的方法。早期，這些胰島素的來源都是從牛、羊、豬等動物身上提取而來，其中又以豬胰島素的分子結構與人最為相近而擁有最好的治療效果。隨著科技的發展，現在人類已經可以經由基因工程生產純度更高、副作用更少的人工胰島素，而這些人工基因藥品也正在逐漸替代動物胰島素，在治療糖尿病中發揮越來越大的作用。

小知識

班廷（西元1891年～1941年），加拿大生理學家。1923年班廷和麥克勞德獲得醫學和生理學諾貝爾獎，這是加拿大人首次獲得諾貝爾獎。

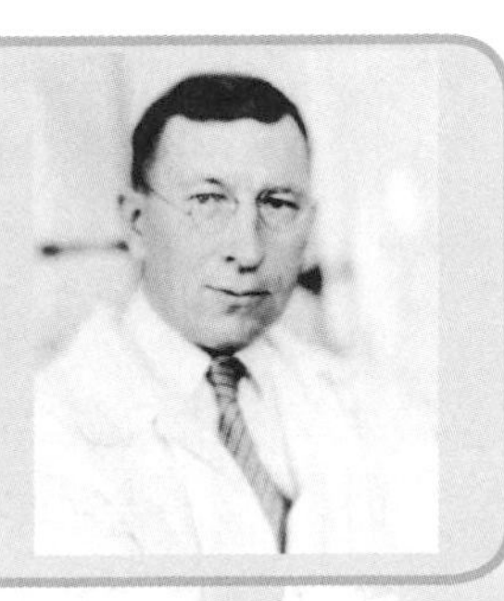

不懼阻力推翻著名科學家
沙眼病原體的發現

對於早期沙眼診斷，尚有一定困難，需要特殊儀器和技術。比如放大鏡檢查，可以發現結膜有濾泡或乳嘴增殖肥厚，角膜上皮細胞發炎並可見到新生血管。結膜刮片在結膜上皮細胞中可找到包涵體，或培養分離出沙眼衣原體。

沙眼在世界各個國家和地區廣泛流行已有三四千年歷史，中國更有「十眼九沙」的說法。到了十九世紀末二十世紀初，微生物學的發展進入黃金時代，大部分治病菌一個接著一個被發現。沙眼病菌引起世界各國生物學家的高度關注，大家都在對它進行研究。

1927年，微生物學的創始人之一R・科赫曾從沙眼病灶中分離出一種魏氏桿菌，他認為這就是沙眼的致病菌，提出了沙眼的「細菌病原說」，但是很快被科學界否定了。

1907年，L. 哈伯斯忒特（L. Halberstaedter）和S. 普羅瓦采克（S. Porwazek）在沙眼病灶中發現包涵體，他們認為可能是病毒，但未定論。

20年代中，C. 尼古拉（C. Nicolle）證明沙眼材料用砂棒濾掉細菌仍有感染性，首先提出了沙眼的「病毒病原說」，這個也一直未被證實。

1928年，日本科學家野口英世從北美印第安人的沙眼材料裡，分離叫顆粒桿菌的病原菌，重新提起「細菌病原說」，但是不被世人肯定。

1930年，湯飛凡和同伴開始重複野口的實驗，但是並沒有得到野口那樣的結果，一切正常。1933年，湯飛凡把美國保存的「顆粒桿菌」種進包括自己在內的12名志願者的眼中，證明它不致病，徹底推翻了「細菌病原說」，「病毒病原說」的呼聲又起。但是在很長一段時間裡，也沒有可以證實的實例。

湯飛凡一直在不斷地實驗，不斷地得不到想要的結果中堅持，這一堅持，就堅持到了1955年，這一年的夏天異常沁人心脾地舒爽，因為就是在這一年夏天，湯飛凡改變了思路，只做了8次實驗就分離出了一株病毒，這是世界上第一株沙眼病毒，湯飛凡將它命名為TE8，但是後來許多國家的實驗室叫它「湯氏病毒」。

身邊的人勸湯飛凡趕緊發表論文公佈實驗結果，千萬不能讓別人捷足先登，而湯飛凡淡定自若，保持他一貫嚴謹的作風，證明了TE8能在雞胚中繼續傳代，用它感染猴子能造成典型的沙眼並能找到包涵體，能把它從猴子眼裡再分離出來，得到「純培養」，完全符合科赫定律。

只要找出病原體，就可以進行更深入細密的研究，進而很快證實沙眼的病原體是一種介於細菌和病毒之間的一組微生物。自此，微生物的分類也發生了大變革，增加衣原體目。

故事中曾多次提到發現沙眼病原體的方法，這也為醫學界提出了眼科學中如何進行病原檢驗的問題。病原微生物的快速診斷方法對眼部感染的處理極為重要，多數眼部感染可用一些常規技術立即診斷。

隨著現代醫學技術的進步，我們已經可以藉助很多先進的方法包括免疫組織化學、螢光顯微鏡、酶免疫分析、放射免疫測定和分子生物技術等。這些新方法高度敏感，在快速診斷上有很大應用潛力，使醫生對眼部疾病的診斷更為準確快捷。

沙眼病原體進入眼睛以後，喜歡在眼結膜及角膜上生長繁殖。在這一過程中會導致眼睛部分產生結膜炎而使結膜充血、眼角常有分泌物，角膜細胞由於受到侵蝕而會怕光、流淚；偶爾眼瞼會有水腫的現象。

用特殊儀器或放大鏡檢查，可以發現眼結膜有針狀黃白色顆粒出現或有灰黃色半透明膠狀扁球形隆起，大小不等，排列不整齊，易被壓破，擠出膠樣內容；角膜上皮細胞發炎並可見到新生血管，使得眼睛紅腫充血。如果不立即治療沙眼進一步惡化還會引起諸多併發症，如：眼瞼內翻、睫毛亂生、睫毛倒插、角膜混濁、瞼球結膜黏連、淚囊炎、乾眼症等等，嚴重會導致視力減退甚或失明。早期沙眼的診斷並不容易。需要藉助特殊儀器及多年臨床經驗才能正確的診斷。

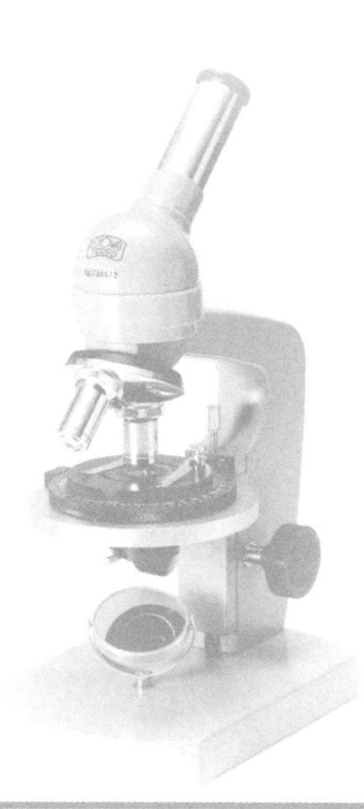

小知識

湯飛凡（西元1897年～1958年），中國醫學微生物學家，被譽為「衣原體之父」。50年代和張曉樓等人成功地分離出沙眼病毒（沙眼衣原體），被稱為世界上第一個分離出沙眼病毒的人，也是最有希望獲得諾貝爾獎的中國人。

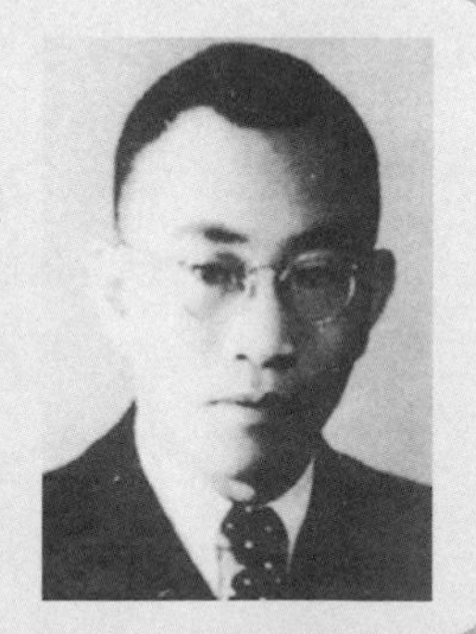

挽救親生女兒的磺胺藥

磺胺藥是人工合成的一類抗生素，具有抗菌譜廣、可以口服、吸收較迅速，還有些能透過腦血管障壁滲入腦脊液、較為穩定、不易變質等優點。

上個世紀30年代，高倍數顯微鏡的發明應用，讓人眼根本無法辨別的致病「元凶」——細菌得以原形畢露。同時期，西醫對於炎症，尤其是對流行性腦膜炎、肺炎、敗血症等，都因無特效藥而感到非常棘手。因此，當時不少醫學家和化學家開始著手尋找抗菌藥物的艱難歷程。

1932年，德國科學家米奇合成了紅色染料——百浪多息（Prontosil）。因其中包含一些具有消毒作用的成分，所以曾被零星用於治療丹毒等疾患。然而在實驗中，它在試管內卻無明顯的殺菌作用，因此沒有引起醫學界的重視。一位德國生物化學家杜馬克卻對此物質產生了極大興趣。在實驗室裡，他用一群身上注射了溶血性鏈球菌的小白鼠做實驗，然後將其分為兩組：一組注射百浪多息，一組什麼也不注射。很快地，沒有注射百浪多息的小白鼠全部死去；而另一組注射百浪多息的小白鼠有的倖免於難，有的過了很長時間才死去。實驗證明，百浪多息確實有殺菌作用，這個發現公佈於世後，立即轟動了歐洲醫學界。

雖然如此，杜馬克心裡卻很清楚，要想讓百浪多息真正應用到臨床上，還有很多工作要做。因為百浪多息中究竟是何物質有殺菌作用，必須透過提煉才能確知。杜馬克又緊張投入到這一工作中，他從中提煉出一種白色粉末，這就是磺胺。他開始在動物身上進行實驗，結果，一隻注射了溶血性鏈球菌的狗即將死去時，在磺胺的作用下恢復了健康。後來，他還在多種動物身上做實驗，

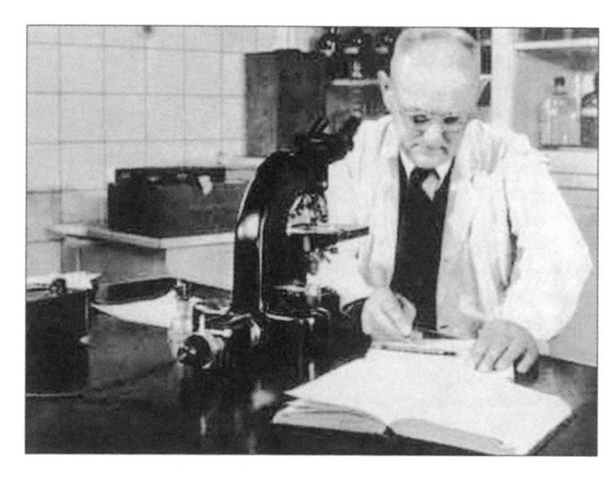

工作中的杜馬克。

結果都達到了預期效果。由此，杜馬克確定磺胺具有殺菌作用。

不過，藥物必須在臨床上試用才最具有說服力，這一點，杜馬克比誰都清楚。為此，他積極尋找合適人選，沒想到機會在他家裡出現了。

一天，杜馬克的女兒艾麗莎發高燒，原來她白天不小心割破了手指。杜馬克一看就明白了，一定是可惡的鏈球菌從傷口進入了女兒的體內，並在血液裡繁殖，引發了高燒。他立刻請來當地最好的醫生為女兒治病。可是一連串的服藥、打針後，艾麗莎的病情都沒有得到控制，而又逐漸惡化。她不停地發抖，精神萎靡不振，整個人昏昏沉沉。醫生做了進一步檢查後，無可奈何地對杜馬克說：「先生，細菌已經侵入艾麗莎的血液裡，形成了溶血性鏈球菌敗血症，我看沒什麼希望了！」

杜馬克看著女兒蒼白的臉，心情格外沉痛。他馬上意識到悲傷無用，應該想辦法救治女兒，他想到了剛剛研製出的磺胺，也想到了試用藥物的代價。但是，這時候已經別無選擇，於是他親自為女兒注射了磺胺藥。

第二天，奇蹟出現了，一直守在女兒床邊的杜馬克看到她睜開了眼睛，並聽到她輕聲說：「爸爸，我舒服多了。」杜馬克驚喜地為女兒測體溫，證實高燒開始退了。此時此刻，還有什麼比這更令人高興呢？

杜馬克發明的磺胺藥不僅醫好了女兒，還讓他獲得了諾貝爾生理學及醫學獎。當他趕往斯德哥爾摩領獎時，不無風趣地說：「我已經接受過上帝對我的最高獎賞──給了我女兒第二次生命；今天，我再次接受人類對我的最高獎賞。」

磺胺藥是人工合成的一類抗生素，具有抗菌譜廣、可以口服、吸收較迅速、能透過腦血管障壁滲入腦脊液、較為穩定、不易變質等優點。

磺胺藥屬於抗菌藥一類，但它不同於抗生素，因其全都是人工合成的，屬於化學藥品。磺胺藥大多採用口服用藥，因而使用方便，尤其適合於家庭中使用。而且它對於各種病菌都有一定的抑制作用，因而適用範圍也廣。更重要的是磺胺類藥藥價較低廉，藥品性質穩定，便於家庭保存。由於具有這麼多優點，使的磺胺類藥物成為普通家庭必備的藥品之一。

但磺胺類藥物的不足之處也較鮮明：首先，絕大多數磺胺藥的抗菌力較弱，對細菌只有抑制作用而不能將之殺死，因而對某些嚴重感染往往難以控制。其次，磺胺藥口服易引起噁心、嘔吐等胃腸道反應；有些磺胺藥還可能對腎臟產生損害，嚴重時會導致血尿、腰痛等症狀。同時如果長期使用口服磺胺藥，易抑制腸道內正常寄生細菌的生長，造成某些維生素的缺乏。此外磺胺藥還可抑制骨髓的造血功能，引起貧血及再生障礙性貧血等嚴重反應；對於一些過敏體質的患者來說，磺胺藥也是一種比較容易引起過敏的藥物。

根據磺胺藥的上述特點和藥理特性，在其具體應用中須注意做到以下幾點：為提高療效多與「抗菌增效劑」合用，而且藥物不宜久服，通常一次治療服藥不得超過1週；在服用藥物期間為防止藥物對腎臟產生危害，宜多飲水、多排尿，多吃水果，同時服用維生素B群和維生素K，以保證人體維生素的正常供給；凡曾對磺胺藥產生過敏反應者，一切磺胺類藥均不可再次使用；孕婦、新生兒尤其是早產兒忌用磺胺藥以免受磺胺藥的毒害作用。

小知識

杜馬克（Gerhard Domagk，西元1895年～1964年），德國病理學家與細菌學家。由於發現了能有效對抗細菌感染的藥物，而獲得了1939年的諾貝爾生理學及醫學獎。

DNA雙螺旋結構之母的魅力

DNA是一種長鏈聚合物，組成單位稱為核苷酸，組成其長鏈骨架。每個糖分子都與四種鹼基裡的其中一種相接，這些鹼基沿著DNA長鏈所排列而成的序列，可組成遺傳密碼，是蛋白質氨基酸序列合成的依據。

在人類眾多科學研究成果之中，對人體DNA雙螺旋結構的發現是被譽為可與達爾文的進化論、孟德爾的遺傳定律相媲美的重要科學發現。而在這一偉大發現的背後，還隱藏了一樁鮮為人知的科學公案。

在對DNA結構研究的科學家之中，被稱為「黑暗女士」的羅莎琳·法蘭克林（Rosalind Elsie Franklin）是少數的幾位女醫學家之一。她在用X射線衍射DNA晶體的過程中，分辨出了這種分子的維度、角度和形狀，並成功地拍攝了它的X射線衍射照片。她發現DNA是螺旋結構，至少有兩股，其化學資訊面朝裡。她的這一發現已經非常接近DNA結構的真實形態。此時，兩位科學家沃森（James Dewey Watson）和克里克（Francis Harry Compton Crick）也在劍橋大學進行著同樣研究，他們在不知情的情況下看到了法蘭克林拍攝到的照片。根據這張1951年11月拍攝的十分漂亮的DNA晶體X射線衍射照片，他們很快就領悟到了DNA的結構——兩條以磷

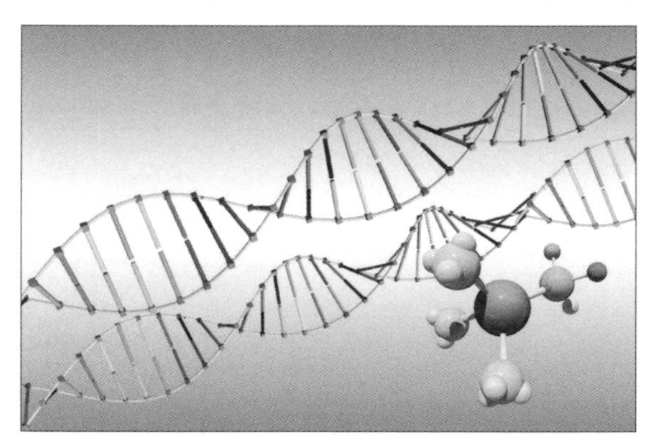

DNA的螺旋結構圖。

酸為骨架的鏈相互纏繞形成了雙螺旋結構，氫鍵把它們連結在一起。1953年5月25日英國的《自然》雜誌報告了他們的這一發現。這成為世界生物學的一座里程碑，分子生物學時代的開端。

20世紀50年代，英國學術界籠罩著排外的低氣壓思想，法蘭克林一個女人，還是個猶太人，並且脾氣率直，總直言不諱地批評別人，因此不被學術界所見容。1962年，沃森和克里克獲得諾貝爾獎，在演說中對法蘭克林的卓越貢獻隻字未提，本應屬於她的榮譽也落到了競爭對手威爾金斯（Maurice Hugh Frederick Wilkins）手裡。更令人傷感的是，當沃森、克里克和威爾金斯獲得諾貝爾生理學及醫學獎的時候，法蘭克林已經在4年前因長期受X射線影響患卵巢癌而去世。

隨著時間的推移，「黑暗女士」法蘭克林的成就終於得到了世人的認可。沃森在1968年出版的《雙螺旋》一書中，透露了在研究中曾看到她拍攝的證明DNA螺旋結構的X射線圖像，進而肯定了她對這項發現做出的貢獻。如果沒有法蘭克林的X射線成果，要確定DNA的螺旋結構幾乎是不可能的。

去氧核糖核酸，英語縮寫為DNA，是一種分子，可組成遺傳指令，以引導生物發育與生命機能運作。DNA的主要功能是長期性的資訊儲存，建構細胞內其他的化合物。它可以說是生物機體建構的「藍圖」。

在DNA分子上攜帶有機體遺傳資訊的功能片段；簡而言之，基因是生命的基本因數。它在很大程度上決定了人類的生老病死、健康、亮麗、長壽、長相、身高、體重、膚色、性格等，可以說人類的一切生命存在形式都與基因有著密切的關係。

小知識

沃森（西元1928年～），美國分子生物學家。與克里克合作，提出了DNA的雙螺旋結構學說。這一生物科學中具有革命性的發現，是20世紀最重要的科學成就之一。和克里克及威爾金斯一起獲得了1962年諾貝爾生理學及醫學獎。

破解年輕法老死因謎團的CT掃描

CT是一種功能齊全的病情探測儀器，它是電子計算機X光斷層掃描技術簡稱。

1922年11月4日，英國考古學家霍華德·卡特（Howard Carter）發現了古埃及法老圖坦卡門陵墓的入口，也在入口處發現了舉世聞名的詛咒：「誰打擾了法老的安眠，死神就會降臨到他的頭上。」與此有關的人接二連三「應驗」似的身亡，為這個詛咒蒙上更神祕血腥的面紗。

從歷史文獻裡得知，這位法老在19歲時突然死去，之後由大臣即位。自從他的墓被發現打開，人們紛紛猜測探究他的死因，很多人認為他是在波雲詭譎的朝廷中被覬覦權力的大臣害死。1968年，科學家們發現圖坦卡門頭骨底部有腫脹，隨後英國利物浦大學的專家對圖坦卡門木乃伊做了X射線掃描，發現死者顱腔內有碎骨，對圖坦卡門死因的研究趨於更神祕，研究員們懷疑這位年輕法老可能是頭部受到猛烈打擊，因此被害身亡。

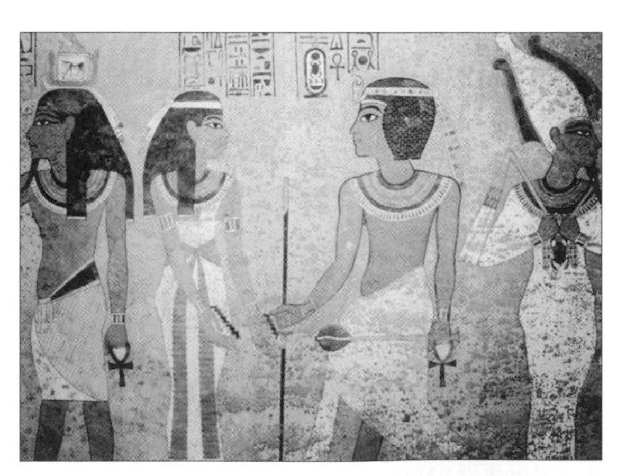

法老王圖坦卡門的陵墓的北牆上描繪了圖坦卡門去往天國的景象：女天神努特（左起第二個）迎接圖坦卡門來到神的世界。

2005年1月5日，為了確定這位古埃及第十八王朝少年法老的真正死因，埃及考古廳給木乃伊做了技術更為複雜的CT掃描，進行了3D「透視」。這次掃描之後，薩利姆公佈報告說：「沒有證據顯示他在去世前腦顱或胸部受過劇烈創傷，但大腿骨可能有一處骨折，也許是這導致了他的死亡。」而這一結論為大多數專家信服。最終的研究結果是：圖坦卡門是打獵時從戰車上摔下致死。

薩利姆同時還發現，圖坦卡門的木乃伊由於保存上的原因，已經造成遺體部分受損和遺失，這既可能是在製造木乃伊過程中就已造成，也可能是1922年考古人員發掘陵墓時，將木乃伊從墓中移出的過程中搬運不慎造成的損壞。

對於1968在木乃伊顱腔中發現的碎骨，他也解釋說，這塊碎骨與死者頸椎部位缺失的第一塊椎骨吻合，「我們認為，是在當初考古團隊移除木乃伊金面罩的過程中，將法老脊椎的第一塊椎骨不慎弄折」。不管怎麼說，藉助CT這項新型的醫學設備，困擾幾代考古學家的圖坦卡門死亡之謎，終於有了一個被大家都認可的解釋。

CT的工作程序是這樣的：它根據人體不同組織對X光的吸收與透過率的不同，應用靈敏度極高的儀器對人體進行測量，然後將測量所獲取的資料登錄電腦，電腦對資料進行處理後，就可攝下人體被檢查部位的斷面或立體的圖像，發現體內任何部位的細小病變。

小知識

繆勒（Hans Herinrich Miller，西元1890年～1967年），美國遺傳學家。他是輻射遺傳學的創始人，並因此而榮獲1946年諾貝爾生理學及醫學獎。由他建立的檢測突變的CIB方法至今仍是生物監測的手段之一。

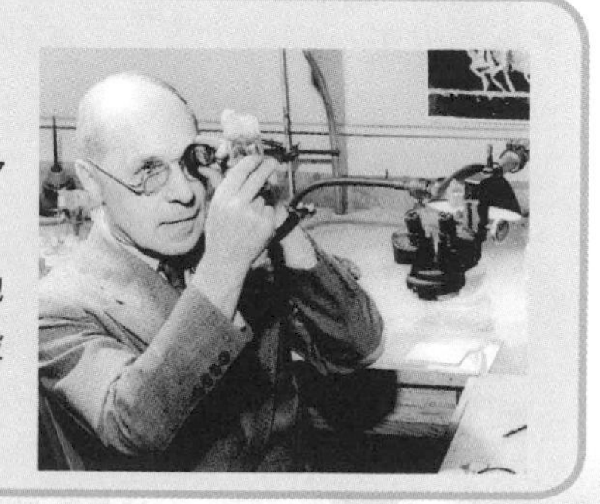

遭人嘲笑的觀點啓發胃鏡檢查

胃鏡檢查是由口腔放入一條細小的管，經食道到達胃部，約80公分，可以看到胃部是否有病變的情形。

20世紀70年代之前，醫學界的一致看法是，胃裡面雖然有螺旋菌，但它們來自口腔，並非從胃裡生長。他們認為胃裡的鹽酸濃度實在太高，很難想像會有什麼細菌喜歡在這樣的惡劣環境下生活。即使看到有細菌生長，他們也認為是因為胃組織死亡後才繁殖起來的。這樣的結論幾乎成了鐵板釘釘的理論，對胃炎和潰瘍病等胃部疾病的治療也主要是服用抗酸劑。

但不信邪的人總還是有的。澳洲皇家伯斯醫院的病理醫生華倫（Robin Warren）就是其中一個。華倫醫生透過電子顯微鏡長期觀察，發現胃病患者在胃有炎症或潰瘍的地方存在細菌。於是，80年開始，他就在醫院宣揚他的觀點，並且在醫院內部刊物發表了文章，認為胃炎和潰瘍病與螺旋菌感染有關，據說當時被他的許多同事甚至實習同學嘲笑，大家都覺得他老糊塗了在胡說八道。

1982年，胃腸科來了個30歲的年輕醫生貝利．馬歇爾，他聽說了華倫的奇特觀點後，產生了極大的興趣，隨後兩人成功合作，在一位病人身上驗證了華倫的觀點。於是，貝利．馬歇爾找到了他們醫院微生物部門的同事，提出要在微生物實驗室做潰瘍病細菌培養研究，但連續做了34個標本後，卻都沒有看見任何細菌生長。

1982年復活節的長週末。實驗室放假沒人上班，貝利．馬歇爾在假日前又做了一個細菌培養，就扔在那裡回家過節去了，他心裡大概想，反正也是沒可能會成功，所以懶得打理它。六天假期後回到醫院，當他取出細菌培養皿一

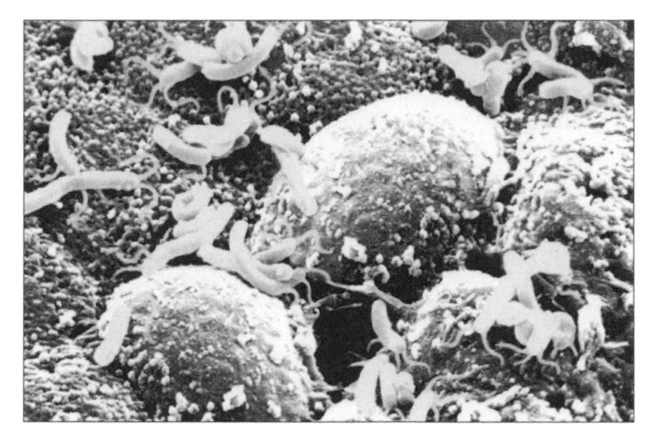
幽門螺桿菌。

看，卻激動得差點把培養皿掉到地上。長了一個菌斑！原來他們以前的失敗原因都是因為培養的時間不夠長，這次長假給了細菌足夠的生長週期。1982年4月14日，歷史性的突破就這麼在偶然中誕生了，人類第一次成功培養出了幽門螺桿菌。

此後貝利．馬歇爾培養細菌就很順利了，他又得到電鏡室主任Armstrong的幫助，透過電鏡觀察了100個胃組織標本，在這些組織標本中發現34個標本有螺旋桿菌，其中11個標本成功培養出來了細菌。貝利．馬歇爾把他們的研究結果和觀點送到1982年召開的澳洲消化學年會上，但論文摘要卻遭到直接退稿。1984年，華倫和馬歇爾合著的正式論文在《柳葉刀》雜誌發表，標誌著這一研究成果終於得到主流學界的承認。2005年10月，兩個人終於獲得諾貝爾醫學獎。

小知識

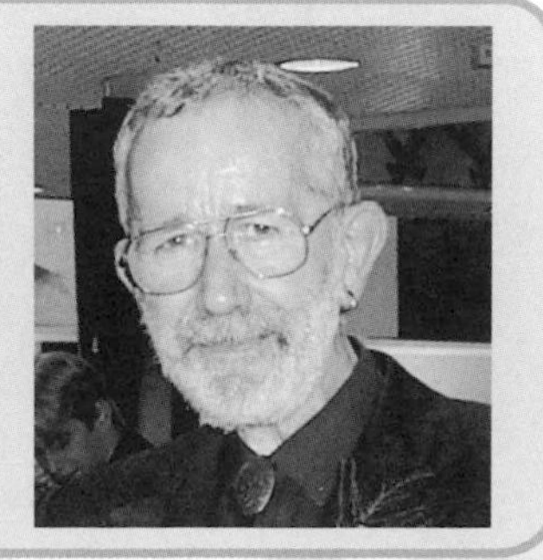

羅賓．華倫（西元1937年～）澳洲科學家，與貝利．馬歇爾（Barry J. Marshall）發現了幽門螺桿菌，以及這種細菌在胃炎和胃潰瘍等疾病中的作用，被授與2005年諾貝爾生理學及醫學獎。

拯救心衰病人的智能設備——人工心臟

人工心臟起搏器可以隨時監測患者心臟工作的情況，一旦出現異常情況，它可以「領導」心臟進行有規律地跳動，進而幫助患者免除各種心臟疾病（心動過緩、停搏等）導致的心悸、胸悶、頭暈甚至猝死等病症。

1982年12月1日，世界上出現了第一個使用人工心臟的人。美國猶他大學德弗利斯博士和他的同事們為一位61歲的退休牙科醫生克拉克，成功地安上了賈維克-7型人工心臟。這次手術的消息透過國際通訊衛星向全世界做了電視轉播，億萬人高興地看到克拉克手術後的情況。

為了搶救生命岌岌可危的克拉克，原定12月2日進行的手術改在1日深夜11點30分開始，在凌晨4時零9分，將病人的心臟摘下來，換上了賈維克-7型心臟，人工心臟開始跳動了。早上7時血壓由手術前的80/40公釐汞柱，上升到119/75公釐汞柱，提示人工心臟運作狀況令人滿意，德弗利斯博士舒了一口氣說：「成功了！」

人工心臟是由聚氨基甲酸乙酯和鋁製成，包括兩個空室，一個空室安在原先心臟切除殘留的右心房上，代替右心室工作，另一個與殘留的左心房吻合，代替左心室。兩室透過導管與體外的輸氣與排氣裝置相連，隨著空氣的進出和隔膜的「泵動」，血液便循環不息周流全身。醫生和病人只要調節好人工心臟兩個空室的「泵送」節律和次數，便可出色地模仿人體心臟的工作。這顆永久性人工心臟，實際上是個泵，它要為6萬公里長的血管服務，每天要跳動十萬多次，一年365天不停地工作，大約要跳動4,000萬次，不能有差錯。

這次手術很成功。手術後幾小時，克拉克恢復了意識，能活動手腳，認得自己的妻子，向醫生表示自己很好。下面是病人術後幾天的情況：

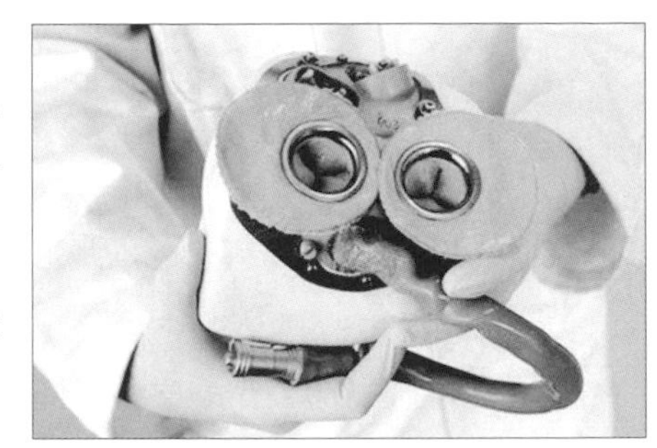

人工心臟。

12月3日：跟醫生有力地握手，脈搏、呼吸、體溫、血壓正常；

12月4日：出現肺部感染併發症；

12月5日：啜飲營養液體，在床上坐起；

12月6日：一邊舒適地休息，一邊聽讚美詩。

人造心臟在克拉克胸腔內共跳動了111天17小時53分，最後，病人由於感染、代謝障礙而去世。當克拉克確實死亡之後，他胸腔裡的人工心臟還在跳動，最後是用一把鑰匙把它關閉的。

無論是以威廉．C. 德弗利斯博士為首的醫療小組，還是巴尼．克拉克（Barney Clark）本人，都為這次成功的手術做出了令人鼓舞的貢獻。儘管克拉克後來去世了，但這第一顆人工心臟畢竟為人類驅動了111天，它為心臟外科修復開創了新紀元。相信，在此基礎上，這項工作將日趨完善，會更好地造福於人類。

目前，心臟起搏器主要用於治療患有過緩型心律失常心臟疾病的患者，並且是唯一的一種既安全而又有顯著療效的治療方法。但安裝人工心臟起搏器後，也可能發生某些併發症，所以在臨床應用中還是被嚴格管制使用的。

小知識

赫斯（Walter Rudolf Hess，西元1881年～1973年），瑞士生理學家，發現中腦有調節內臟活動的功能，於1949年與葡萄牙科學家莫尼茲（António Egas Moniz）因發現腦白質切除手術對治療精神病的功效，而共同獲得諾貝爾生理學及醫學獎。

為心臟搭個安全橋的心外科

心臟外科，顧名思義是用研究用外科方法治療心臟疾病的學科，它實際上也是心血管外科的狹義的名稱，通常包括先天性心臟病外科、瓣膜病外科、冠心病外科、大血管外科以及其他相關的內容。

傑弗瑞是一名外科醫生，5年來，在他手術臺上逝去的那個年輕臉龐時常會出現在他夢中，讓他深陷於某種愧疚而難以自拔。

那位年輕人由於動脈嚴重堵塞，必須接受冠狀動脈搭橋手術。這是一例比較常見的外科手術，對於傑弗瑞和他的同事們來說，這只是他們眾多病例中極普通的一例，切割、縫合，手術在前期進行異常順利，在傑弗瑞看來這又將是他經手的一例天衣無縫的手術。

可是，手術途中突然發生了意外，病人嚴重中風發作，昏迷不醒。中風的原因是在於心臟搭橋手術時，病人的心臟需要暫時停止工作，由醫生使用心肺機暫時充當心臟，幫助病人完成血液循環。機器會直接連接到病人的大動脈上，因此可能使一些病理碎屑發生移動，這些碎屑一旦進入腦部就會引起中風。在做搭橋手術中，中風出現機率高於10%。

手術小組成員立即投入到緊張的搶救中，儘管他們盡了最大努力，悲劇還是發生了，病人再也沒有醒過來。

一個年輕的生命就這樣永遠離開了人世，這次的失敗對傑弗瑞來說，打擊異常沉重。他意識到「如果病人無法醒來的話，再完美的搭橋手術也無濟於事」。為此，他決定試驗一種新的搭橋手術技術：在跳動著的心臟上完成手術，這樣就可以大大降低病人出現中風的危險。

傑弗瑞開始了試驗工作，他使用一種特殊的鉗子讓部分心臟保持穩定以便進行切除和縫合。經過長時間不懈的努力，新方法的運用使手術終於獲得了成功，傑弗瑞興奮異常，他的分析是：「與傳統手術方法相比，這種方法使進入大腦的碎屑量降低了97%，血液流入大腦更為順暢，高危險病人發生中風的危險降低了一半。」

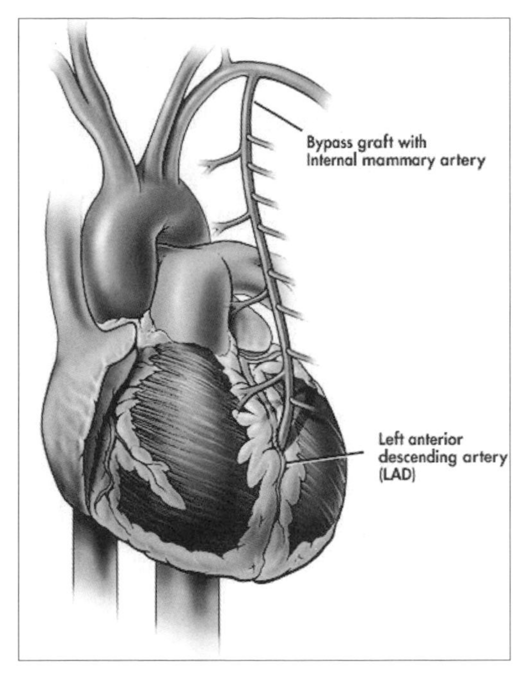

心臟搭橋術。

心臟搭橋手術俗稱冠脈搭橋術，是國際上公認治療冠心病最有效的方法，也是心臟外科常見手術之一。

心臟做為人體血液的輸送中心，每時每刻都在為人體的各個部位輸送營養，它自身的營養運送則靠心臟上的冠狀動脈完成運輸工作。一旦運輸通道發生老化堵塞等問題，就會危及心臟的健康，進而影響整個機體的健康。心臟搭橋手術是使用人為的方式來改善心臟出現的問題。手術的原理很簡單，當心臟某些冠狀動脈出現狹窄和堵塞後，醫生會從患者小腿或大腿上的靜脈選取一些大小粗細吻合的血管，將他們取下後移植到冠狀動脈旁邊取代這些出現問題的血液通道，使血液繞過狹窄堵塞的部位順利到達遠端缺血的部位，改善心肌血液供應，就像使用橋梁讓公路能夠暢通無阻跨過山壑江河一樣。手術通常在全身麻醉低溫、體外循環、心臟停止跳動的情況下進行，一般需要2～3小時。

想要實行完美的心臟搭橋手術，讓患者能夠順利的康復，手術過程中最好心臟完全靜止，由外部的某種設備暫時代替心臟的全部功能。為此醫學界發展出了體外心肺循環的技術，讓患者的血液流到體外的機器進行氧氣交換，並由機器推動回到人體，同時在手術期間讓心臟停止跳動，並局部降溫以減少心肌耗氧。1952年9月2日由里拉海（C. Walton Lillehei）和路易斯（F. John Lewis）兩位醫師於明尼蘇達州，矯正先天性的心臟缺陷，是第一例使用低溫法成功的開心手術。後來，里拉海醫師利用患者的父親或母親當作「體外心肺機」，成功完成了幾個手術。

由於體外循環心肺機會造成患者中風，於是醫師們開始嘗試「不停跳心臟手術」，也就是不使用體外循環心肺機，手術中患者的心臟仍不停跳動。這種方式可減少術後併發症，提升成功率。

小知識

約瑟夫・李斯特（Joseph Lister，西元1827年～1912年），外科手術史上最有名的人物之一，使用了巴斯德提出的抑制細菌生長的三種方法之一的消毒法，同時對器材以及病人身上的相關部位進行消毒，並取得了驚人的成功。

包含偉大父愛的生殖外科技術革新

手術是外科治療中的主要和關鍵部分，手術的品質優劣直接關係到治療效果和病人的安危。外科技術每一次革新，都會為病人帶來許多福音。

在世界不少國家，判定少男少女是否成年，不是根據其年齡，而是看其是否舉行過成年禮。所謂成年禮，就是割禮，在醫學上被稱為包皮切割術。這一年，一位德國外科手術專家的兒子快6歲了，就要面對這一切割手術。但這位專家卻悶悶不樂顯得對手術充滿疑惑，他的妻子不解地問：「你是手術專家，對於這樣的一個簡單手術，為什麼還有這麼大的顧慮呢？」

他無奈的回答：「難道妳沒有聽說嗎？手術過後孩子要忍受太多的疼痛，而且恢復時間很長。」妻子點頭說：「這倒是。」當時的包皮切割手術方法很落後，手術時間長，恢復慢，影響正常的學習生活，手術後生殖器外型也不美觀。這一切都會給孩子身體和心理上造成很大傷害。加上包皮切割是個小手術，風險低，所以當時的醫生們都不是很重視，導致這樣的手術也沒有人去鑽研。想到這裡，他忽然產生了一個想法，我為什麼不改進這項手術，減輕兒子和更多孩子的痛

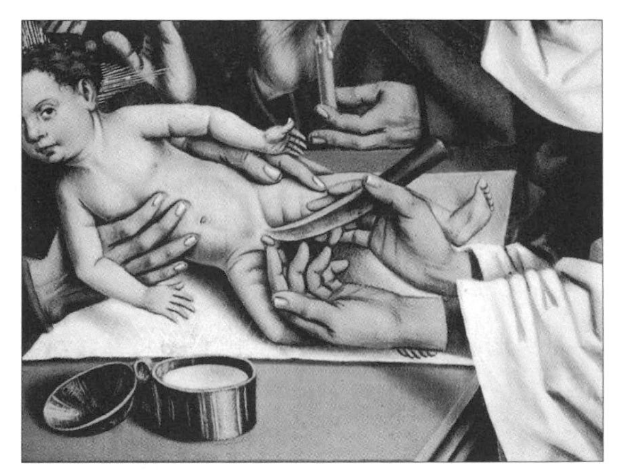

割禮這種習俗據說起源於猶太教，已經有二千多年的歷史。

苦，為他們帶來更多幸福呢？

此後，他全心地投入到這項手術的研究和改良工作中，並最終推出了一套以追求術後完美，增進生殖器功能的完美生殖外科整形術，並提出了「小手術同樣需要大技術」的嚴謹口號，號召醫學同仁能夠共勉，認真對待像包皮、包莖這樣的小手術，不可忽略每一個細節，以保證手術的一次性成功率和完美性。

這位專家就是弗林斯．里特，以他的名字命名的「包皮整形術」是一種完全符合生殖衛生及疾病預防、保健的手術。切除過長的包皮、包莖，不僅有益於陰莖的正常發育，而且可以防止包皮垢的積聚，有效預防炎症和癌症的發生。這樣既能防止自身受害，又能預防性伴侶婦科疾病，是一種生殖保健的優良措施。不僅如此，弗林斯生殖外科整形術時間短，只需20分鐘，而且成功率高，外形整齊美觀，有利於衛生、保健、發育，不影響工作、學習，同時明顯提高性生活品質。

這項飽含了偉大父愛的醫學革新，改變了人們對待小手術的態度，為此醫學界持續進行了大量手術技術改革，有力的促進了外科技術發展。

外科基本技術包括暴露、分離、止血、結紮、切開、縫合六大基本操作。這些技術的好壞，往往決定著手術風格和手術品質。外科手術強調的基本功，指的就是這六大技術操作。

一個優秀的外科醫生必須對這六項技術有著良好的掌握，並且在細節上做到一絲不苟，能夠對病人整體情況的保持時刻注意和關懷，也是應具備的優良外科素質和品德。很多手術的失敗，原因常是錯誤的操作，而不是手術本身。無菌、止血和對組織的輕柔，是外科醫師技藝的基礎。

需要強調的是，外科手術不僅是一門學科而且是一門藝術，外科醫師在施行危險的手術時，不論是最簡單或最嚴重的手術，都需要遵循同樣的手術原則，進行無菌技術、止血、充分暴露和對組織輕柔等細節操作後，他們最後都要面對如何更好的使外科創口得到癒合，令患者遭受最小的痛苦。於是他們不僅要不斷提高自身的技術水準，同時也要不斷探求尋找更佳的醫療器材，直到他們最終成為藝術家，而非工匠。

我們拿現代外科手術中「切開」這一技術環節來看，它的一般要求是：切口要便於接近和顯露病變部位，最好能直接達手術區，並在必要時易於延長；損傷組織要少，不犧牲重要或過多的神經、血管，以免影響功能；適應局部解剖和生理特點，切口癒合要牢固，癒合期內不易裂開，癒合後切口傷痕盡量不影響美觀；操作要簡單，需要時間要短，切開縫合後需避免關節功能障礙；切口需要足夠的長度，不應認為切口越短是手術者技術越高超的表現。

由此來看，外科技術不單純是一項技術，也反映出手術者對手術本身的理解和天賦。隨著科學進步，新技術、新設備不斷問世，許多現代手法也不斷產生。有人預測，無切口手術將是外科手術未來的發展趨勢。霍根（Santiago Horgan）醫生是聖地牙哥大學醫學中心無疤痕專案帶頭人。他說：「想像一下，有一天外科醫生不需要在患者身上切口就能進行手術。我們中心此刻正迎接這個時代的到來。患者們應該享受這種無疤無痛的技術。」這一說法，代表著外科手術技術革新的最終方向。

小知識

亨奇（Philip Hench，西元1896年～1965年），美國醫學家，由於發現腎上腺皮質激素的結構和生物作用，獲得了1950年諾貝爾生理學及醫學獎。

誰第一個捉住了愛滋病毒

愛滋病病毒HIV是一種能攻擊人體免疫系統的病毒。它把人體免疫系統中最重要的T4淋巴細胞做為攻擊目標，大量破壞T4淋巴細胞。這種病毒終生傳染，破壞人的免疫系統，使人體喪失抵抗各種疾病的能力。

愛滋病曾經是人們談之色變的疾病，儘管今天的人類還不能征服愛滋病，但對它已經有了比較充分的瞭解。人類認識愛滋病，是和發現愛滋病病毒，即人類免疫缺陷病毒（HIV）分不開的。不過，在是誰第一個發現HIV這個問題上，科學界有過一場一波三折的爭奪戰。

1981年，幾個實驗室分別報告在同性戀青年男子群體中，診斷出一種新的傳染病──愛滋病之後，在世界各地開始了一場鑑定、分離其病原體的競賽。

1983年1月，法國巴斯德研究所的蒙塔尼（Luc Montagnier）、巴爾-西諾西（Françoise Barré-Sinoussi）及其同事，首先在巴黎一名患者的淋巴結分離出了病毒。他們先是發現其淋巴細胞中有逆轉錄酶，顯示感染了逆轉錄病毒──人和其他大多數生物一樣，遺傳信息的傳遞是從DNA傳到RNA，這個過程叫轉錄，但有的病毒反過來，遺傳信息是從RNA傳到DNA，稱為逆轉錄，這個過程由逆轉錄酶控制，所以檢測到逆轉錄酶，就表示存在逆轉錄病毒。隨後，他們在電子顯微鏡下看到了病毒的實體。蒙塔尼實驗室在1983年5月20日出版的美國《科學》雜誌上，報導了這個發現。

同一期的《科學》還發表了三篇有關愛滋病毒的論文，兩篇出自美國國家癌症研究所蓋洛實驗室，一篇出自哈佛醫學院米隆．以撒斯實驗室，這三篇論文都認為愛滋病是由一種能引起癌症的逆轉錄病毒「人類T細胞白血病病毒1型

（簡稱HTLV-1）」引起的。這種病毒是蓋洛實驗室在1980年發現的。1982年，蓋洛實驗室發現了該病毒的2型HTLV-2。蒙塔尼向蓋洛實驗室要來這兩種病毒，以便與他們發現的愛滋病毒做比對。

1983年夏天，蒙塔尼實驗室確認他們發現的病毒不是HTLV，而是一種新病毒。他們將它命名為「淋巴結病相關病毒（簡稱LAV）」。9月，他們開發出了檢測血液中是否含有愛滋病毒的檢測方法，並申請英國專利。12月，他們也向美國專利局申請專利。這一年9月，蒙塔尼到美國冷泉港參加會議，報告他們對LAV的發現。他把LAV病毒株交給蓋洛，並簽署了一份合約，聲明蓋洛實驗室只能用它做學術研究，不能用以商業用途。

1983年秋天，蓋洛實驗室從美國愛滋病人身上分離出了病毒。他們仍然認為愛滋病毒是HTLV-1，其報告將發表在1984年5月11日《科學》上。但是在該論文發表之前，1984年4月，蓋洛和美國衛生與人類服務部突然宣佈發現愛滋病毒是一種新型的HTLV病毒，他們稱之為HTLV-3，論文將在1984年5月4日的《科學》上發表。同時，他們宣佈開發出了檢測愛滋病毒的方法並申請專利。1985年5月，美國專利局授予該專利，而早幾個月申請的巴斯德研究所卻奇怪地沒能獲得專利。

1985年1月，蒙塔尼和蓋洛實驗室幾乎同時分別發表對LAV和HTLV-3的基因組序列的測定結果。二者極為相似，只有1.8%的差異。但是與HTLV-1和HTLV-2有很大差異，說明愛滋病毒不是一種HTLV，蓋洛實驗室將之稱為HTLV-3是不合適的。一個命名委員會建議將愛滋病毒稱為「人類免疫缺陷病毒（簡稱HIV）」。1986年，蓋洛和蒙塔尼由於發現愛滋病毒而分享拉斯克醫學獎，這是生物醫學界僅次於諾貝爾獎的大獎。此前，蓋洛在1982年已因發現HTLV而獲得拉斯克醫學獎，成了美國國家衛生研究院中唯一一位兩次獲得拉斯克醫學獎的人。

隨著更多的HIV病毒株的基因組序列被測定，人們發現HIV非常容易發生突變，從不同愛滋病人身上分離出的HIV序列存在很大的差異，而蒙塔尼和蓋洛實驗室分離的HIV病毒株的序列幾乎一致是很不正常的，這就不得不讓人懷疑蓋洛實驗室實際上是用了蒙塔尼實驗室提供的病毒株。為此，1985年12月，巴斯德研究所向美國法庭起訴，控告蓋洛實驗室和美國國家癌症研究所違反合約，將他們提供的LAV株用於商業用途，要求把檢測專利授予巴斯德研究所。這場官司持續了一年多，驚動了美國總統雷根和法國總統密特朗，在他們的主持下，雙方於1987年3月底達成協定，平分專利費。

愛滋病毒檢測專利的問題雖然解決了，但是愛滋病毒發現權的問題並沒有解決：蓋洛實驗室是否盜用了蒙塔尼實驗室的病毒株？蓋洛起初否認二者是同一個病毒株，後來不得不承認二者相同後，又反過來指控蒙塔尼實驗室盜用了他的病毒株，他們不是曾經來向他要過HTLV病毒株嗎？這個反指控非常可笑，蒙塔尼實驗室在收到蓋洛實驗室提供的HTLV病毒株之前，已經發表了發現愛滋病毒的論文了。蓋洛實驗室的愛滋病毒株據稱是米庫拉斯·波波維克（Mikulas Popovic）分離出來的，對其來源波波維克一直含糊其詞，後來乾脆說是從許多患者的混合血液中分離的，這種分離方法是很不正常的。1986年5月，蓋洛實驗室在《科學》發了個更正，他們1984年5月4日登在《科學》上的論文中，誤把法國人提供的LAV株的照片當成了HTLV-3株的照片。

這究竟是個無意的失誤，還是有意的造假呢？隨著雙方庭外和解，似乎不值得再去追究了。但是，事態才平息了兩年多，《芝加哥論壇報》的一篇文章又把蓋子給掀開了。《芝加哥論壇報》記者、普立茲獎獲得者約翰·克魯德森在1989年11月19日發表長篇報導，揭露蓋洛剽竊巴斯德研究所的愛滋病毒研究成果。這篇報導迫使美國政府調查此事。1992年，美國衛生與人類服務部科研誠信辦公室認定蓋洛和波波維克有不端行為。但是到1993年11月，據稱在美國政府高層的干預下，科研誠信辦公室撤銷了對蓋洛和波波維克的指控，因為根據「新標準」，現有的證據不足以證明他們有不端行為。

1994年7月11日，美國衛生部終於承認「巴斯德研究所提供的病毒，在

1984年被美國國家衛生研究院的科學家用以發明美國HIV檢測工具」，並同意讓巴斯德研究所分享更多的專利費。這一年蓋洛離開了國家癌症研究所，到馬里蘭大學任教，不過每年還能收取10萬美元的專利費。

這個事件並不只是兩個實驗室在爭奪學術榮譽，更是兩個國家在爭奪國家榮譽和市場，愛滋病毒檢測方法很快被用作血液的篩查，當時每年能有幾百萬美元的專利收入。美國政府一開始就力挺蓋洛，所以蓋洛的專利申請比法國的晚了幾個月卻能獲得專利，在事情敗露之後又採取息事寧人的做法拖了10年，由於媒體的介入，才有了官方調查和結論。蓋洛實驗室的利益變成了美國政府的利益，這造成了嚴重的後果。科研誠信辦公室曾經嚴厲批評蓋洛的所作所為「嚴重地阻礙了愛滋病研究的進展」，但蓋洛的所作所為還不是因為有政府的撐腰？

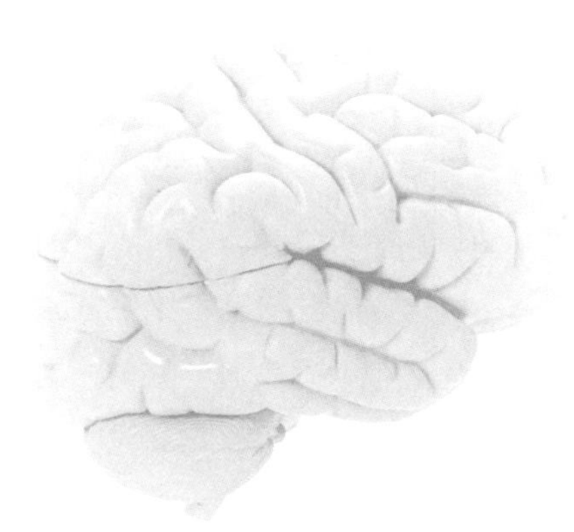

小知識

繆勒（Muller，西元1890年～1967年）美國科學家。因其發現X射線輻照引起變異，獲1946年諾貝爾生理學及醫學獎。

最受「愚弄」的諾貝爾獎獲得者

化學在醫學中的作用就像水對於人體一樣，是一刻也離不開的。首先從藥物的成分來看，絕大部分是化合物，特別是西藥中有相當大一部分是化學合成的。再從醫藥與化學的關係來看，從無機化學到有機化學、再到生物化學，藥物就是化學的產物。

鮑林（Linus Carl Pauling）是著名的量子化學家，他在化學的多個領域都有過重大貢獻。曾兩次榮獲諾貝爾獎金（1954年化學獎、1962年和平獎），在國際上有很高的聲譽。

1901年2月18日，鮑林出生在美國俄勒岡州波特蘭市。幼年聰明好學，11歲認識了心理學教授捷夫列斯，捷夫列斯有一所私人實驗室，他曾給幼小的鮑林做過許多有意思的化學演示實驗，這使鮑林從小萌生了對化學的熱愛，這種熱愛使他走上了研究化學的道路。

鮑林在讀中學時、各科成績都很好，尤其化學成績一直名列全班第一名。他經常埋頭在實驗室裡做化學實驗，立志當一名化學家。1917年，鮑林以優異的成績考入俄勒岡州農學院化學工程系，他希望透過鑽研化學來實現自己的理想。鮑林的家境很不好，父親只是一位一般的藥劑師，母親多病。家中經濟收入微薄，居住條件也很差。由於經濟困難，鮑林在大學曾停學一年，自己去賺學費，復學以後，他靠勤工儉學來維持學習和生活，曾兼任分析化學教師的實驗員，在四年級時還兼任過一年級的實驗課。

鮑林在艱難的條件下，刻苦攻讀。他對化學鍵的理論很感興趣，同時，認真學習了原子物理、數學、生物學等多門學科。這些知識，為鮑林以後的研究工作打下了堅實的基礎。1922年，鮑林以優異的成績自大學畢業，同時，考取了加州理工學院的研究生，導師是著名化學家諾伊斯。諾伊斯擅長物理化學和分析化學，知識非常淵博，對學生循循善誘，為人和藹可親，學生們對他的評價是「極善於鼓動學生熱愛化學」。

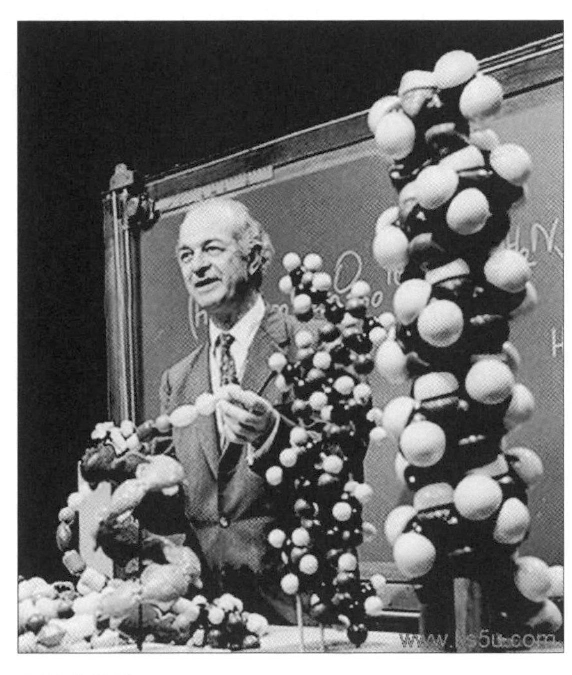

化學家鮑林。

諾伊斯告訴鮑林，不要只停留在書本上的知識，應當注重獨立思考，同時要研究與化學有關的物理知識。1923年，諾伊斯寫了一部新書，名為《化學原理》，此書在正式出版之前，他要求鮑林在一個假期中，把書上的習題全部做一遍。鮑林用了一個假期的時間，把所有的習題都準確地做完了，諾伊斯看了鮑林的作業後，十分滿意。諾伊斯十分賞識鮑林，並把鮑林介紹給許多知名化學家，使他很快地進入了學術界的環境中。這對鮑林以後的發展十分有幫助。鮑林在諾伊斯的指導下，完成的第一個科研課題是測定輝鉬礦（mosz）的晶體結構，鮑林用調射線衍射法，測定了大量的資料，最後確定了輝鉬礦的結構，這一工作完成得很出色，不僅使他在化學界初露鋒芒，同時也增強了他進行科學研究的信心。

鮑林在加州理工學院，經導師介紹，還得到了迪肯森（R. G. Dickinson）、托爾曼（Richard Chace Tolman）的精心指導，迪肯森精通放射化學和結晶化學，托爾曼精通物理化學，這些導師的精心指導，使鮑林進一步拓寬了知識面，建立了合理的知識結構。1925年，鮑林以出色的成績獲得化學哲學博士。他研究了化學物質的組成、結構、性質三者的關聯，同時還從方法論上探討了決定論和隨機性的關係。他最感興趣的問題是物質結構，他認為，人們對物質結構的深入瞭解，將有助於人們對化學運動的全面認識。

鮑林獲得博士學位以後，於1926年2月去歐洲，在索未菲實驗室裡工作一年。然後又到玻爾實驗室工作了半年，還到過薛定愕機和德拜實驗室。這些學術研究，使鮑林對量子力學有了極為深刻的瞭解，堅定了他用量子力學方法解決化學鍵問題的信心。鮑林從當研究生到去歐洲遊學，所接觸的都是世界第一流的專家，直接面臨科學前沿問題，這對他後來取得學術成就是十分重要的。

1927年，鮑林結束了兩年的歐洲遊學回到了美國，在帕沙第納（Pasadena）擔任了理論化學的助理教授，除講授量子力學及其在化學中的應用外，還講授晶體化學有關化學鍵本質的學術講座。1930年，鮑林再一次去歐洲，到布拉格實驗室學習有關射線的技術，後來又到慕尼黑學習電子衍射方面的技術，回國後，被加州理工學院聘為教授。

在有機化學結構理論中，鮑林還提出過有名的「共振論」。共振論直觀易懂，在化學教學中易被接受，所以極受到歡迎，在本世紀40年代以前，這種理論產生了重要影響，但到60年代，在以蘇聯為代表的集權國家，化學家的心理也發生了扭曲和畸變，他們不知道科學自由為何物，對共振論採取了急風暴雨般的大批判，給鮑林扣上了「唯心主義」的帽子。

小知識

瓦克斯曼（Selman Waksman，西元1888年～1973年），烏克蘭裔美國微生物學家。1943年，他終於從各種細菌中分離出一種有效地抵抗革蘭氏陰性細菌的抗菌素，並稱之為鏈黴素。1945年5月12日在人類身上第一次成功地應用了鏈黴素。由於這一發現，瓦克斯曼榮獲1952年諾貝爾醫學和生理學獎。

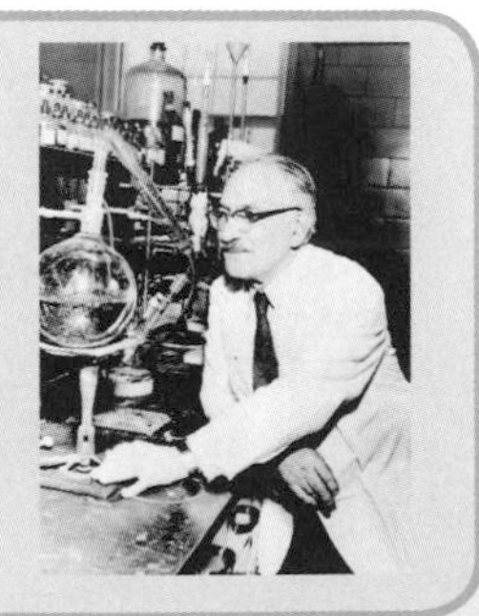

夏沃事件引發安樂死之爭

安樂死，指對無法救治的病人停止治療或使用藥物，讓病人無痛苦地死去。「安樂死」一詞源於希臘文，意思是「幸福的死亡」。它包括兩層涵義，一是安樂的無痛苦死亡，二是無痛致死術。

1998年在美國，曾經發生過一起關於植物人是否可以實施安樂死的轟動事件。事件的主角是夏沃夫婦，妻子特麗．夏沃躺在病床上長達15年之久，丈夫邁克爾．夏沃在默默地照顧她15年之後，最後向法院提出拔去妻子的進食管，對她實行安樂死。

這一做法引來公眾強烈議論，有人指責邁克爾是殺人犯，而有人卻說：「他是位專注於照顧病妻的好丈夫。」

誰是誰非？一時這成為輿論焦點。20年前，41歲的邁克爾與年僅20歲的特麗相遇結為夫婦，兩人於1986年搬至佛羅里達州。邁克爾．夏沃在那裡管理飯店，而特麗．夏沃則為一家保險公司工作。

不幸的是，四年後的某天，邁克爾回到家中，發現妻子倒在地板上，26歲的特麗．夏沃心跳驟停，使得大腦缺氧，後果是她將處於「永久植物人狀態」。自那之後，邁克爾．夏沃就不得不照顧自己的植物人妻子。

如今，面對邁克爾的安樂死提議，媒體和大眾給予了不休的爭論。在特麗．夏沃就醫的醫院的布特斯說：「我們已允許一位與妻子關係不和的丈夫殺死他的妻子。」美國眾議院共和黨領導人迪拉利則指控邁克爾．夏沃在特麗的進食管被拔掉後虐待特麗。他說：「我認為他對自己妻子的虐待和忽視自己監護人的職責的行為是不可饒恕的。」

可是，法院的紀錄顯示，自從他的妻子病倒後，邁克爾一直堅持不懈地照

GOVERNOR
BUSH
USE YOUR
EXECUTIVE
AUTHORITY
SAVE TERRI
IT'S
MURDER
NOT MERCY

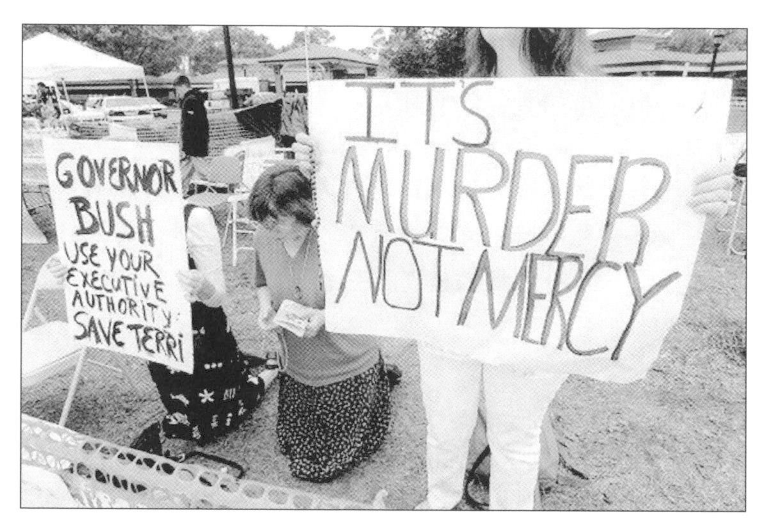

「是謀殺，不是憐憫！」對於夏沃接受安樂死，有許多美國人發出了這樣的呼聲。

顧著她。做為她的法律監護人，他曾於1990年帶她前往加利福尼亞進行腦刺激治療，但沒有取得任何效果。他還在一所護士學校裡進修了護理專業，以便更好地照顧她。

醫院的護士也為邁克爾說話，說他是一個對護理要求很高的人，如果他發現自己妻子的護理有任何不足的地方，就會向護理者發火。他要求護士們按時翻動特麗的身體以防止生褥瘡、每天為她洗澡、化妝和擦香水。

曾受法院委託來評估特麗．夏沃病情的沃爾森醫生，在談到邁克爾．夏沃時說：「如果她的頭髮沒有被梳理或房間裡有尿味，他就會非常生氣。夏沃雖不是一個對人很熱情的人，但肯定不是一個壞人。值得注意的是，在特麗病倒的15年裡，特麗從未生過褥瘡。」

而特麗．夏沃的父母對邁克爾不依不饒，他們聲稱邁克爾曾虐待特麗，甚至暗示說邁克爾是故意讓特麗發生意外事故的，因為他想離婚。特麗的兄弟博比．申德勒說：「在她發生意外事故的前一天晚上發生了家庭暴力事件。」

然而，邁克爾要求對特麗施行安樂死的態度非常堅定，法院最終同意了他的要求。特麗．夏沃，這位備受世人注目，生命力如此頑強的植物人，在被拔掉營養管13天後，真的走了。只不過，關於她，關於安樂死，依然會長久地困擾著人們，提醒著人們，到底該如何對待這一醫學難題。

安樂死是否符合大多數人的意志，目前尚無科學性的調查結果。而且法律付諸實踐，就有極大的強迫性，一旦安樂死立法，它就像橫在病人面前的一把雙面刃，用得好，就可以真正解除病人的痛苦；用得不好，就可能成為剝奪病人選擇生命權利的藉口，被不法不義之徒濫用。

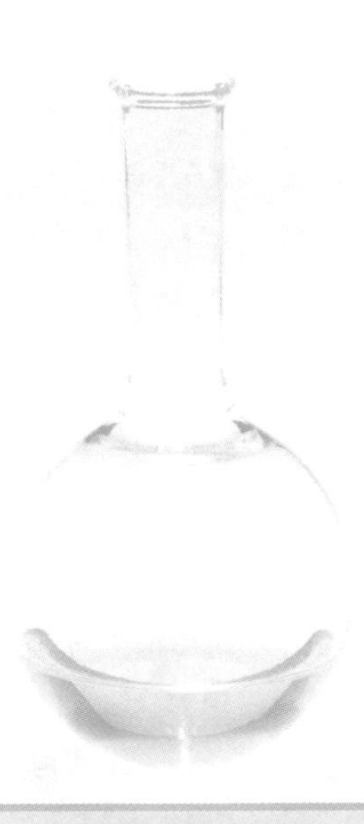

小知識

朱憲彝（西元1903～1984年），中國內分泌學家。證實缺少鈣和維生素D是造成軟骨病、佝僂病的主要原因，並在世界上第一次確認維生素D可由母乳泌出。英、美專家稱他是「當代鈣磷代謝研究之父」。

「真人秀」秀出器官移植的廣泛關注

器官移植是將某個健康的器官移植到另一個人體內，使之迅速恢復功能的手術，目的是代償受者相對器官因致命性疾病而喪失的功能。

「器官移植」這個詞到達我們聽力範圍的時間遠不及它的歷史長，早在1989年，美國匹茲堡大學以為器官移植專家在手術室奮戰了21個半小時，首次為一名患者進行肝心腎移植成功。

進入上個世紀80年代以後，外科手術技術的進步、器官保存方法的改進等等原因，器官移植手術的成功率越來越高，人們手術後的存活壽命也越來越長。但是，苦苦等待合適器官的人實在太多，遠遠比健康合適的器官供應多得多，人們還沒有鮮明的捐贈觀念，甚至根本還沒有這個意識。

2007年5月底，荷蘭BNN電視臺的主持人派翠克．洛迪耶，向電視前的觀眾們講述了一個充滿溫馨真情的故事。37歲的荷蘭女子「麗莎」在艾爾夫海姆經營一家鮮花店。這一年3月，麗莎被診斷患上腦瘤，希望在有生之年捐獻出自己的腎臟去幫助珍惜生命的人。為了幫助麗莎完成她人生階段最後的這個美好願望，BNN電視臺決定打造一檔節目──《超級捐贈者》，透過這檔節目，採用多種交流方式，讓麗莎最終挑選出獲得她捐贈器官的那個幸運兒。

關於這個新聞鋪天蓋地地沾滿荷蘭媒體，幾乎沒有人讚美麗莎的無私作為，滿滿的指責和質疑之聲傳來，認為BNN把原本治病救人的神聖之事攪得「低俗」不堪。該電視臺總裁說，即便他也認為這樣做十分低俗，他仍然要做下去，藉此引起人們對器官移植的廣泛關注。

節目的最後，在幸運兒即將產生的時候，峰迴路轉，主持人站出來打斷了節目的進行，揭開真相的謎底。這位「麗莎」是名身體健康的職業演員，名叫萊奧妮。荷蘭輿論一片譁然並抨擊BNN拿這種事情來作秀「愚弄大眾」。

可是，入圍「前三」的腎病患者夏洛特告訴人們，「我想讓這個世界醒過來，但沒有想到會引起這麼大的反響。這個世界睡了很久了。荷蘭就是這樣，人們太懶惰了，以致於不願意去填寫一張捐贈表格。」BNN電視臺總裁迪利奇再三解釋說，這是一件嚴肅的事情。作秀也罷，真心公益也罷，擁有健康體魄的人是該睜開眼睛，看看期待希望之光的患者焦灼的病容。只有明白生的渴望才能珍惜生命和現有的生活。

不管怎麼說，這都是一次雙贏的「作秀」，電視臺獲得了巨大盈利，而在節目的七天之中，荷蘭的器官捐贈比過去七年都要多。

器官移植，是近年來發展迅速的醫學專科。它是將健康的器官移植到另一個人體內，代替因致命性疾病而喪失功能的患病器官，使之迅速恢復功能的手術。

常用的移植器官有腎、心、肝、胰腺與胰島、甲狀旁腺、心肺、骨髓、角膜等。在發達國家，腎移植已成為良性終末期腎病的首選常規療法。

在進行器官移植時，會有幾個難關需要克服，首先是保證移植器官的新鮮性，人體器官在脫離機體後，多則幾小時，少則幾分鐘，就會失去活性死亡，不能再被用於移植。因此，要設法保持器官的活性，這就要求在保存過程中盡最大可能保證器官的活性，現在醫學慣用的方法是降溫和持續灌流，因為低溫能減少細胞對養料的需求，進而延長離體器官的存活時間，灌流能供給必需的養料。直到1967年由F. O. 貝爾澤、1969年由G. M. 科林斯分別創製出實用的降溫灌洗技術，保證了安全地保存供移植用腎的活性達24小時。這樣才贏得器官移植手術所需的足夠時間。在移植手術中需要特別克服的另一個難關，就是排斥反應。機體內免疫系統會對進入其體內的外來「非己」組織器官加以識別、控制、摧毀和消滅，以保證機體內部的系統平衡。當我們將一個外來的器官植入體內時，這種排斥反應會毫不客氣的破壞移植器官導致移植手術的失敗。但漸漸地由於外科技術的進步，效力強大的免疫抑制劑的發明應用，這才使移植的器官長期存活成為可能，器官移植的療效大為提高。

在人體的有些部位，如角膜等器官，由於該部位沒有血管生長，血流中的免疫活性淋巴細胞不能接觸角膜，於是成為了免疫特惠部位。因此，角膜原位移植很少發生排斥反應，效果甚好，成功率達95%以上；即使發生排斥，也僅表現為角膜混濁，應用潑尼松龍有效。角膜移植已成為常規手術，在眼科中廣泛應用。

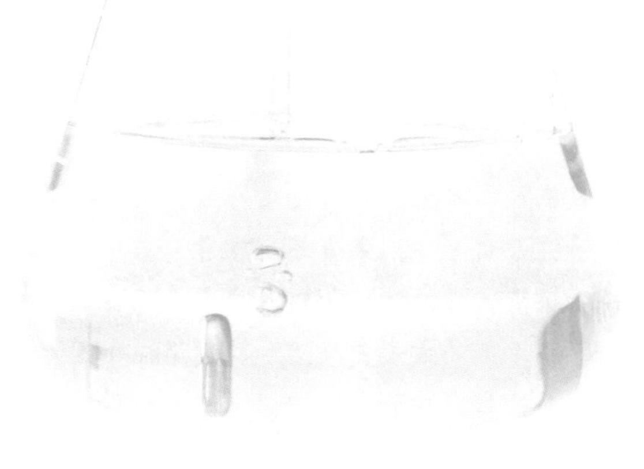

小知識

蒂勒（Max Theilrt，西元1899年～1972年），南非微生物學家。發明了預防黃熱病的疫苗，並由此榮獲1951年的諾貝爾醫學和生理學獎。

「男人」懷孕會不會引發內分泌紊亂

內分泌系統與神經系統、免疫系統的聯繫日益緊密，構成神經、內分泌、免疫網路，調控生物整體功能，以保持機體代謝穩定，臟器功能協調，促進人體生長發育、性成熟和生殖等生命過程。

2008年3月美國人湯瑪斯·比提（Thomas Beatie）接受「由女變男」變性手術，成為了法律意義上的男性後，就和自己的戀人南西正式結了婚。婚後，他們從夏威夷島搬到了奧勒岡州生活，他們渴望像正常夫婦一樣生兒育女，組建一個完整的家庭。然而，懷孕生子對他們來說無疑癡人說夢。這是由於「變性丈夫」湯瑪斯無法提供精子，而妻子南西多年前接受過子宮切除術，無法懷孕。

比提夫婦不肯就此放棄希望，他們想到了一個辦法：由丈夫湯瑪斯透過試管受精懷孕，幫助不孕症妻子生兒育女。原來，在接受變性手術時，湯瑪斯只是進行了胸部改造手術和睾丸激素治療，而沒有對生殖器官進行改造，所以他仍然具有懷孕生育的能力。

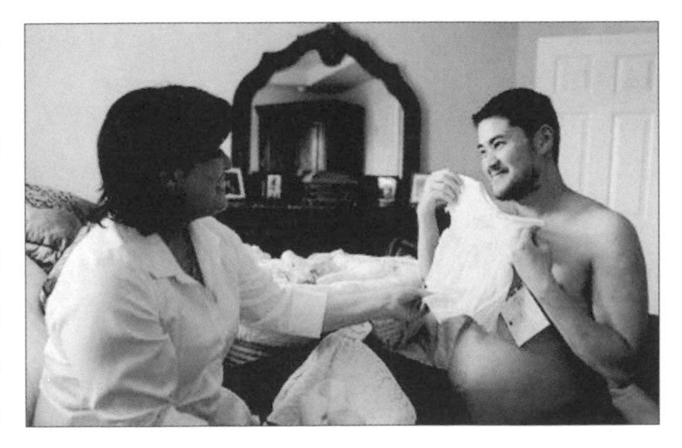

「變性丈夫」懷孕的照片。

下定決心後，湯瑪斯開始停止接受兩個月一次的睾丸激素注射，四個月後，他就恢復了停止8年的月經。夫婦倆滿懷希望地來到美國不孕症醫院，試圖接受試管受精手術。這時，他們才知道將要面臨多大的阻力。所有醫生都拒絕為他手術，因為「變性人」懷孕將引發巨大的法律和倫理爭議。湯瑪斯說：「所有醫生幾乎都對我報以歧視的態度，醫院的接待員甚至嘲笑我們。朋友和家人們也不支持我們的想法。」

無奈之下，倔強的湯瑪斯聯想到一個冷凍精子庫，並購買了幾瓶匿名捐贈者的冷凍精子，他在家中自己進行人工受精。可做夢也沒想到的是，當他第一次懷孕時，他竟然懷上了三胞胎，並且還遇到了子宮外孕，差點因此丟了性命。

不過，湯瑪斯沒有就此放棄，而是再度受精，並成功懷上一名女嬰。

「變性人」懷孕事件引起醫學界廣發爭議，誰是誰非成為一時焦點。面對巨大壓力，湯瑪斯說，儘管他現在腹中懷上了一個女嬰，但他從內心中仍然認為自己是男人。

變性人懷孕，這一飽受爭議的醫學倫理問題，同時提醒人們留意體內內分泌的變化會帶給身體什麼樣的變化。

在人的身體內部有兩大控制系統：一個是神經系統，另一個就是內分泌系統。人體腺體分為兩大類：一是外分泌腺，如唾液腺和汗腺，分泌物排到體外或體腔裡；二是內分泌腺，內分泌腺沒有導管，直接分泌進入血液中，然後輸送到全身各組織細胞。內分泌物稱為激素。

內分泌系統主要由體積很小、形狀古怪的腺體組成，分佈在身體各部分。在人面臨緊急情況的時候，神經系統所做出的反應很難保證機體就能即時反應，這時內分泌腺會在瞬間釋放出大量的激素使人倍增能量，來逃避或對抗。神經系統和內分泌系統相互作用，共同協調大部分身體機能，對人的身心健康十分重要。

人體的這兩大調控系統各自建構了高效率的通訊網。神經系統利用電脈衝，把資訊迅速傳到肌肉和腺體。內分泌系統則利用激素，經由血液網路通道把資訊傳到體內每個細胞，引起快或慢等反應。

人體會分泌出多達75種以上的激素，它們在人體中扮演著各自的角色，有的激素可以引起長久性的變化（例如性激素和生長激素能引起身體的發育和性功能的成熟），有的激素能引起週期性的變化（例如月經）。在所有激素中，性腺分泌的性激素是男女產生巨大差異的主要原因。影響女性的是女性激素，主要由孕激素和雌激素構成。影響男性的是男性激素，它主要由睪丸酮和雄激素構成。男性激素和女性激素在男女體內都有，人體具體表現出何種性別特徵，主要看機體發育階段哪種激素分泌佔據主導地位。

內分泌失調會導致多種疾病的出現，女性會出現肌膚惡化、脾氣急躁、肥胖和各種婦科疾病；男性則會出現睪丸功能低下、男性不育、甲狀腺功能亢進、性功能紊亂，嚴重時還可能出現男性假兩性畸形等病症。

內分泌失調代表激素的不穩定狀態，臨床上，調節內分泌主要從飲食、運動上入手，必要時輔以藥物治療。一般來說，良好的飲食習慣，多吃新鮮果蔬、高蛋白類的食物，多喝水，補充身體所需的水分，同時多參加各種運動，加強體質，以及科學的生活規律，不經常熬夜破壞正常的生理規律，都可避免造成激素分泌失衡甚至不足，減少各種疾病發生。

需要注意的是，女性因為特殊的生理及心理特性，情緒表現有獨特性，受到外界環境影響較大，經常出現焦慮、憤怒、憂鬱等不良情緒。情緒好壞直接影響人體激素的分泌，所以主動調節情緒，保持良好的精神狀態，尤為重要。

目前，有關內分泌激素及其相關物質的研究已深入到分子生物學水準，隨著新激素的不斷發現，相信內分泌學科的發展也會出現更大地進步。

小知識

泰奧雷爾（Hugo Theorell，西元1903年～1982年），瑞典著名生物化學家。發現了氧化酶的本質和作用，於1955年獲諾貝爾生理學及醫學獎。

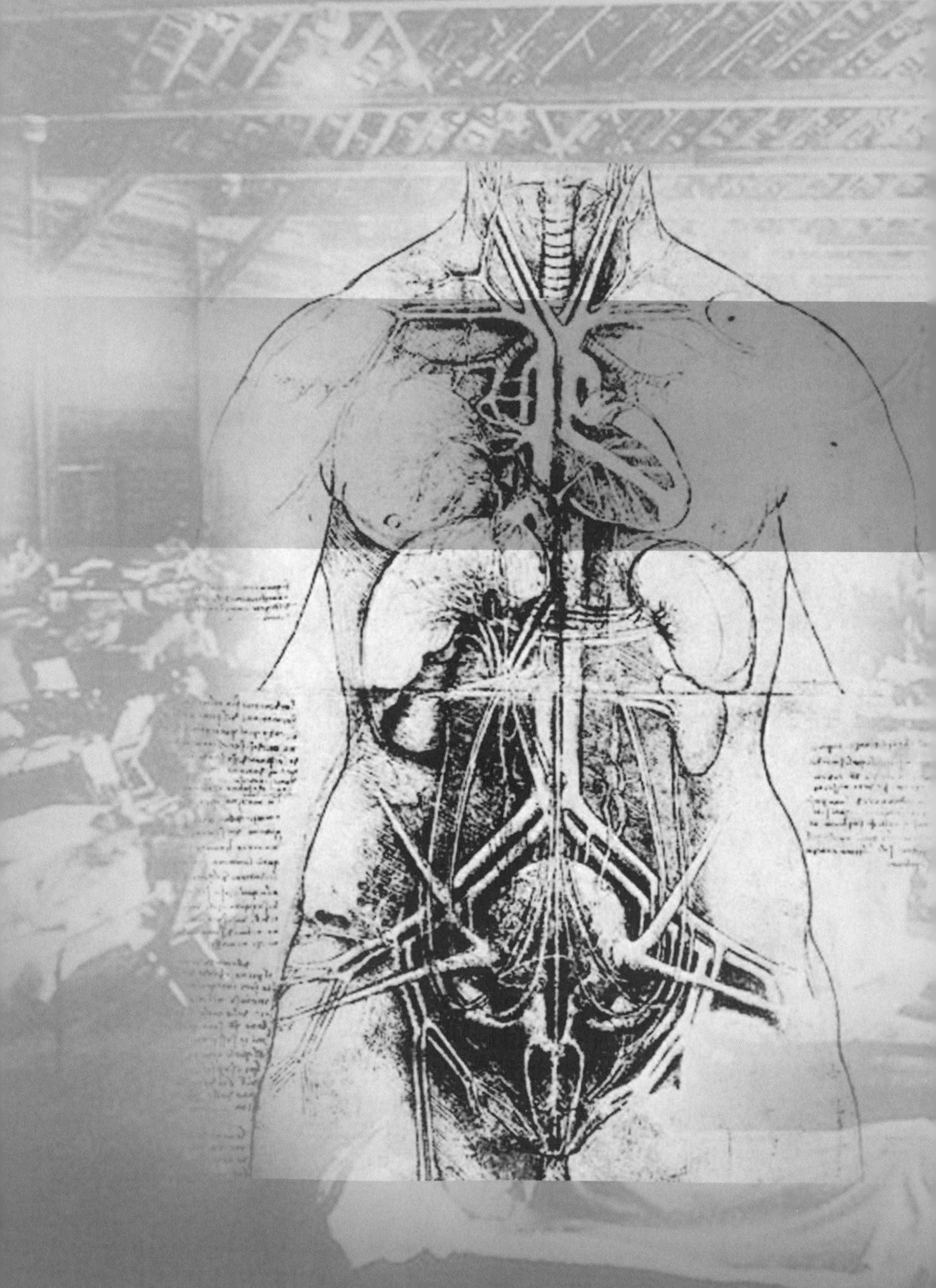

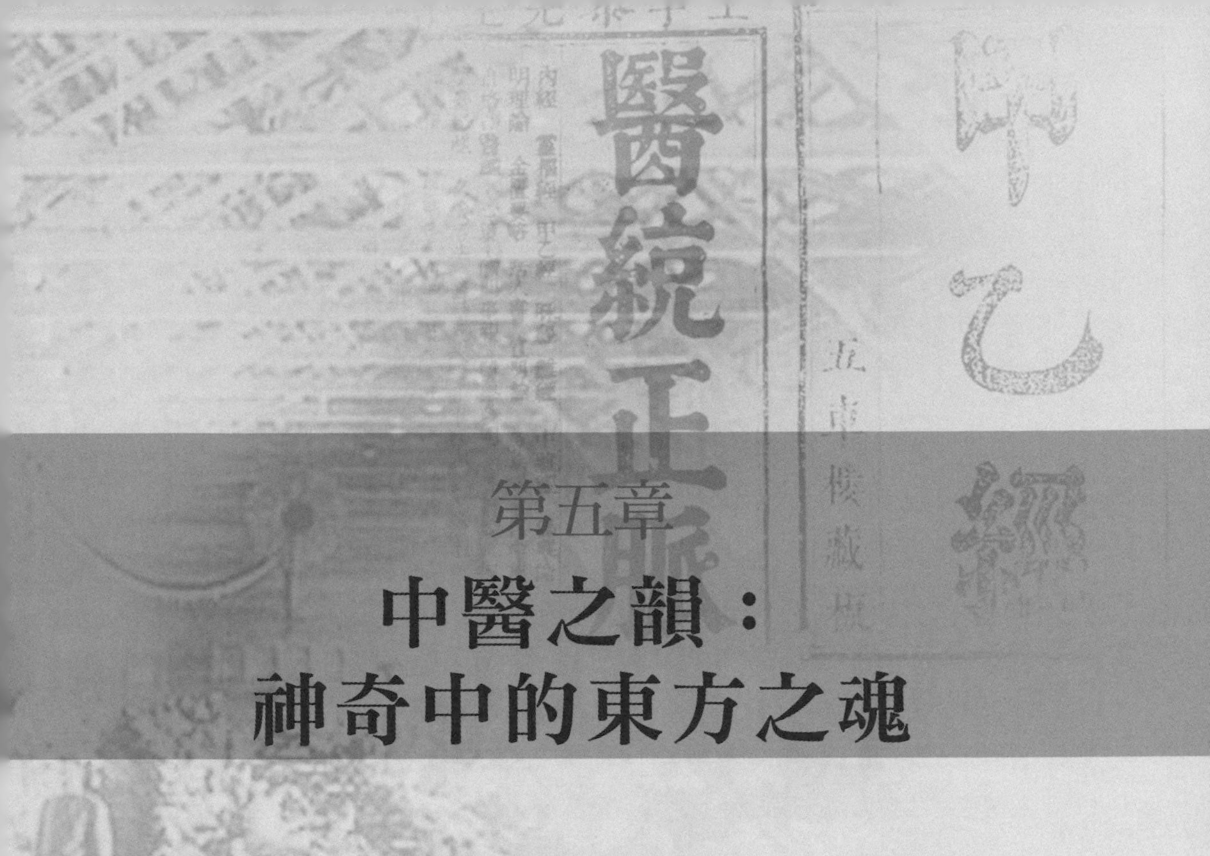

第五章

中醫之韻：神奇中的東方之魂

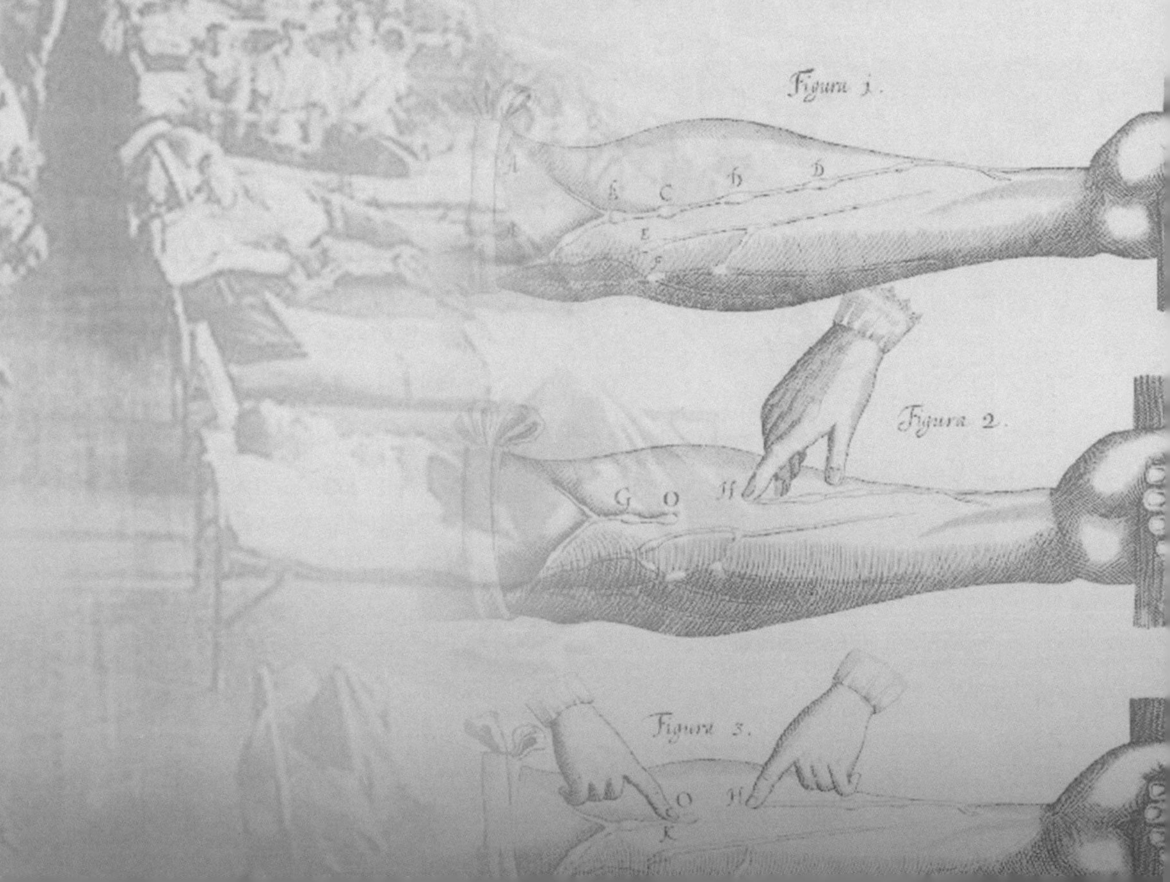

扁鵲論醫論出亞健康新概念

「自覺不爽，檢查無病」，既不完全健康，又達不到疾病的診斷標準，介於健康與疾病之間的一種狀態，稱為「亞健康」，又稱之為第三狀態。

扁鵲，姓秦，名越人。「扁鵲」是他的綽號，這個綽號的由來可能與《禽經》中「靈鵲兆喜」的說法有關。因為醫生治病救人，走到哪裡，就為哪裡帶去健康，如同翩翩飛翔的喜鵲，飛到哪裡，就給哪裡帶來喜訊一樣。因此，古人習慣把那些醫術高明的醫生稱為「扁鵲」。

扁鵲醫術高超，無論什麼疑難雜症他都能手到病除，最為神奇的是他能夠透視人的五臟六腑。《史記》記載說，扁鵲在年輕的時候做舍長，有個叫長桑君的人經常到客館居住，此人行為舉止與眾不同，別人都把他當作怪人看待，只有扁鵲認為他是一個奇人，對其畢恭畢敬。一天，長桑君將扁鵲叫到自己的身邊，悄悄和他說：「我有一個良方，想傳給你，希望你不要洩漏出去。」扁鵲點頭答應。於是，長桑君從懷中拿出一種藥給扁鵲，並說：「你用上池之水來送服這種藥，一個月過後一定有奇效！」接著，又將全部祕方交給了扁鵲。話說完，長桑

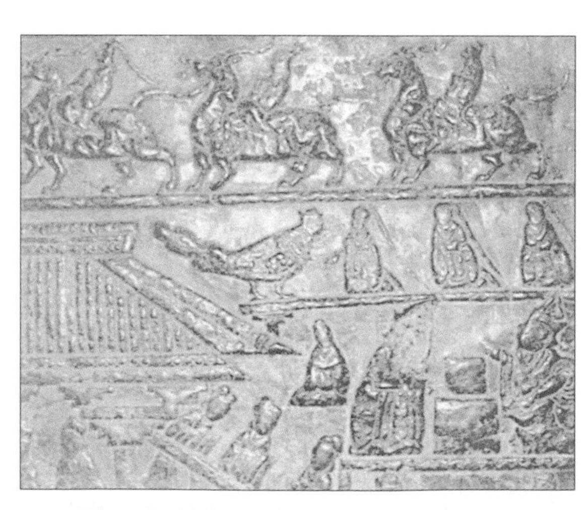

東漢畫像石中的神醫扁鵲。

君忽然間就不見了，扁鵲覺得他更神奇了，心想，他一定是個神仙。扁鵲按照長桑君說的方法服藥，到了第三十天，奇蹟出現了！他能夠隔著牆看見另一邊的人，對病人的五臟六腑也看得清清楚楚。

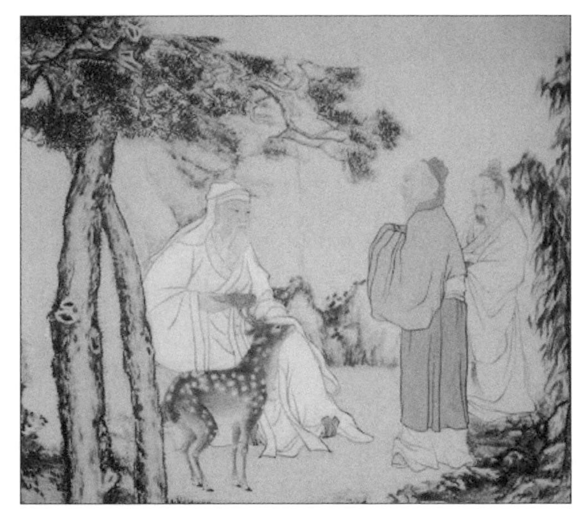

扁鵲行醫圖。

扁鵲是人盡皆知的名醫，但很多人並不知道扁鵲的兩個哥哥也頗懂醫理。

有一次，魏文王問他：「聽說你們家兄弟三人都精於醫術，到底哪一位最好呢？」

扁鵲回答道：「長兄最好，中兄次之，我最差。」

魏文王很奇怪：「那麼為什麼你最出名呢？」

扁鵲回答：「長兄治病，是治病於病情發作之前。由於一般人不知道他事先能剷除病因，所以他的名氣無法傳出去；中兄治病，是治病於病情初起時。一般人以為他只能治輕微的小病，所以他的名氣只及本鄉里。而我是治病於病情嚴重之時，一般人都看到我在經脈上穿針管放血、在皮膚上敷藥等大手術，所以以為我的醫術高明，名氣因此響遍全國。」

魏文王聽後大悟。

從扁鵲論述的兄弟三人治病的特點，我們不僅聯想到一個問題，這就是近年來普受大眾關注的亞健康問題。何謂亞健康，有人說它是人們表現在身心情感方面的處於健康與疾病之間的健康低品質狀態及其體驗。通俗地說，這類人群體檢時並無身體上的疾患，可是往往伴有頭昏、睏倦、煩躁等不適。如何改善他們的身心狀況，是目前醫學上的重點課題之一。

亞健康不是大病，甚至只是一種感覺，因此在醫學上也很難對他進行頭痛醫痛、腳痛醫腳那麼簡單的治療。從扁鵲論述的兩位兄長治病特點來看，他們能夠治病於小患、乃至防病於未然，確是為我們現代人防治亞健康做了提醒。

亞健康與現代城市人飲食沒規律、烹飪方法不科學、食物過於精細容易造成特殊營養成分的缺乏有關，也與年輕人生活節奏快、工作壓力大，對不同營養及維生素的需求量在增多有關。在這奔波的環境中，如何以最方便的方法「保」命呢？

日常中要預防、消除亞健康，就需要「主動養生」。還未疲乏時，就「主動休息」，讓身體「充電」後再做，這比連續工作效果好，也不傷身體。就像不要等口渴了再喝水一樣，水是生命之源，人體始終需要得到水的滋潤，才能保持旺盛的生命力。平時注意調整膳食結構，補充維生素、微量元素，保證身體獲得所需營養。

小知識

扁鵲（西元前407年～前310年），戰國時代名醫，精於內、外、婦、兒、五官等科，應用砭刺、針灸、按摩、湯液、熱熨等法治療疾病，被尊為醫祖。

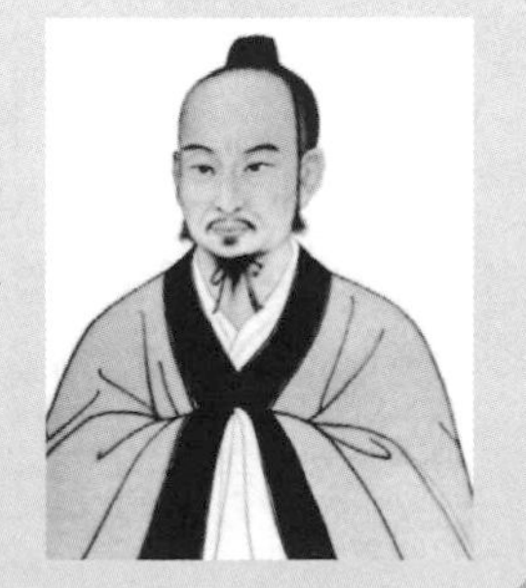

起死回生揭示昏厥與休克之別

昏迷是一種症狀，它是由於神經系統發生障礙，對外界刺激無法做出反應。而休克對機體的危害程度遠比昏迷要嚴重的多。

在中國古代醫學尚不發達時期，人們很難區別昏迷和休克。

一次，扁鵲到了晉國，正好遇到晉國卿相趙簡子由於治理國事，而用腦過度，突然昏倒，已經五天不省人事了。官員們十分惶恐，急忙找來扁鵲為其診治。扁鵲診視病人，為他按脈之後，從房裡出來。不少人跟在他身後探問病情，扁鵲一臉沉靜地說：「病人的脈搏跳動正常，你們不必大驚小怪！不出三日，他就會康復的。醒來之後，他必定有一番不同尋常的談話。」果然，過了兩天半，趙簡子就醒過來了，他告訴大臣們說：「這幾天我去天帝那裡，與百神同遊，並親自射殺了兩隻大熊。天帝非常高興，賞賜給我兩箱寶物和一條胡犬，還告訴我，晉國再過七世將會亡國。」後來，晉國果然在定公之後，經過七世而亡國。時人無不讚嘆扁鵲切脈診病的神奇效果。實際上，準確地用切脈診病也正是扁鵲的首創。

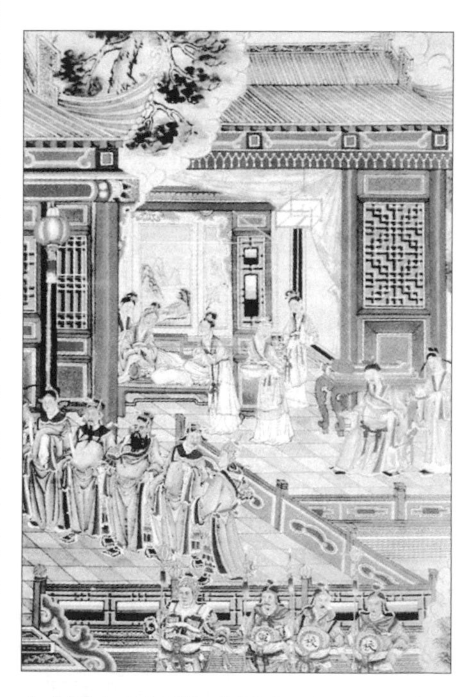

在中國古時候「男女授受不親」的年代，男醫生透過「懸絲診脈」來瞭解女患者的病情。

扁鵲的神奇之處，最為後世所稱道

的是「起死回生」之術。話說扁鵲帶著弟子子陽、子豹等人行醫來到虢國，發現這裡的百姓都在進行祈福消災的儀式，而這樣的祭祀活動在西周時期代表皇宮內有重要人物發生了意外。扁鵲心中納悶，便到宮門前，向一個在宮裡管事的官員打聽原因。一問才知，虢太子雞鳴起床後到宮院裡練習武藝，突然不知何故栽倒在地，不治身亡。

扁鵲根據自己的經驗，認為太子不是真死，在進一步瞭解了太子發病時的各種情況後，他信心百倍地對這個官員說：「你進去通報國王，我能救活太子！」

官員當然不相信他能夠「起死回生」，不肯去通報，嘲諷他說：「你又沒有上古名醫俞跗的本事，卻信口雌黃說能救活太子，就是三歲孩童也知道你在騙人！」

扁鵲見他還是不信，就讓他按照自己的囑咐去診視太子，如果聽到太子耳朵有鳴響，看到鼻翼搧動，順著兩腿摸到陰部，那裡還有餘熱，那麼太子就沒有死。官員探查後，果真一切如扁鵲所言，於是趕緊通報了虢國國君，這一消息讓皇宮內外都大驚失色，虢國國王親自來到宮外迎接扁鵲，含著淚說：「我久慕先生大名，只是無緣拜見；今日先生路過我這小國，實在是寡人的幸運！有先生救助，太子就能活命；沒有先生救助，就只有把他的屍體埋在山溝罷了。」扁鵲進宮之後果然讓太子很快清醒過來，那他又是用了什麼方法讓虢太子「起死回生」的呢？

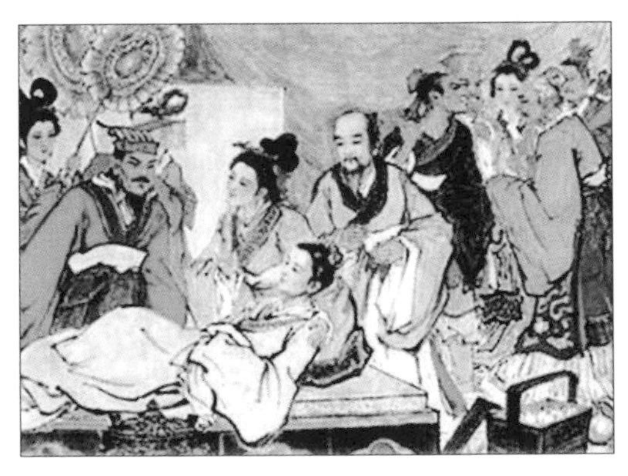

神醫扁鵲有「起死回生」之術。

原來虢太子患的是「屍厥」症（類似今天的休克或假死）。扁鵲在確診後，就叫弟子子陽磨製針石，在太子頭頂中央凹陷處的百會穴扎了一針。過一會兒，太子就甦醒過來。接著叫弟子子豹在太子兩脅下做藥熨療法。不久，太子就能坐起來。再服二十天的湯藥，虢太子就完全恢復了健康。

從此以後，天下人都知道扁鵲有「起死回生」之術。而扁鵲卻告訴人們，不是他能把死去的人救活，而是病人根本就沒有真正死去，他只不過用適當的治療方法，把趙簡子和太子從垂死狀態中挽救了過來。

從上面故事中可以看出，在古代人們常常將休克和昏迷看得相當嚴重，其實不然。昏迷是一種症狀，它是由於機體神經系統發生障礙，對外界刺激無法做出反應。休克是各種強烈致病因素作用於機體後，導致循環功能急劇減退，組織器官無法完成正常的循環代謝功能，以至重要生命器官機能出現代謝障礙的全身危重病理過程，它對機體的危害程度遠比昏迷要嚴重的多。昏迷時可能伴隨休克，也可能沒有休克。

昏迷在醫學上有很多臨床表現，最為我們熟知的就是在日常生活和影視劇中常見的植物人，他們大腦皮層功能受到嚴重損害，使機體處於一種不可逆的深昏迷狀態，人基本喪失意識活動，但皮質下中樞神經仍可維持正常自主呼吸運動和心跳，保證人體處於正常的代謝循環狀態生命特徵和正常人基本相同。此種狀態在醫學上被稱為「植物狀態」。

休克發生時，患者往往出現皮膚溼冷、出汗、臉色蒼白或青紫、表情冷漠、體溫下降，並伴隨煩躁不安、反應遲鈍甚至昏迷。一旦發現患者出現心律加快、脈搏細弱，要特別警惕，這是休克的預兆。有些傷者在送院急救途中表示自己「太睏、發冷」，其實這往往就是休克的前兆，提示患者症狀很危險。

小知識

華佗（西元145年～208年），東漢時傑出的醫家，尤以「麻沸散」、行剖腹術和「五禽之戲」聞名於世。

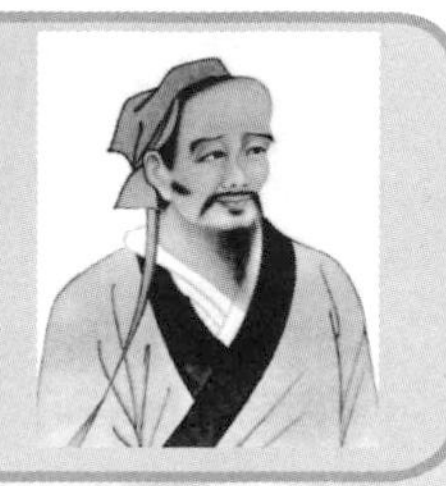

齊桓侯諱疾忌醫
難解中醫辨證論治的奧妙

中醫學這一獨特的理論體系有兩個基本特點，一是整體觀念，二是辨證論治。整體是指人體的統一性和完整性；所謂「辨證論治」實質上是中醫學認識疾病和治療疾病的過程。

中醫的望、聞、問、切四大診法中，望診是進行醫療實踐的第一步。透過看人的臉色、皮膚、神色的變化，就能夠瞭解到疾病發生的部位以及輕重程度。扁鵲就是這種診法的創始人，並準確地預料了齊桓侯的生死。

一天，扁鵲被齊桓侯召見，當他在殿堂之下站立時，無意中瞧了瞧齊桓侯的臉色，覺得他已經患病，就上前說道：「大王，您的身體已經出現了生病的預兆，病在皮膚裡，如果不早醫治，恐怕要加重。」

這個齊桓侯和「春秋五霸」之首的齊桓公儘管稱呼上只差了一個字，但氣量卻沒齊桓公那麼大度。聽到有人無端說他有病，自然很不高興地說：「胡說！我身體好著呢！什麼病也沒有！」說完，命人將扁鵲趕了出去。扁鵲走了以後，齊桓侯笑著對左右的官員說：「醫生總是喜歡挑毛病的，明明你沒有病，他偏說你有病，好顯示他的醫術高明！」這也不怪齊桓侯氣

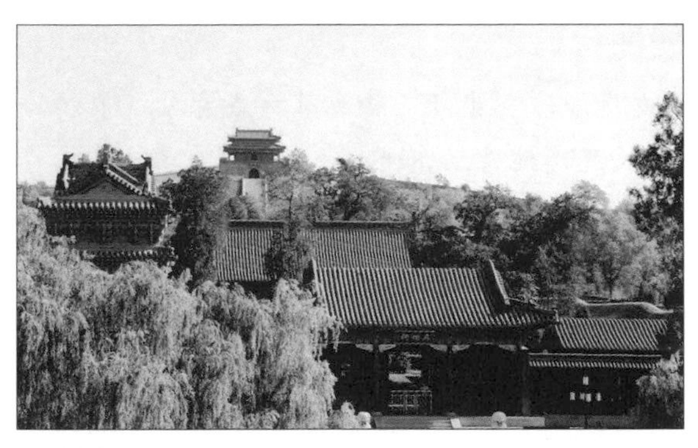

扁鵲廟位於中國河北省邢臺市，是一座歷史悠久、規模宏偉的古代建築。自漢至今，歷代均有修葺，現存為元代建築。

憤，如果你平時身體無恙，遇到一個醫生說你有病，你也會難以接受。

過了五天，扁鵲又去看齊桓侯。這次他還是只站著瞧了兩眼齊桓侯的臉色，就又開腔了：「大王，您的病已經擴散到肌肉裡去了，再不治，會更嚴重的！」齊桓侯這次更沒有心情搭理扁鵲了，桓侯心想：「你沒有經過任何診斷手段，就在堂下瞧了我幾眼就斷定我有病，這不是荒謬嗎？」扁鵲只好再次無奈地離開了。

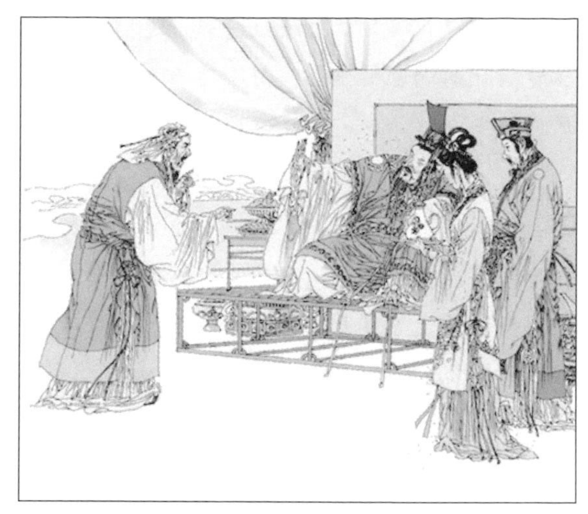

扁鵲用望診的方法推斷齊桓侯的生死。

又過了五天，扁鵲還不死心，他又去看齊桓侯。這次他皺著眉頭對齊桓侯說：「您的病已經蔓延到腸胃裡去了，再不治就危險啦！」齊桓侯還是不理他，他只好又走了。

又過了五天，扁鵲再入宮，一見到桓公，轉身就跑。桓公趕忙派人去追，問扁鵲為什麼跑。扁鵲回答說：「病在皮膚裡，用熱水一焐，就可以治好；病在肌肉裡，扎扎針，就可以治好；病在腸胃裡，吃幾服湯藥，也可以治好；病在骨髓裡，那就難辦了。現在，大王的病已經深入到骨髓裡去了，您想治，我也沒有辦法了！」齊桓侯聽了，還是不大相信，只是笑了笑，就叫扁鵲走了。

五天之後，齊桓侯果然渾身骨頭疼痛難忍。這時候，他才相信扁鵲的話是對的，可是已經晚了。沒過幾天，他就死了。

扁鵲的望診體現了中醫「辨證論治」的原則。所謂「辨證」，就是透過四診（望、聞、問、切）收集的資料，症狀和體徵，再透過分析綜合、「辨」清疾病的原因、性質、部位以及邪正之間的關係，進而概括、判斷為證實為某種性質病症的過程。中醫「辨證論治」的過程，實質上是中醫學認識疾病和治療疾病的過程。

在中醫臨床認識和治療疾病是既辨病又辨證，並透過辨證而進一步認識疾病。例如感冒可見惡寒、發熱、頭身疼痛等症狀，病屬在表。但由於致病因素和機體反應性的不同，又常表現為風寒感冒和風熱感冒兩種不同的形式。只有辨別清楚是風寒還是風熱，才能確定選用辛溫解表還是辛涼解表的方法，給予恰當有效的治療，而不是單純的「見熱退熱」、「頭痛醫頭」的局部對症方法。

扁鵲瞭解人體有腠理、血脈、腸胃、骨髓等組織結構，並且具有層次性，人體感受邪氣發病後，疾病的演變也是按這層次順序由表及裡、由輕變重逐漸發展變化的。這一點體現了中醫治療的整體觀，中醫認為人體是一個有機整體，是由若干臟器和組織、器官所組成的。各個組織、器官都有著各自不同的功能，它們之間分工合作共同決定了機體的健康與否。在人體內部的龐雜系統中，任何病症的產生和引起的反應都會對人的整體產生影響，所謂「動一髮而觸全身」就是這個道理。

小知識

張仲景（約西元150年～219年），他是中醫界的奇才，《傷寒雜病論》更是一部奇書，確立了中醫學辨證論治的思想，後人尊其為「醫宗之聖」。

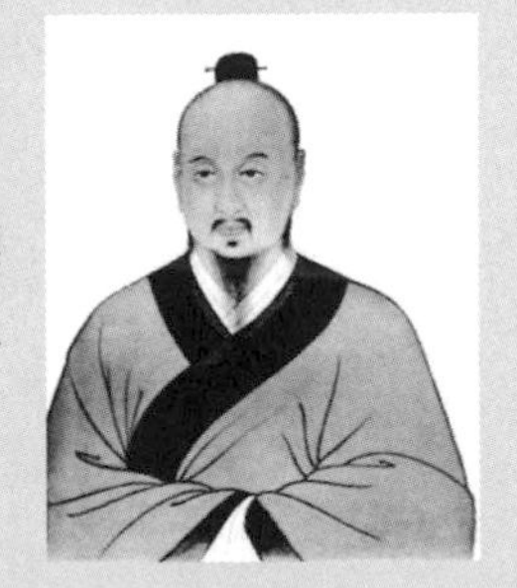

五禽之戲促進身體健康

運動會給身體內的組織輸送氧氣和營養，可以防止或控制高血壓，對膽固醇高低也會產生影響。

華佗是東漢神醫，他不但推崇「不治已病，治未病」的重預防思想，還積極宣導健身運動，希望找到一個使人延年益壽的良方。

他每天都早起運動，然後再給人診病。當坐久了，就會停下手頭的工作，伸展一下四肢，活動活動筋骨。他的弟子吳普是個官宦之家的子弟，過著富裕的生活，是位肩不能擔、手不能提的闊少爺。有一次華佗帶著他出外採藥，回到家就病倒了，周身疼痛，連動也不想動了。華佗給他摸了摸脈，發現六脈平和，不像是生大病的樣子。於是把吳普叫起來說：「你的體質太差，經不起勞累，這是長期不運動造成的。長此以往，體質會更差，邪乘虛入，到了老年就會百病纏身。」吳普問：「老師，我要怎麼做才能使身體健康，減少疾病呢？」華佗說：「你聽說過『流水不腐，戶樞不蠹』這句話嗎？人生病就是因為氣血不通造成的。要是經常活動，使得氣血暢通，就可以增強體質，減少疾病。那些修仙學道的人，都是經常鍛鍊身體，活動周身關節，雖然不能長生不老，也活了很大的年紀。」吳普聽後，也效仿師父日常開始做各種運動。

過了些日子，華佗外出診病，歸來的路上看到空中有隻老鷹展翅翱翔，矯健的身姿十分引人注目。觀望之下，華佗聯想到草原上的雄鹿、深山裡的老虎以及森林裡的猿猴和黑熊，不僅感嘆道：「這些禽獸體魄強健，又各具特色，真是令人羨慕啊！要是人類也能夠取其所長，用於自身，豈不是也可以像牠們一樣自由健康地生活，減少疾病嗎？」

這想法讓華佗很興奮，他開始鑽研這五種禽獸的動作特點。經過潛心琢磨，結合醫書上的穴脈原理，他創造出一套醫療體操，並命名為「五禽戲」。五禽戲的特點是要求人們模仿虎、鹿、熊、猿和鳥做各種動作。第一種動作是模仿虎的前肢撲捉的姿態；第二種動作是模仿鹿伸揚頭頸的姿態；第三種動作是模仿熊側臥的姿態；第四種動作是模仿猿的腳尖縱跳的姿態；第五種動作是模仿鳥的雙翅飛翔的姿態。模仿這五種動物姿態，可以促進血液循環，使周身關節、脊背、腰部、四肢都得到舒展，進而使體質衰弱的人體魄健壯起來，使患病的人加速康復的進程，使年邁的人容顏煥發，精神旺盛。

「五禽戲」受到了人們的歡迎，不少體弱多病的人專門前來學習，堅持一段時間後，體質均得到明顯改善。有一位胃腸不好的人，經常腹瀉，服用多種藥物也不見效。自從做了「五禽戲」，幾個月後竟完全康復。這些消息不脛而走，「五禽戲」在許昌一帶普及開了。

據史書記載，吳普依照「五禽戲」堅持鍛鍊，活到90多歲，仍然「耳聰目明，牙齒完堅」，很好地體現了「五禽戲」的健身功能。華佗把鍛鍊放在首位，是對人類健康事業的一大貢獻，他提出「生命在於運動」的思想，至今對人類的保健起著積極的指導作用。

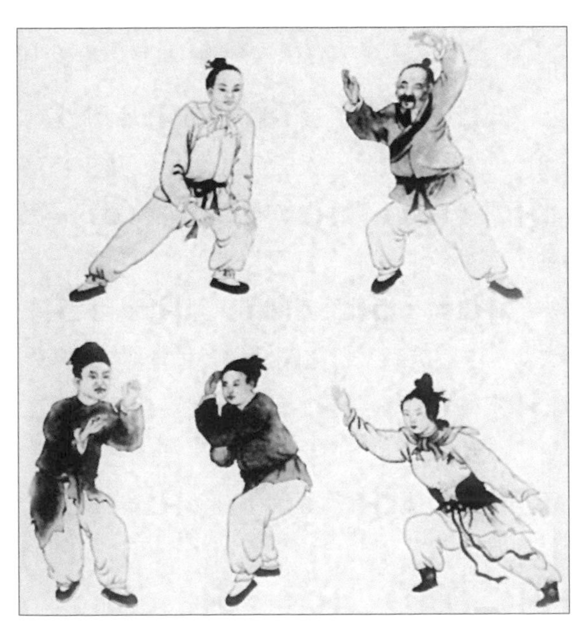

華佗「五禽戲」圖。

「醫學之父」希波克拉底曾說過：「陽光、空氣、水和運動，這是生命和健康的源泉。」運動對健康的重要性，以及促進健康的理念已經成為現代人的共識。

俗話說「水不流就臭，刀不磨就鏽」，人體就如一部機器，各個部件都需要進行時常維護，才能保證整部機器的正常良好運轉。適量的運動可以有效提高機體的心肺功能，增強對各種外部環境的承受能力。

參加運動時，人體的新陳代謝頻率加快，機體會適量出汗，汗液的排出可以適時的帶走體內堆積的各種有機廢物，淨化機體的各項功能，所以運動結束之後人往往會感到渾身輕鬆、心情舒暢，人在鍛鍊之後食慾會有所提高，睡眠品質也會得到改善，所有這些對舒緩壓力、保持良好心態、增進心理健康都是大有益處的。

運動還能促進大腦分泌出一種可以支配人心理和行為的肽類，這種肽類有消除煩惱、不安、寂寞、自卑等不良情緒的神奇作用。

小知識

皇甫謐（西元215年～282年），西晉著名醫家，其著作《針灸甲乙經》是中國第一部針灸學的專著。

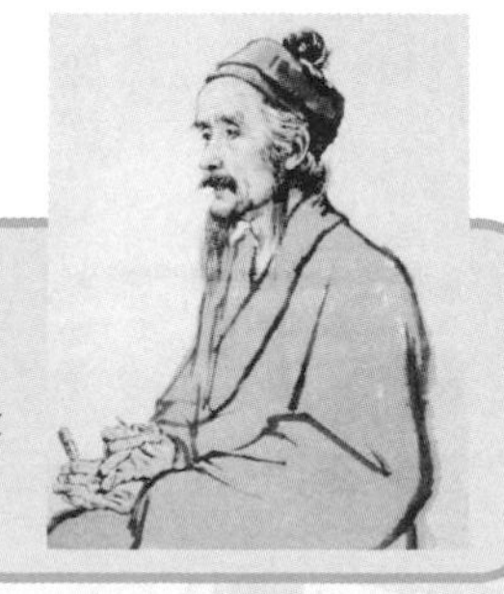

從蜘蛛結網學會用綠苔治蜂毒

蜂毒除了含有大量水分外，還含有若干種蛋白質多肽類、酶類、組織胺、酸類、氨基酸及微量元素等。這些物質進入人體後，不但作用於皮膚組織，引起腫脹、發熱等局部症狀，還會阻斷神經節、抑制呼吸、產生溶血作用，進而危及生命。

神醫華佗不僅善於從自然界中禽獸的行為上領悟出對人類身體健康有益的鍛鍊方法，而且還很樂於從這些禽獸上汲取「醫學」經驗，尋找到治療疑難病症的有效藥物。

這天，華佗和徒弟吳普前去行醫，途中，他們見一位女子趴在路邊痛哭不止。華佗認為她可能是生病了，就走上前去詢問。沒想到一看之下，師徒兩人不由得倒退了兩步，原來這位女子並非生病，而是被路旁的馬蜂螫了，整個臉全腫了起來，模樣十分駭人。

吳普忙問：「師傅，這可怎麼辦？我們沒有帶治療蜂毒的藥啊！」

華佗想了想，看著不遠處一個茅房，說：「你到那後邊陰暗的地方去尋些綠苔。」

「綠苔？」吳普不解，可也來不及多問，遵照師父吩咐去了。

不一會兒，吳普捧著一大把綠苔回來了。華佗也不說話，抓起綠苔揉碎，然後輕輕敷在那位女子的臉上。說也奇怪，一敷上，女子就說：「好涼爽，不痛了。」

華佗囑咐她，以後天天用綠苔敷面部。女子按照華佗叮囑敷藥，幾天後蜂毒完全消退，病情好轉了。

這件事讓吳普很感好奇，他不明白綠苔為何能治療蜂毒？於是華佗對他講述自己發現綠苔治療蜂毒的經過。

有一年夏天，華佗在屋巷口納涼，抬頭看到一隻大蜘蛛在網邊探頭探腦地張望。不一會兒，傳來一陣嚶嚶的聲音，有隻馬蜂一頭撞進了蜘蛛網裡，翅膀被結結實實地黏在網上，越是掙扎黏得越緊。大蜘蛛飛快地爬過去，伏在馬蜂的身上就咬了一口。馬蜂自然不甘心束手就擒，當即回敬了蜘蛛一下——螫得蜘蛛縮成一團，一個跟斗就栽在了地上。華佗嘆了口氣，心中說：「完了，人被馬蜂螫一下都疼痛難忍，一隻小小的蜘蛛，會不會因此喪命？」正在嘆息間，只見肚皮紅腫的蜘蛛慢慢爬到水缸旁的一塊石頭上。石頭上長滿了青苔，蜘蛛把肚子在青苔上磨擦起來。沒多久，蜘蛛的肚皮竟然神奇地消腫了，牠就像沒事一般又順著絲爬上網。華佗非常疑惑，更專注地觀察起蜘蛛來。消毒之後，蜘蛛繼續對馬蜂展開了攻擊。這一回，馬蜂肚子裡毒水放盡了，再螫蜘蛛也不怕了。蜘蛛撲上去趴在馬蜂身上，大吃大嚼了一頓。就這樣，馬蜂成了蜘蛛的美食。

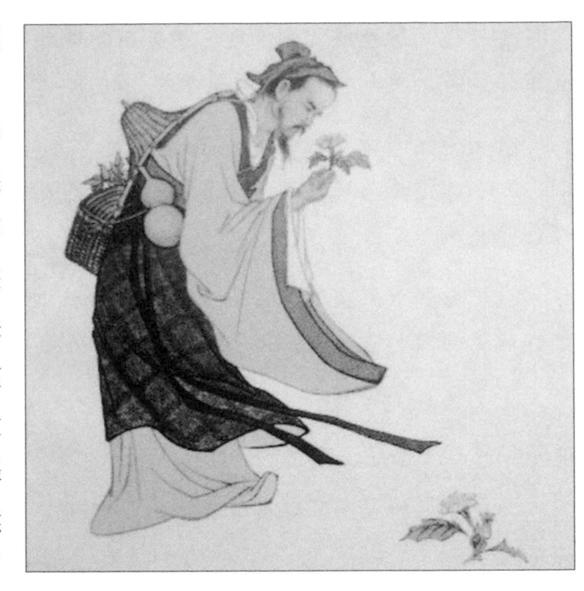

華佗採藥圖。

一直關注牠們爭鬥的華佗恍然明白，馬蜂毒屬火，綠苔屬水，水能剋火，所以綠苔能治蜂毒。於是，他據此推想出了用綠苔治蜂毒的驗方。

生活中，人們經常會遇到被蜈蚣、蠍子、蜂、毒蜘蛛等毒蟲咬螫傷的情況。因此，立即進行搶救和處理，以免毒性惡化、加重病情，是十分必要的。

①可先用冰塊或涼水冷敷，然後在傷口處塗抹氨水。如果被蜜蜂螫了，應先用鑷子將刺拔出，然後再抹氨水或牛奶。

②受傷者要立即坐下來，不要亂動，因為活動會促進毒液擴散，加重中毒。如果需要走路求救時，要慢慢走，因為走得越快，血液循環越快，毒液擴散也越快。

③中毒情況嚴重的，要用布條紮緊傷肢近端2～10公分處，防治毒液延淋巴和靜脈回流。注意每隔30分鐘放鬆1～2分鐘，以免造成缺血壞死。

④如果被蛇咬傷，要立即用清水、肥皂水沖洗傷口，去除周圍黏附的毒液，條件允許的話，用雙氧水或1：5000高錳酸鉀溶液沖洗，效果更好。

⑤視中毒情況，可以用消過毒的刀切開中毒傷口，使毒液流出，並取出殘留的毒牙。

中毒者需要注意，不能飲酒，不能食用易引發感染的食物，防治毒性擴散，病情加重。另外，還要立即到醫院進行處理，外敷內用藥物，去除毒素，保證康復。

小知識

葛洪（西元284年～364年），東晉著名的醫學家，著有《抱樸子》、《肘後備急方》、《西京雜記》等。他是免疫學萌芽思想的發明人，又是最早認識天花、恙蟲病、腳弱症等疾病的醫生。在煉製丹藥的過程中，涉及幾十種藥物，並記述了一些化學反應的可逆性及金屬的取代作用，被尊為化學之鼻祖。

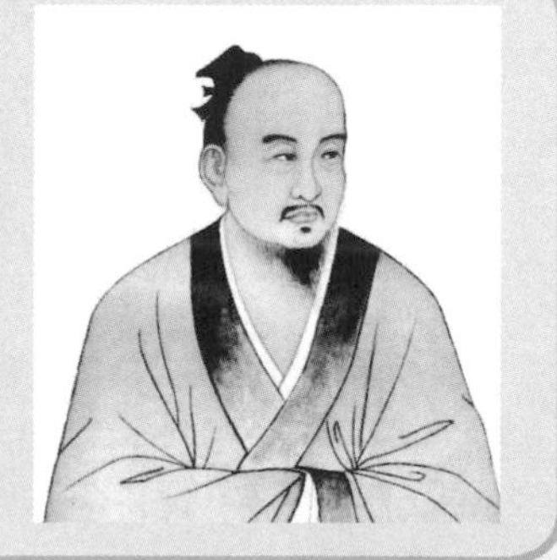

華佗驅蟲驅出寄生蟲病防治問題

寄生蟲病是一些寄生蟲寄生在人和動物的身體裡所引起的疾病。

陳登，三國時江蘇漣水人，曾先後得到徐州牧陶謙和宰相曹操的賞識，因向曹操面陳擊破呂布的計謀，深得曹操嘉許，被任命為廣陵（今江蘇省揚揚州市北）太守。身為江蘇人的陳登非常喜歡吃河鮮，尤其是生食或半生食各類河鮮。

有一段時間，陳登臉色赤紅心情煩躁，他的屬下告訴他：「華佗就在廣陵，大人何不請他診治？」陳登早就聽說華佗的醫術高超，急忙命人去請他。

華佗為陳登診治一番，請他準備十幾個臉盆。陳登不解，只好照辦。隨後華佗煎了兩升藥湯，讓他先服下一升，過一會兒全部服完。大約一頓飯的工夫，陳登吐出了三升左右還在蠕動著的寄生蟲，半截身子還連在未消化的生魚片上。嘔吐完後他的痛苦也隨之消失。

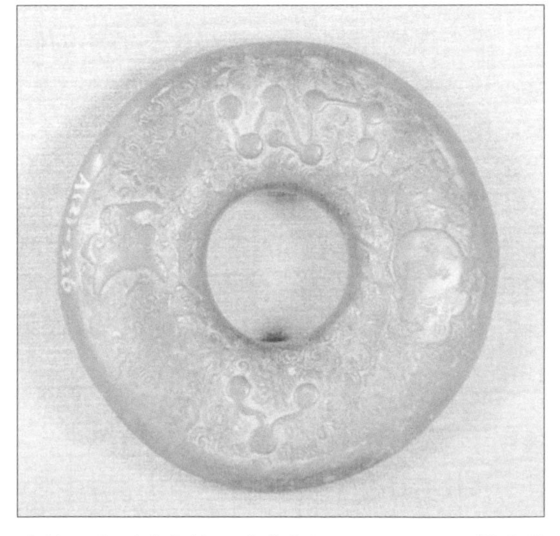

串鈴，也叫「虎撐」或「虎銜」，過去的行醫賣藥者都視其為護身符。

華佗解釋說：「這些蟲子原本寄生在魚的身體裡，大人在食用時沒有經過充分的加工，導致吃到肚子裡後，牠們仍然存活並漸漸長大，您的病痛都是由於牠們在您肚中搗亂所致。」華佗還告訴陳登，這個病3年後還會復發，囑咐他到時再來取藥。三年後陳登病情果然復發，華佗因為外出未能供藥，陳太守真應了華佗說的話，不治而亡。

還有一次，華佗在行路時看見一個人得了梗食病，就是患病者很想吃東西卻又無法吞咽，眼看病人日益消瘦，家裡人急忙用車拉著他，打算去看醫生。路過的華佗聽到他的呻吟聲，就讓他們停下車來，看了他的情況。

然後對他們說：「剛才路旁有個賣湯麵的鋪子，他們用蒜葉淹漬的黃齏菜水很酸，你們向店主要三升來，把它喝了，病就能好了。」於是他們就按華佗說的去做，病人喝下後立刻吐出一條像蛇一樣的寄生蟲來。他們把寄生蟲懸掛在車子旁，要去拜謝華佗。華佗還沒回家，有一個兒童在門前玩耍。迎面碰見來客，便自言自語地說道：「他們已經遇到我爸爸了，車邊掛著的東西就是證明。」病人進屋坐下，果然看到華佗家北面的牆上正掛著這類蟲，大約有幾十條。

寄生蟲病根據傳染途徑一般可分為兩種類型，牠們可能透過排泄物接觸感染，稱為土源性寄生蟲；或透過食用這些寄生蟲感染的食物進入機體，被稱為食源性寄生蟲。

土源性寄生蟲一般只寄生在人體的腸道內，吸食人體的營養。而食源性寄生蟲都寄生在人體的各個器官內，並隨著人體的血液和體液在身體內遊走，引起各種疾病，對人體器官造成的危害十分嚴重。如肝吸蟲寄生在人類的膽道中，阻塞膽管，嚴重的會引發肝硬化、肝腹水，並轉化成癌症。

俗話說「病從口入」，在我們的日常飲食中應如何「管好自己的嘴」，就成為預防寄生蟲病的重中之重。在進餐中一定要對蛋白質、脂肪等煮熟後再食用，這樣既利於營養物質更好地被人體所吸收，也能避免食物上的病菌帶來的腸道傳染病。要避免感染寄生蟲病，唯一的辦法就是不要吃「生」食。

寄生蟲很容易被「熱死」，一般而言只要煮熟、煮透之後就可以放心食用。只要食物的中心溫度在90℃以上保持5分鐘，基本上可以殺滅全部寄生蟲。我們要避免進食生鮮的或未經徹底加熱的魚、蝦、蟹和水生植物；不喝生水，不吃生的蔬菜；不用盛過生鮮水產品的器皿盛放其他直接入口食品；加工過生鮮水產品的刀具及砧板，必須清洗消毒後方可再使用。

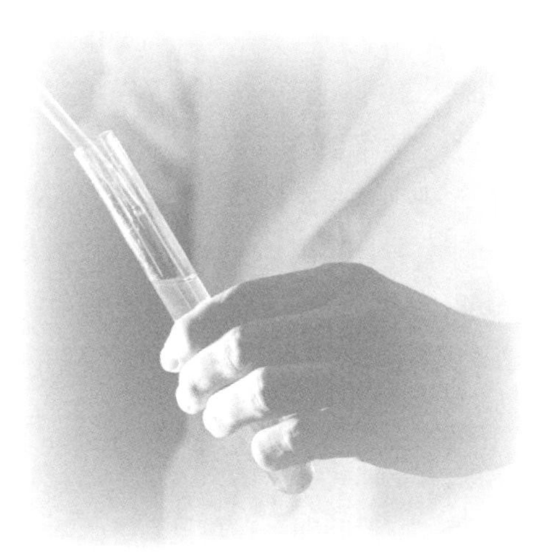

小知識

孫思邈（西元581年～682年），隋唐時期偉大的醫藥學家，被尊稱為「藥王」，著有《備急千金要方》和《千金翼方》。

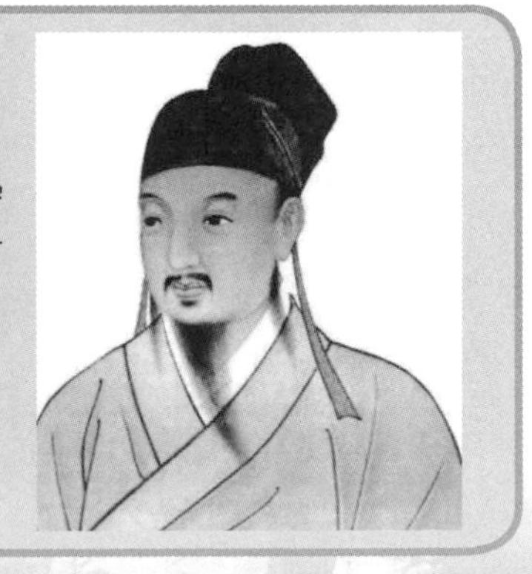

三試青蒿治癒黃癆

黃癆，即黃疸，俗稱黃病，是一種因人體血液中的膽紅素濃度增高，所引起的皮膚、黏膜和眼球鞏膜等部分發黃的症狀。

中藥治病時，醫生對何時施用何種藥物非常講究，相傳名醫華佗曾經遇到過這樣一件事。有一個人患了黃癆病，全身皮膚橙黃，雙眼深陷，瘦得只剩皮包骨了。看了很多郎中，吃了很多藥，家裡僅有的一點錢都花在這病上，依然沒有好轉。這天，他聽說華佗路過他們村，給不少長期患病的人看好了病，於是也拄著拐杖，內心充滿希望地找到華佗，懇求說：「先生，你是神醫，是我最後的希望了，我這病看了許久都沒大夫看得好。請您一定給我好好瞧瞧。」華佗不用號脈，單從病人的表象就看出了他所患的病，不過他也無能為力，因為當前還沒找到醫治這種病的藥物，所以華佗也只能遺憾地告訴病人：「我也沒辦法醫治你。」

過了一段時間，他再見到這個病人時，發現病人滿臉紅潤，身體也變得強壯起來，原來的黃疸病竟然痊癒了。這讓華佗感到萬分驚奇，他忙問病人服了什麼藥物？病人說：「沒有，當時病得厲害，家裡又窮，只好隨便吃了一種家門口常見綠茵茵野草充饑，沒想到病竟然好了。」

綠茵茵的野草？華佗連忙驗看，發現原來是遍地都有生長的青蒿。這種青蒿是一種在村邊、路旁、田野中很常見的野草，與我們現在飯桌上經常吃的「茼蒿」都屬於菊科蒿屬，但由於青蒿味道略苦，因此百姓平常並不拿它做為飯桌上的蔬菜。華佗到野地裡採集了青蒿後，開始為其他黃疸病人試服。然而，這些病人服用後治療效果並不理想。這是怎麼回事呢？華佗細細思索，想到了一個問題，又去問已經痊癒的病人：「你服用的是幾月生長的青蒿？」病人回答：「是三月的。」華佗恍悟：「三月陽氣上升，百草發芽，也許這個時候生長的青蒿才有藥力啊！」

第二年三月，華佗又採集了許多青蒿製成藥物為黃疸病人治病。果然，這些病人服藥後，一個個都康復了。但等到過了三月，華佗再去採集青蒿，依舊對病人沒有了任何功效。面對這個現象，華佗決定好好研究一下青蒿在不同生長期內的藥性。

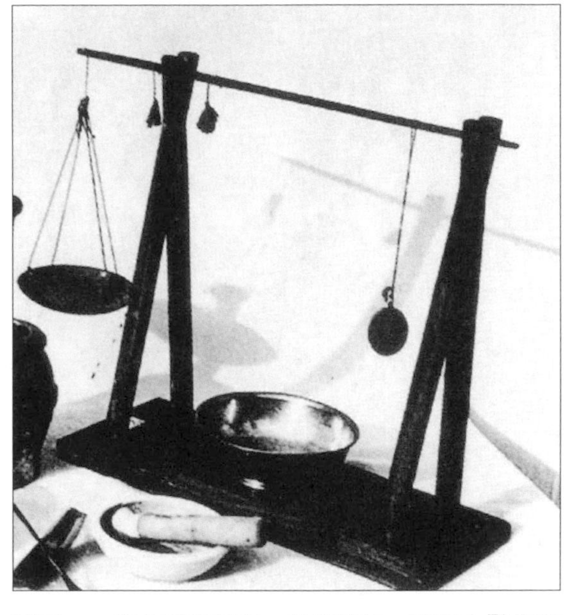

戥子，一種小型的桿秤，學名戥秤，舊時中醫專門用來稱量貴重藥品的精密衡器。因其用料考究，做工精細，技藝獨特，也被當做一種品味非常高的收藏品。

第三年，華佗將三月的青蒿根、莖和葉分別進行實驗，結果證明只有幼嫩的莖葉可以入藥治病，其他部分對病狀無效。這也是為何青蒿只有在陽春3月生長的季節醫治功效才明顯。據此，華佗為這味新發現的中藥取名「茵陳」，並編了一首歌謠供後人借鑑：「三月茵陳四月蒿，傳於後人切記牢。三月茵陳治黃癆，四月青蒿當柴燒。」華佗三試青蒿草，最終確定其藥性的故事也就廣為流傳了。

黃疸症狀常見於某些肝臟病、膽囊病和血液病。由於膽紅素是人膽汁中的主要色素，呈橙黃色。它是血液中紅血球自然代謝的主要產物，有毒性，可對大腦和神經系統引起難以回復的損害，而肝臟是人體的主要解毒器官，它可以將膽紅素轉化並隨膽汁進入消化系統，最後排出體外。因此，一旦肝臟發生病變，膽紅素不能正常轉化代謝，就會產生黃疸症狀，並引發人體部分器官變色

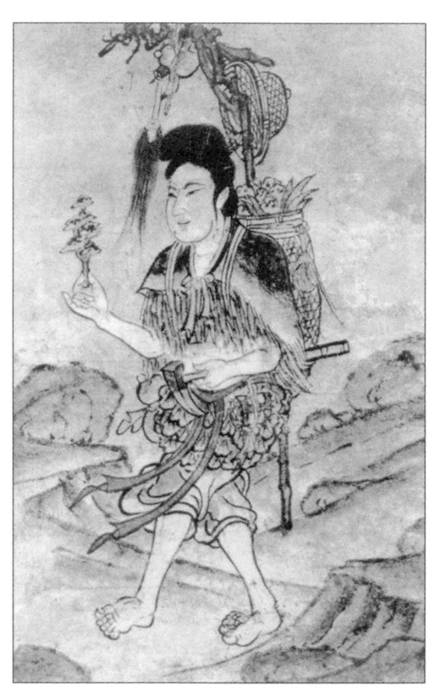
傳說中，神農氏是中藥的發明者。

發黃。

在生活中，新生兒由於生理原因，許多不需要特殊處理就可以自行消退。但是成年人如出現這種黃疸症狀，一般可以斷定是肝臟發生了疾病，如膽汁性肝硬化、酒精性肝病、黃疸性肝炎；也可能是膽道功能出現了問題，如膽囊炎，膽道結石。

黃疸病人除了接受常規治療外，要特別注意飲食，宜清淡，勿嗜酒，勿進食不潔之品及辛熱肥甘之物。還要注意休息，保持心情舒暢。黃疸病一般具有傳染性，應多加注意。

小知識

王冰（西元710年～804年）號啟玄子，曾任唐代太僕令，歷時12年，寫成《黃帝內經素問王冰注》，為現存《素問》的最古版本。

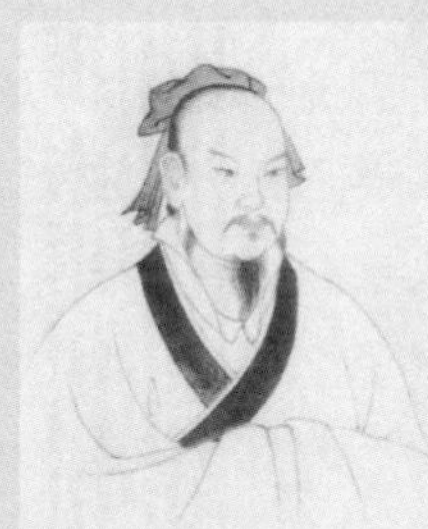

烏雞白鳳丸普及中藥常識

中藥主要起源於中國，除了植物可以入藥外，很多動物，比如蛇膽、熊膽、五步蛇、鹿茸、鹿角等，也是中藥；還有甲殼類如珍珠、海蛤殼，礦物類如龍骨、磁石等都是用來治病的中藥。

有一年，華佗在徐州行醫，他的母親思子心切，不顧年邁體弱，讓侄子用車子推著她從老家來到徐州。母子相見後，華母拉著兒子的手說：「你學醫治病，救了很多窮苦人，母親很欣慰。現在我已經老了，又身患重病，想在臨死前見你一面，這才讓你堂兄把我送來。如今見到你，我也就安心了。」

華佗聽了這話，想到自己行醫多年，卻不能診治自己的母親，很傷心。他含著淚水為母親仔細診察一遍，只覺脈沉遲無力，生命危在旦夕。華佗立即為母親煎熬人參湯，餵其服下後，華母略有好轉。可是華母病情危重，人參湯已不能解救她了。她清楚自己的病情，對華佗說：「我知道自己不行了，死在外面多有不便，讓你堂兄把我送回去吧！」

華佗見此，只好對母親說：「您抱病前來探望兒子，兒子未能盡孝，心裡實在難過。先請堂兄送您回家，兒子這裡還有幾個病人，我安排一下後，隨即回家侍奉您。」華母有氣無力地說：「你不要顧慮我了。行醫救人不能耽誤了病人的病，這是做醫生的道德。」

臨行前，華佗悄悄對堂兄說：「我母親病情危重，六脈欲絕，可能不出三天就要去世。我準備了人參湯和急救藥，路上代茶飲用，可防中途故去。請你一定小心照顧，我隨後即趕回去。」

就這樣，華佗含淚送別母親，隨後將病人一一安排妥當。第二天一大早他就踏上回鄉的路。一路急奔，一天後華佗回到家中。他推開房門時，所見一幕

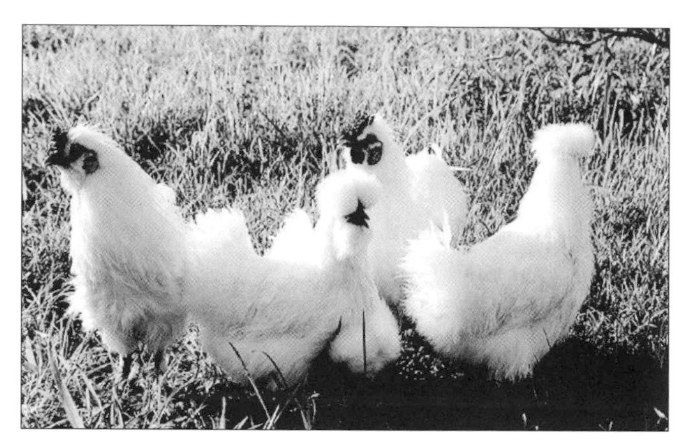

中醫所推崇的名貴食療珍禽——烏骨雞。

不由讓他大吃一驚。母親不但沒有去世，反而好轉許多，正坐在床上與人交談。

華佗又驚又喜，侍奉母親休息後，找到堂兄問道：「這是怎麼回事？路上發生什麼事了嗎？」他不明白母親為何突然好轉，這與自己的診斷大相徑庭，難道是自己診斷有誤？

堂兄想了想說：「也沒什麼事。不過我們回來時走得慢，那天晚上住在了一個小莊上。莊上只有九戶人家，晚飯時，我從一戶人家裡買了一隻公雞熬湯，把帶來的人參湯和急救藥放在雞湯裡，讓嬸娘喝了一碗。半夜時又給她喝了一碗，第二天早上，嬸娘感覺好了不少，就把剩下的雞湯全部喝了。回到家，老人家病情就恢復了。」

華佗忙問：「你買了隻什麼樣的雞？」

堂兄回答：「那隻雞白毛、鳳頭，皮肉都是黑的，當地人稱作烏雞。」

華佗心想，難道是這隻雞起了作用？於是他想辦法又買了幾隻烏雞，按照原法煮給母親喝。不久，母親的病徹底康復了。華佗大喜，用此法醫治好了不少患有同樣病症的病人。他將此湯命名「九戶雞湯」，記在《青囊經》裡。

後來，人們根據華佗的湯方用烏雞配合其他藥品製成丸藥，專治婦科病，這就是烏雞白鳳丸。

從華佗發明烏雞白鳳丸的故事中，我們可以學習到一些關於中藥方面的知識。

中藥已經有幾千年的歷史了，漢代的《神農本草經》、唐代的《新修本草》和明代的《本草綱目》都是中藥學上熠熠生輝的明珠。透過長期的嘗試研究，中醫整理出了包括植物、動物和礦物的8,000餘種藥材，在保障國民健康和民族繁衍方面有不可忽視的作用。

在臨床上，中醫講究「整體調理、辨證施治」，用藥也有「君、臣、佐、使」等講究，就是讓人們使用中藥時注意區分個體差異和時間差異。比如，中藥梔子有清三焦之火的用途，但一些人服後可出現腹痛，少數可見腹瀉，這部分人在停藥後大多會自行舒緩。如果病人必須服用梔子時，可為其加理氣止痛、健脾止瀉的中藥或改服炒梔子，則可消除其副作用。大多數中藥宜趁溫服下，發汗藥須熱服以助藥力，而清熱中藥最好放涼後服用。

小知識

錢乙（西元1032年～1113年），宋代著名兒科醫家。他撰寫的《小兒藥證直訣》，是中國現存的第一部兒科專著，後人尊其為「兒科之聖」、「幼科之鼻祖」。

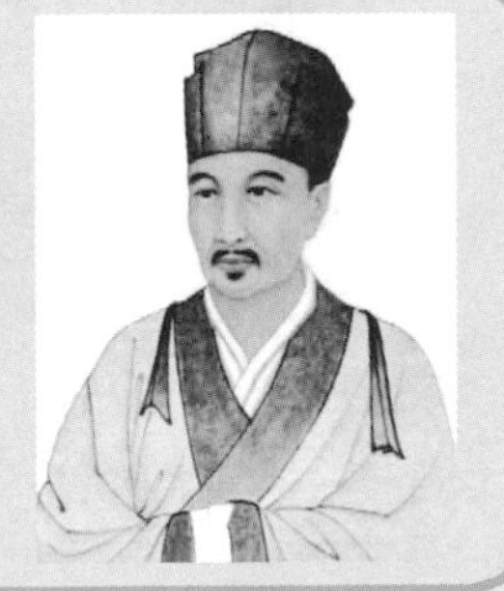

麻沸散——最早用於麻醉的藥物

麻醉，就是用藥物或非藥物使病人整個或部分機體暫時失去知覺，以達到無痛目的，多用於手術或某些疼痛的治療。

麻沸散是中國最早的外科麻醉藥物，由華佗發明。而關於麻沸散的發明過程還有個讓人悔恨不已的故事：

有一次，華佗到鄉下行醫，碰到一個患奇怪病症的人。此人瞪著眼，牙關緊閉，口吐白沫，緊握拳頭，躺在地上一動不動。華佗上前看了看他的神態，按按脈搏，又摸摸額頭體溫，發現一切正常。又詢問病人曾經得過什麼疾病，病人的家人說：「他身體一直都很健壯，很少得病。今天誤吃了幾朵臭蒲茄，才出現了這樣的症狀。」臭蒲茄，就是臭麻子花，又叫洋金花，也叫曼佗羅。

華佗在外面採了些臭蒲茄花，用鼻子聞了聞，又摘了朵花放在嘴裡嚐了嚐。頓時覺得頭暈目眩，滿嘴發麻！華佗透過親身試驗摸清了病人得病的原因，就對症下藥，用清涼解毒的辦法把病者救了過來。華佗臨走時，為了繼續研究帶走了一捆連花帶果的臭蒲茄，回來後，他腦子裡每天都反覆思索著關於臭蒲茄毒性的種種疑問。為了揭開這些疑問，他開始親身試驗它的藥性，他先嚐葉，後嚐花，然後再把果根咀嚼。試過一番後，他發現果實的麻醉效力最好。華佗又到處走訪了好多醫生，收集了一些有麻醉性的藥物，經過多次不同配方炮製，終於把麻醉藥試製成功了。他還發現，把麻醉藥和熱酒配製，麻醉效果更好。但在試驗中卻發生了一個讓他悔恨終身的事情，他的兒子沸兒不幸誤喝了製好的麻醉藥，等他發現的時候，孩子幼小的生命再也不能挽回。華佗非常悲痛，為了紀念自己的孩子，就將這麻醉藥命名為「麻沸散」。「有了麻沸散，治病如神仙」，從此華佗可以開刀做外科手術，他的醫術更高明了，後世尊華佗為「外科鼻祖」。

華佗的這個發明絕非偶然，因為他生活的時代是東漢末年三國時期，在戰爭時代，必然有許多傷殘事故。由於缺乏麻醉藥，外傷病人在手術過程中十分痛苦。華佗為了解除人民的疾苦，透過這次偶然的機遇啟發，再加上他刻心鑽研醫學古籍，勇於實踐，結合自己的臨床經驗，創造了麻沸散。這個由幾種具有麻醉作用的藥物組成的複方，經過長期的實踐證明，確實具有良好的麻醉效用。此後這方法在古代外科手術中廣泛使用。據記載，華佗曾用酒服麻沸散做過腫瘤切除、胃腸吻合等手術。

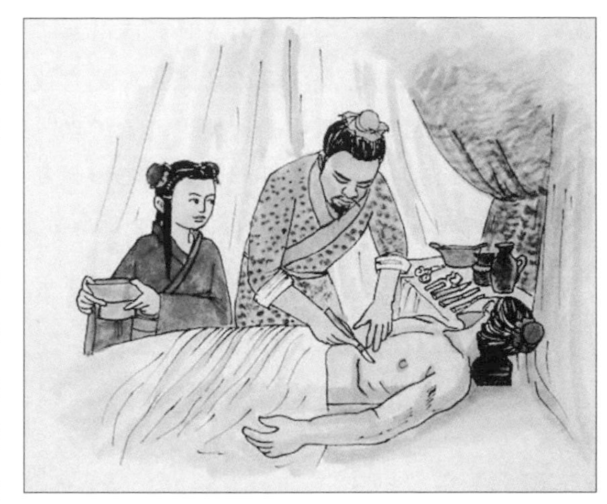

神醫華佗為患者實施開腹手術。

非常可惜的是，自華佗去世後，麻沸散的配方就不幸失傳了，歷代的史書上都沒有過明確的記載，以致它的藥物組成至今還是一個謎。

麻沸散，是世界上最早用於手術的麻醉藥。在此後的人類歷史上，能真正應用於外科手術的麻醉藥物少之又少。

在人類嘗試各種方法實現無痛外科手術的歷史中，曾有過兩次極為大膽的嘗試。很早以前，歐洲人採用放血使病人休克，然後再進行手術的方法。但這種方法非常危險，很難控制血液釋放的多少，一旦血放多了，病人就永遠醒不過來。即使病人沒有死去，也因手術前大量失血，造成身體極度虛弱，難以恢復健康。1798年，一位年輕的實驗員偶然吸了幾口名為一氧化二氮，無色有甜味的氣體後，不由自主地大聲發笑起來並過了好久才安靜下來。因此，這種氣體被稱為「笑氣」。氣體的奇妙效應引起了一位牙醫的注意。透過試驗他發現，這種「笑氣」還具有麻醉功能，於是它被做為麻醉劑引入醫院，然而，由於氣體會使患者狂笑影響手術的進行，所以「笑氣」在麻醉史上僅僅是曇花一現。直到1848年美國人莫爾頓開始用乙醚做麻藥，現代西方醫學才有了運用麻醉技術的紀錄。現今，乙醚和氯仿是全身麻醉最常用的麻醉劑。

在外科手術中麻醉的成功與否很大程度決定了手術能否順利進行，因此受到醫學界的特別重視。

小知識

張從正（約西元1156年～1228年），他擴充了汗、吐、下三法的運用範圍，形成了以攻邪治病的獨特風格。被後世稱為金元四大家之一，又被稱為「攻下派」的代表。著有《儒門事親》。

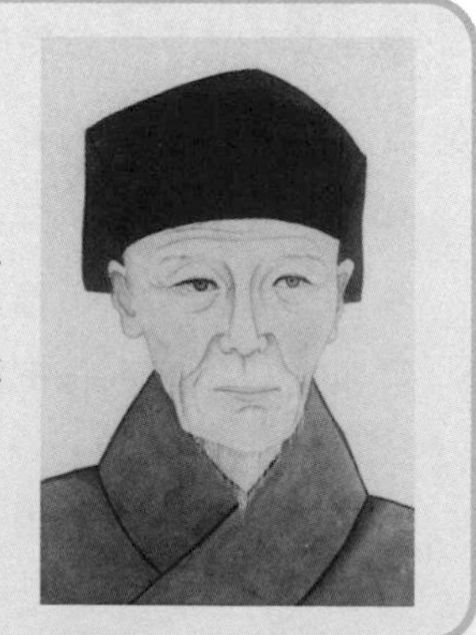

關公「刮骨療毒」的一點疑問

手術，就是為醫治或診斷疾病，以刀、剪、針等器材在人體局部進行的操作，是外科的主要治療方式。

大家熟悉的《三國演義》裡有一回講述了華佗為關羽割骨療傷的情節，千百年來關雲長飲酒弈棋，刮骨療毒的大丈夫氣概讓中國老百姓由衷欽佩，華佗高超的醫術也深受人們讚頌。

故事大家都已很熟悉，但在這驚心動魄的外科手術背後似乎還隱藏了一個讓人費解的疑問！華佗是中國最早麻藥「麻沸散」的發明人，對於這樣一個重要的外科手術，華佗為何沒有想到使用自己發明的得心應手的麻醉藥，卻讓關公身受生割活刮之苦？

三國初期，有一次，關羽與曹操在樊城相戰，右臂被毒箭射中，傷口漸漸腫大，十分疼痛，竟至不能動彈。關羽遍請名醫為其診治，卻始終不見療效，為此，他和他的將士們非常憂慮。這天，他們又在議論箭傷之事，卻聽部下來報，說醫生華佗求見。

關羽知道華佗是名醫，趕緊說：「請進帳來！」華佗進帳後，關羽忙對他說：「先生如果能治好我的胳膊，我將感激不盡！」

華佗說：「我早就聽說將軍威名，今天來就是為您治病的。」

聽到這裡，關羽和將士們都很高興，有人大聲說：「先生要是有什麼好辦法，就趕緊為將軍醫治吧！」

華佗說：「辦法倒是有，只是擔心將軍忍受不了疼痛。」

關羽一聽，笑著說：「我久經沙場，出生入死，千軍萬馬都不怕，疼痛有什麼了不起。」

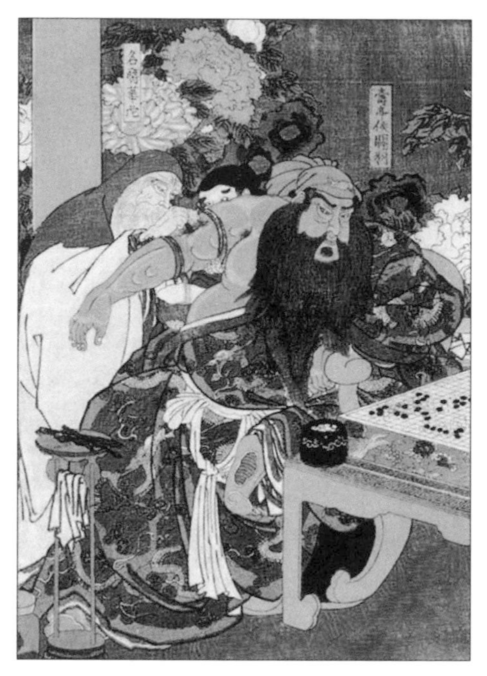

華佗為關公刮骨療毒。

華佗說：「那就好。將軍中的箭是烏頭毒箭，現在毒已入骨。我準備在房樑上釘上一個鐵環，把您的右臂伸進鐵環中去，再把您的眼睛矇上，然後給您動手術。」

第二天，關羽設宴犒勞華佗。飲宴完畢，他一邊和謀士對弈，一邊袒胸伸出右臂，請華佗為其治傷。華佗為關羽的英雄氣概震懾，也不含糊，抽出消過毒的尖刀，割開關羽胳膊的皮肉，直到見骨。此時骨頭已變成青色，毒傷很深。只見他用刀將骨頭上的箭毒刮淨，一點不留，然後取針線縫合皮肉，復原後，敷藥包紮。整個手術過程乾淨俐落，十分成功。而關羽強忍疼痛，始終沒有喊出一聲來。

手術完畢，關羽站起來對華佗說：「現在我的右臂不痛了，您真是妙手回春啊！」

從醫治過程來看，華佗始終沒有提及自己的神奇藥物「麻沸散」，對於關羽為人華佗無疑是萬分欽佩的，於公於私他都不應該讓關羽遭此苦痛，也許是為了凸顯關羽的英雄氣概？也許是關羽受的傷較輕並不需要使用「麻沸散」這種高級藥物？

以上的種種只是對此疑問諸多猜想中的部分，關於故事中存在的疑問還需讀者慢慢破解，但華佗外科醫術的高明和他做為中國外科醫學的鼻祖地位，卻絲毫不被世人懷疑。

華佗使用手術治療疾病在世界醫學史上是一次偉大的創新，領先於西方1000多年。在歐洲，一直到了中世紀，由於手術操作污穢而受到輕視，一般的外科手術都由理髮師進行。著名的理髮師兼外科醫生帕雷在戰傷處理中，用軟膏代替沸油處理火器傷，取得了很好的療效；他還用結紮法取代燒灼法進行止血；創製過假手、假腳等，經由他的帶動，西醫才開始逐步提高手術在外科中的地位。

手術的分類有很多種，按學科可分為普通外科手術、骨科手術、泌尿系手術等。按病情的急緩，分為擇期手術、限期手術、急症手術等。按為達到治療目的而進行的手術次數，分為一期手術、分期手術。按手術目的，分為診斷性手術、根治性手術、姑息性手術。按污染情況可分為無菌手術、污染手術、感染手術。

手術一般都會對身體造成開放式的損傷，因此術後護理顯得十分重要。另外，還要特別注意觀察病人有無術後併發症。

小知識

劉完素（西元1110年～1200年），金元四大家中的第一位醫家。著有《素問玄機原病式》、《宣明論方》、《素問病機氣宜保命集》、《三消論》等。

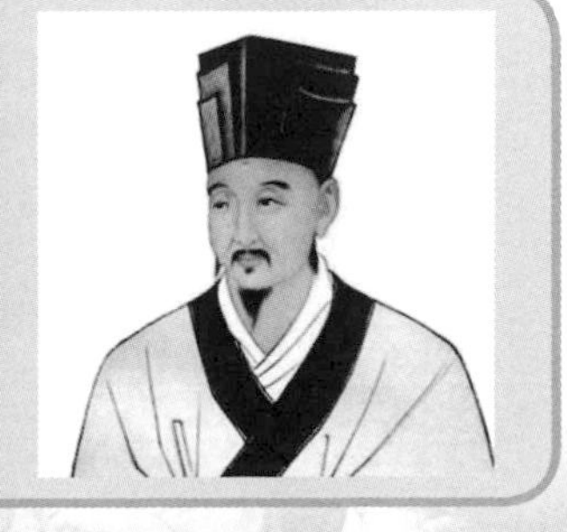

小水獺用紫蘇巧治食物中毒

食物中毒是指人體攝入了含有生物性、化學性有毒有害物質後或把有毒有害物質當作食物攝入後，所出現的非傳染性急性或亞急性疾病，屬於食源性疾病的範疇。

一天，名醫華佗路過一條河邊，天色已晚，他投宿到附近店家，並在那裡飲酒吃飯。碰巧有一群年輕人正在店裡比賽吃螃蟹。很快地，吃空的蟹殼就堆了一大堆，他們還不肯停手，你叫我嚷地繼續比賽。華佗知道螃蟹性涼，吃多了會鬧肚子，就過去勸阻他們：「螃蟹不宜多吃，吃多了對身體不好，還可能危及生命，你們還是不要比賽了。」可是，這群年輕人根本不聽勸告，他們還說：「小小的螃蟹還能危及生命？你太危言聳聽了！」於是起哄趕走了華佗，依然大吃不止。

夜裡，華佗和那群年輕人都在這家酒店住下了。半夜時分，就聽那群年輕人大喊肚子痛，有的痛得在地上打滾，有的痛得虛汗直淌。華佗聽到呼救聲，趕緊過去查看，他發現這群年輕人食物中毒了。當時還沒有解救這種疾病的良藥，華佗十分著急。

他腦子裡快速思索著，忽然一件事情映現眼前：有一次，他去採藥時，見到一隻小水獺誤吞了一條魚，肚子撐得像鼓一樣，硬邦邦的。小水獺一會兒下水，一水兒上岸，看起來非常難受。華佗一直目不轉睛地觀察著，看到小水獺後來爬到岸上，尋覓了一些紫色的草葉吃，不久，小水獺的肚子不再飽脹，輕鬆地走了。

現在，華佗想起此事，立即聯想到紫色的草葉能解魚毒，一定也能舒緩蟹毒。他立刻讓徒弟吳普去河邊採了些紫色的草葉，並親自熬煎成湯餵那些年輕人服下。過了一會兒，幾個年輕人肚子的疼痛減輕了，舒服了很多，他們這才知道救命之人乃是名醫華佗。他們一個個對著華佗拱手稱謝，對他的醫術讚不絕口。

後來，華佗想到這種解毒的草藥還沒有名字，但是能給服用的人帶來舒服的感覺，就叫它紫舒。由於字音相近，又屬於草類，後人就把它叫做了紫蘇。

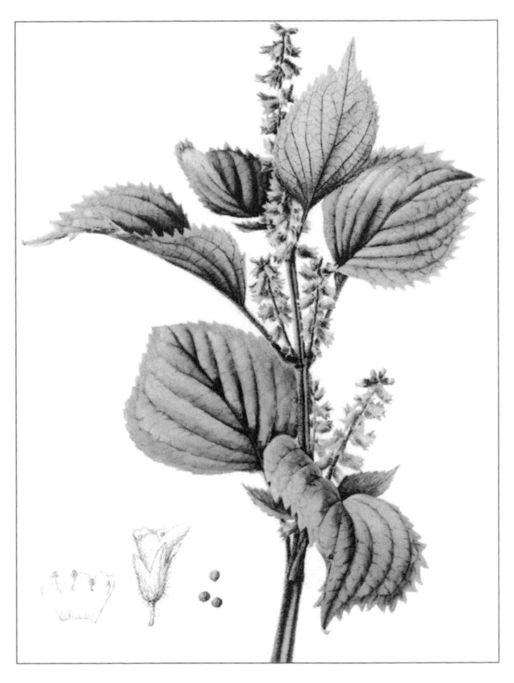

千百年來，紫蘇一直是民間用於治療魚蟹中毒的常用藥材。

通常，食物中毒都是在不知情的情況下發生的。它的特點是潛伏期短、突然暴發，多數表現為腸胃炎的症狀，並和食用某種食物有明顯關係。由細菌引起的食物中毒佔絕大多數，其發病一般在就餐後數小時，嘔吐、腹瀉次數頻繁。

針對引起中毒的食物以及服用的時間長短，立即採取應急措施，主要包括催吐、導泄、解毒幾種方式。由於嘔吐、腹瀉造成體液的大量損失，會引起多種併發症狀，直接威脅病人的生命。這時，應大量飲用清水，可以促進致病菌及其產生的腸毒素的排除，減輕中毒症狀。

引起食物中毒的食物很多，包括以下幾類：致病菌或受其毒素污染的食物；有毒化學物質污染的食物；本身含有毒素的物質，如毒蕈；由於加工、烹調方法不當，沒有去除毒素的食物，如河豚、木薯；由於儲存不當產生毒素的食物，如發芽蕃薯。

同時，還要注意瞭解食物習性，合理搭配，以防造成不必要的中毒發生。比如雞蛋與豆漿、蘿蔔與橘子、柿子與白薯、牛奶與巧克力、羊肉與西瓜、香蕉與芋頭、松花蛋與紅糖、豆腐與蜜糖、黃瓜與花生、芥菜與兔肉、狗肉與綠豆、柿子與螃蟹，它們之間是相剋的，因此均不宜同食。

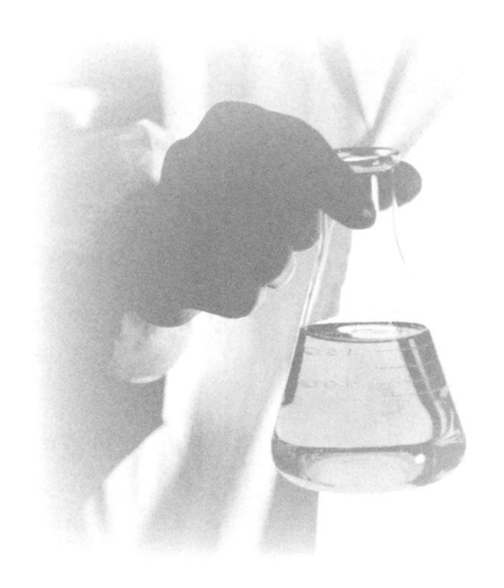

小知識

李杲（西元1180年～125l年），中醫「補土派」代表人物。師從張元素，盡得其傳而又獨有發揮，形成了獨具一格的脾胃內傷學說。著有《脾胃論》、《內外傷辨惑論》、《活法機要》、《東垣試效方》等。

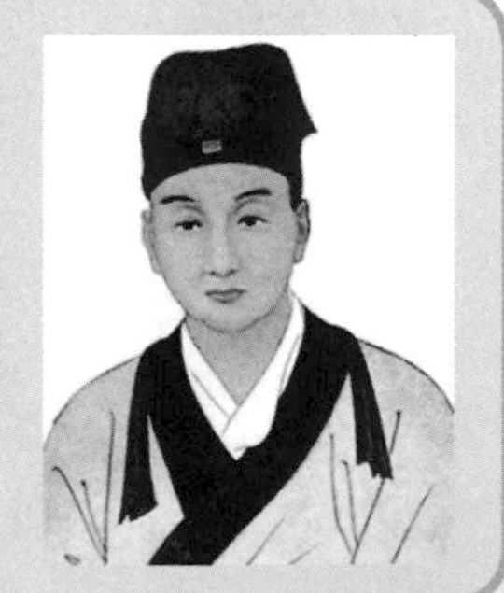

餃子的發明是為了疾病預防

預防醫學是以人群為主要研究對象，按照預防為主的衛生工作方針，從群體的角度探索與人類疾病和健康相關問題（如社會、心理、環境等因素與疾病和健康的關係），預防疾病的發生，控制疾病的發展及促進健康的一門科學。

張仲景是偉大的醫學家，中醫學的奠基人。他不僅醫術高明，能夠醫治各種疑難雜症，而且醫德高尚，不論病人是窮是富，都認真施治，挽救了無數人的性命，被尊稱「醫聖」。但他是中國最著名食物「餃子」的發明者，似乎卻並不為人所知。

張仲景生活在東漢末年，當時社會動盪，戰禍頻仍，百姓流離失所，造成瘟疫流行。在張仲景的家鄉南陽也接連發生了幾次大瘟疫。他的家族原本有二百多口人，在疫病的肆虐下，短短十年間就奪走了三分之二族人的生命，其中有百分之七十的人死於傷寒。

親眼目睹一幕幕家破人亡悲慘景象的張仲景，決心要制服傷寒這個殘害百姓生命的瘟神。他埋頭鑽研了《內經》、《八十一難》、《陰陽大論》等古代醫學專著，博採眾長，在臨床實踐中不斷檢驗摸索。經過數十年嘔心瀝血的研究，終於寫成了《傷寒雜病論》這一部具有劃時代意義的臨床醫學名著，餃子就是在他制服傷寒的過程中的偶然發明。

有一年，張仲景在長沙做官，當地瘟疫流行，許多人死於非命。張仲景就在衙門口架起大鍋，捨藥救人，得到百姓們愛戴。後來，他聽說家鄉南陽也流行瘟疫，於是辭官回鄉救治鄉親。一路上，他看到許多窮苦百姓們忍饑挨餓，耳朵都凍爛了，十分同情他們。回鄉後，他命令弟子們在南陽東關的空地上搭

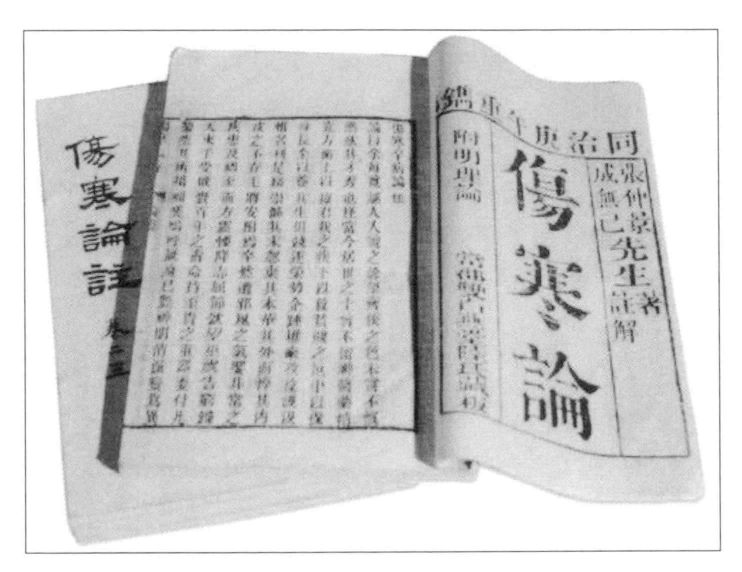

《傷寒論》是一部闡述多種外感疾病的醫學專著，東漢張仲景撰於西元三世紀初。

起棚子，架起大鍋。夫人不解地問他幹什麼，他回答說：「讓窮人吃飽穿暖我做不到，但我可以為他們治好傷病。」

冬至這天，張仲景臨時搭建的醫棚開張了。他和弟子們買來許多羊肉、辣椒和驅寒的藥材，全部一起放入大鍋中燒煮。燒開後，把這些東西撈出來切碎、拌餡，然後用麵皮包成耳朵狀的「嬌耳」，下鍋煮熟，分給前來乞藥的窮人。每人兩隻嬌耳，一碗湯。吃下去後，很多人立即感到渾身發熱，血液通暢，兩耳溫暖起來。張仲景告訴大家這個湯就叫做「祛寒嬌耳湯」。病人服用一段時間後，爛耳朵都有所好轉。

張仲景捨藥一直持續到大年三十，這天，人們慶祝新年，也慶祝爛耳康復，就效仿嬌耳的樣子做成過年的食物，並在初一早上吃。人們稱這種食物為「餃耳」、「餃子」或「偏食」，在冬至和年初一吃，以紀念張仲景開棚捨藥和治癒病人的日子。「冬至不端餃子碗，凍掉耳朵沒人管」也成為在中國百姓中流傳至今的一句俗語。

從現代醫學的觀點來說，張仲景發明餃子屬於預防醫學範疇。

預防醫學與臨床醫學不同之處在於它是以人群為對象，而不是僅限於以個體為對象。醫學發展的趨勢之一，是從個體醫學發展到群體醫學，今天許多醫學問題的真正徹底解決，不可能離開群體和群體醫學方法。預防醫學的任務是面向醫學的未來，從戰略的高度考慮人類的疾病和健康問題。

在我們的生活中，腸病毒、登革熱、SARS、流感、食物中毒事件、減重食品、健康食品、肥胖兒童、自殺現象，甚至如精神病患開車衝入總統府等等，都可算是預防醫學所關心的問題及範圍。SARS、流感讓全球籠罩在一片恐慌之中，也讓預防醫學受到新一波的考驗，不少民眾也因此對預防疾病有了更深一層的認識，也瞭解到健康與公共衛生的重要。

小知識

朱震亨（西元1231年～1351年），金元四大家之一。創立了有名的「陽常有餘，陰常不足」及「相火論」學說。著有《格致餘論》、《局方發揮》、《金匱鉤玄》、《本草衍義補遺》等。

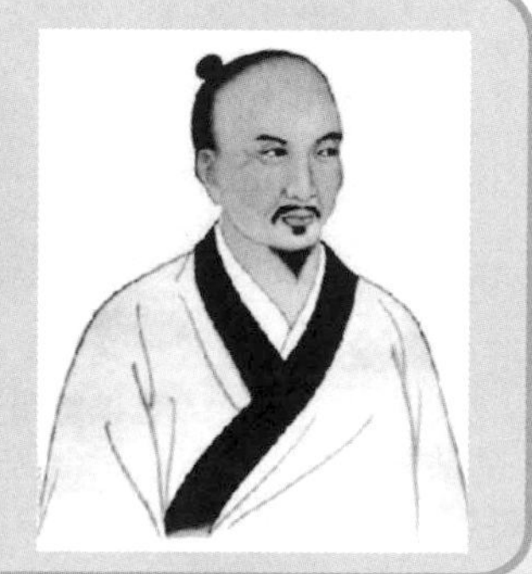

張仲景巧用蜂蜜灌腸法

灌腸法，指的是用導管自肛門經直腸插入結腸灌注液體，以達到通便排氣的治療方法。灌腸可以起到刺激腸蠕動，軟化、清除糞便，並有降溫、催產、稀釋腸內毒物、減少吸收的作用。此外，還可以達到供給藥物、營養、水分等治療目的。

著名醫聖張仲景年少時曾跟隨遠房的伯父張伯祖學醫，由於他天資聰穎，博覽群書，善於學習吸收各派特長，進步很快。不久，他不但學會了張伯祖的醫病技巧，還能幫助老師診治病人，深得張伯祖器重。

這天下午，醫館裡抬進一位病人，只見他脣焦口燥，高燒不退，精神萎靡不振。張伯祖趕緊為其診病，經過一番望、聞、問、切，確診為「熱邪傷津，體虛便祕」所致，需用瀉藥幫助病人排出乾結的大便，方能解除危機。使用瀉藥為病人治病在醫學界並不少見，可是病人體質極虛，一旦使用強烈的瀉藥，身體肯定難以承受。想到這裡，張伯祖停下手裡的工作，沉思半晌，一時竟然沒有太好的辦法應對。

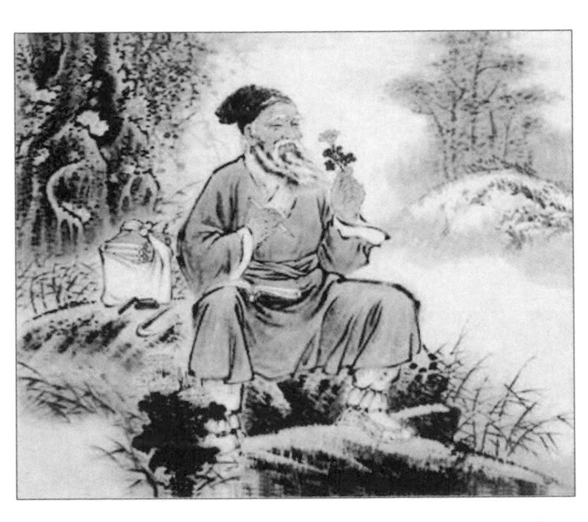

張仲景在《傷寒雜病論》序中有這樣一段話：「上以療君親之疾，下以救貧賤之厄，中以保生長全，以養其身。」表現了他做為醫學大家的仁心仁德，後人尊其為「醫宗之聖」。

張仲景正在後院準備藥

物，聽說來了位重病人，也急忙放下手裡工作前來觀看。當他得知師傅對於這樣的病症一時難以治療時，立刻開動腦筋想辦法。忽然，他眼前一亮，疾步來到張伯祖面前說：「老師，學生想起一個辦法。」

張伯祖蹙著眉頭問：「什麼辦法？快說！」

張仲景詳細地談了自己的想法，張伯祖邊聽邊點頭，神色逐漸緩和下來，並吩咐道：「就按你說的辦，趕緊準備。」

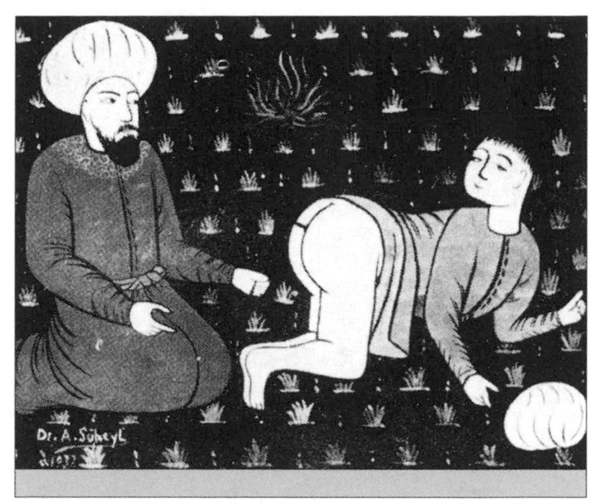

阿拉伯醫生運用灌腸劑或是針刺技術的圖示。

張仲景回到藥房取來一勺黃澄澄的蜂蜜，放進一個銅碗裡，然後在微火上煎熬。此時，病人的家屬急切地等待著、觀望著，不知道這位年輕人要做什麼。張仲景並不慌張，他不斷地用竹筷攪動著碗裡的蜂蜜，漸漸地，蜂蜜熬成黏稠的團塊了。過一會兒，蜂蜜塊稍稍冷卻時，張仲景取出蜂蜜塊，把它捏成一頭稍尖的細條形狀。許多人不解地看著張仲景，一人還催問道：「你不趕緊為病人治病，怎麼在這裡拿蜂蜜玩？！」

張仲景信心十足地回答：「這不是玩，這是藥物！」說完，他來到病人面前，將蜂蜜塊尖頭朝前輕輕塞進病人的肛門。

過了不久，病人排出一大堆腥臭難聞的糞便，頓時，病情好了一大半。在場人都呆住了，為張仲景奇妙的治療方法稱奇。由於熱邪隨糞便排出，病人幾天後康復了。這件事轟動一時，張伯祖對張仲景的治病法大加讚賞，逢人便誇。

後來，張仲景在寫作《傷寒雜病論》時，將這個治病方法收進書中，取名「蜜煎導方」，用來治療傷寒病津液虧耗過甚，大便結硬難排的病證，備受後世推崇。

灌腸，是臨床醫學上清潔腸胃經常使用的方法之一。

除了在醫學上的治療功用外，在民間還流傳著許多灌腸的其他妙用。其中利用灌腸來排除體內的毒素，藉以保護容顏不受損害，強健身體的各部器官，進行身體保健就是其功效之一。曾經有很多社會名流都是這個保健方法的積極回應者，宋美齡就曾數十年如一日的保持這一習慣。每天在洗澡前她都會用溫水灌腸的辦法進行通便，這種特殊的保健習慣是她早年在美國讀書時就學習到的衛生習慣，並長期保持了下來。而利用它來提高性快感，是至今以來最讓人瞠目結舌的功效。據傳美國的性感女神夢露當年與好萊塢許多女星都沉浸在灌腸劑帶來的性快感中不能自拔。

小知識

王履（約西元1332年～1391年），為金元名醫朱丹溪的門人。於醫學理論頗有造詣，其探討醫理強調對臨床實踐的指導作用，治學嚴謹，立論有據。著有《醫經溯洄集》、《百病鉤玄》、《醫韻統》等，現僅存《醫經溯洄集》。

脫落的眉毛與望診的精準

望診是中醫傳統診法，是指醫生運用視覺來觀察病人全身或局部的神、色、形、態的變化，以判斷病情的一種方法。

洛陽是東漢的都城，在當時是市賈雲集、文人彙聚之地。有一次，張仲景來到這一帶行醫，結識了當時號稱「建安七子」之一的王粲。建安七子指的是孔融、陳琳、王粲、徐幹、阮瑀、應瑒、劉楨，他們才華橫溢，著述頗豐，是著名的文學家。其中尤以王粲成就最高，名聲赫赫，與曹植並稱「曹王」。

當時，王粲年紀輕輕，只有20多歲，取得這麼高的成就自然十分得意。可是，在與張仲景交往過程中，遇到一件令他不快的事情。原來，張仲景憑藉多年的行醫經驗，透過察顏觀色從王粲的臉色看出了一些不好的跡象，發現王粲身體內隱藏著可怕的「癘疾」病源。

做為朋友，張仲景自然不能不誠懇的對王粲說：「你已經患病了，應該及早治療。不然，到了40歲，眉毛就會開始脫落。眉毛脫落後，半年之內，你的性命難保。」

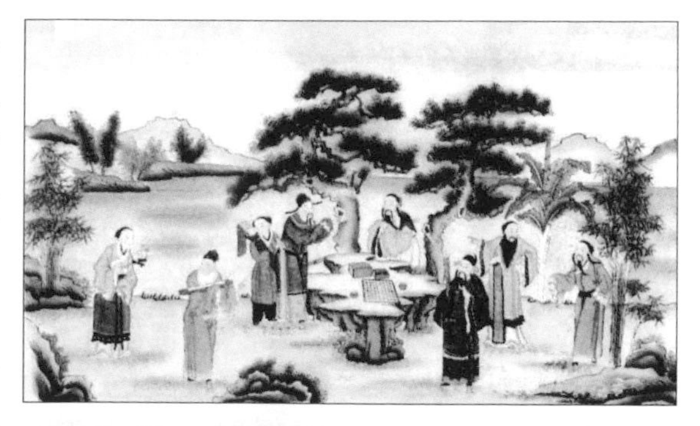
「建安七子」的畫像。

王粲聽後很不以為然，他想我才20多歲，身體強壯，又沒什麼不舒服，張仲景怎麼可能看出我有病呢？一定是他在故弄玄虛。

張仲景見他不相信自己，繼續說：「我這裡有一劑五石湯，你可以服用。它會挽救你的疾病。」

王粲出於禮貌，不好當面駁斥張仲景，只好含糊著答應了。張仲景雖然知道他仍沒有聽信自己的話，還是為他抓了幾副五石湯，一再叮嚀他回去按時服用。

三年後，張仲景和王粲又聚在了一起，兩人一見面，張仲景就急忙問王粲：「服藥了嗎？」

王粲騙他說：「服了。」

做為望、聞、問、切的高手，張仲景可不好騙，他認真觀察一下王粲的神色，隨後搖搖頭，嚴肅地說：「你沒有吃藥，你的臉上並沒有呈現出服五石湯應有的潤色。身體是你自己的，你要是現在不治，將來可就沒有辦法治了，你想學諱疾忌醫的齊桓侯嗎？真不明白，你為什麼如此輕視自己的生命呢？」

王粲知道張仲景為自己好，可是年輕氣盛的他始終不肯聽信朋友的話。

十幾年一晃就過去了，王粲這一年已到了40歲，他的眉毛果然開始慢慢脫落，眉毛脫落半年後，他也就一命嗚呼了。一代才子，到臨終才相信了張仲景當初的診斷，可是一切都晚了。臨死前，他對身邊的人說：「張仲景真乃神醫也，真後悔當年沒有聽他的勸告，如果當年服用五石湯，肯定不會有現在的狀況。」

張仲景透過觀察，看出王粲患病，並能料到幾十年後的病情，正是充分運用了中醫的望診手法。

中醫在長期的醫療實踐中，總結出了四種論斷疾病的方法，這就是望、聞、問、切四診。《古今醫統》上說：「望、聞、問、切四字，誠為醫之綱領。」

所謂望，是醫生運用視覺來觀察病人全身或局部的神、色、形、態的變化，以判斷病情的一種方法。

所謂聞，包括聽聲音和聞氣味兩方面，聽人說話聲音的氣息的高低、強弱、清濁、緩急……等變化，就能分辨出人的精氣是否充沛。在聽聲音的同時還要聞氣味，包括分泌物氣味、口氣、體氣等。

所謂問，就是向病人詢問他的感受，哪些地方不舒服，瞭解患病的途徑時間、原因、經過，包括詢問病人的生活史，家族病史和既往病史。

所謂切，實際包括切脈和按診兩個部分，是切按病人的脈搏和觸按病人的皮膚、手、腹部、四肢及其他部位以診斷疾病的方法。

長期以來，中醫都是以望、聞、問、切做為診斷病情的方法，但隨著現代診療科技手段和診療儀器的運用，中醫這種需要經驗累積的診斷手法受到了前所未有的挑戰。面對挑戰，中醫必須積極改良傳統的診病方法，在中西醫結合的基礎上創造出新的「望、聞、問、切」。

在中醫理論中，人體是一個有機整體，經絡連接機體各部分，具有聯絡臟腑肢節，溝通上下內外的功能，就像網路一樣將人體緊密地聯結成一個統一的整體，任何局部的變化都可以透過經絡影響全身，內臟的病變可以反映到體表，所謂「有諸內必形諸外」，於是中醫透過對外部的診察，也可以推測內臟的變化，這就是中醫診斷疾病的基礎和依據。

小知識

陳自明，約生於南宋紹熙至咸淳年間。祖上三代行醫，至陳自明，其學術上最有成就，成為當時一大名醫。對中醫婦科與外科進行了精深的研究和全面的總結，著有《管見大全良方》（已佚，僅在《醫方類聚》一書中有散在內容）、《婦人大全良方》、《外科精要》等。

燒豬斷案斷出法醫學先例

法醫學是一門應用醫學，又是法學的一個分支，用於偵察犯罪和審理民事或刑事案件提供證據。

五代後晉高祖時，和凝與其子合編了中國最早的一本帶有法醫學性質的書《疑獄集》，書中收集了很多情節複雜、爭訟難決而最後獲得了正確處理的案例，其中一個案例流傳很廣。

三國時，吳國境內的句章縣有一人家發生了火災，丈夫被燒死，死者妻子僥倖逃生哭得死去活來。但死者的父母卻覺得人死得蹊蹺，認為其妻平日就不守婦道、行為不端，而身強力壯的丈夫沒有理由在發生火災後跑不出來，被活活燒死，於是就告到官府。

縣令張舉接到報案後，叫人傳來老人的兒媳婦訊問。這個20多歲的少婦看來頗有幾分姿色，身穿素衣，一到公堂就號啕大哭。她聽了公婆的申訴，氣憤地反駁道：「你們要還我清白，我恪守婦道，哪裡有什麼姦夫！你們說我謀殺親夫，有什麼證據？」二位老人悲傷至極，張了張嘴，卻又說不出什麼來。少婦見狀，淒慘地哭泣道：「我的命好苦啊，丈夫離我而去，我還被人誣陷，以後的日子怎麼過呀，還不如一死了之！」隨即，她頭朝牆壁猛撞過去。好在一旁的差役眼明手快，急忙一把拉住她。經過一番堂上詢問，雙方都各說各理，案情一時很難判別。縣令只好帶人到現場進行勘驗，並對屍體進行了認真檢查。張舉發現死者的口腔裡面乾乾淨淨的，並無灰炭。檢查完畢，張舉又進行了審訊。在審訊中，死者之妻堅持說她的丈夫是在房子失火中燒死的。張舉經過思索決定做一個實驗。他讓人牽來兩頭豬，將其中的一頭殺死，另一頭活豬用繩子捆好四蹄。然後把兩頭豬同時扔進柴堆，點燃木柴。

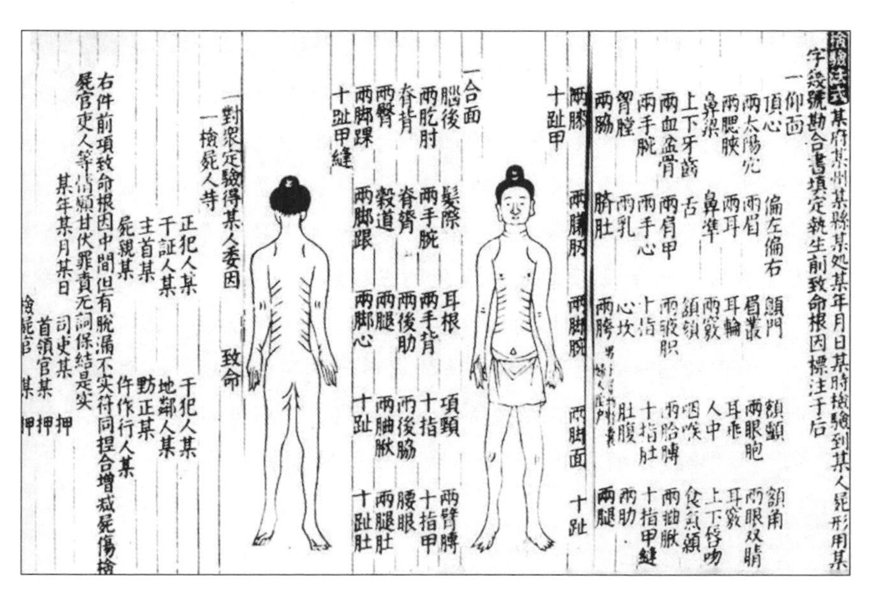

檢驗法式 某府某州某縣某處某年月日某時檢驗到某人屍形用某字號勘合書填定執生前致命根因標注于后

一仰面
頂心 偏左偏右 顖門 額顱 額角
兩太陽穴 兩眉 眉叢 兩眼胞 兩眼及睛
兩腮頰 兩耳 耳輪 耳垂 耳竅
鼻梁 鼻準 兩竅 人中 上下唇吻
上下牙齒 舌 頷頦 咽喉 食氣顙
兩血盆骨 兩肩甲 兩腋䏶 兩胳膊 兩曲脉
兩手腕 兩手心 十指 十指肚 十指甲縫
胸膛 兩乳 心坎 肚腹 兩肋
兩脇 臍肚 兩胯 男子婦人陰門 兩腿
兩膝 兩臁肕 兩腳腕 兩腳面 十趾
十趾甲

一合面
腦後 髮際 耳根 項頸 兩臂膊
兩胳肘 兩手腕 兩手背 十指 十指甲
脊背 脊膂 兩後肋 兩後脇 腰眼
兩臀 穀道 兩腿 兩曲脉 兩腿肚
兩腳踝 兩腳跟 兩腳心 十趾 十趾肚
十趾甲縫

一對眾定驗得某人委因 致命

一檢屍人等 正犯人某 干犯人某
干証人某 地鄰人某
主首某 勁正某
屍親某 仵作行人某

右件前項致命根因中間但有脫漏不實符同捏合增減屍傷檢屍官吏人等情願甘伏罪責无詞保結是實

某年某月某日 司吏某押
首領官某押
檢屍官某押

《元典章》中的「檢屍法式」。

在場圍觀的鄉親們都被張縣令匪夷所思的舉動驚呆了，一時不知道他這葫蘆裡賣的是什麼藥。等大火熄滅後，張舉請眾人察看兩頭豬，只見被殺死的豬口中乾乾淨淨，而被燒死的豬則張著嘴巴，口中有許多灰炭和碎屑。張舉立即再次提審那婦女說：「妳丈夫不是被火燒死的，凡是被活活燒死的人，煙薰火烤，嗆得喘不過氣，大口呼吸，口中必然有灰。而現在妳丈夫口中卻一點灰塵都沒有，可想而知他根本就是先死亡後才被火燒的，妳快快從實招來。」

婦人聽了，嚇得臉色發白，雙腿發抖，面對如山的鐵證，少婦只得如實供述了與姦夫合謀殺死親夫，然後縱火燒屋焚屍滅跡的犯罪事實。

人被燒死，現場被破壞，唯一的知情人又是犯罪嫌疑人，犯罪人又拒不認罪，這樣的案子在古代偵破技術簡陋的條件下確實難以破獲。好在張舉巧妙地想到燒豬一法，借證於人，進而得出案情真相。

法醫學的誕生和發展，與社會經濟的發展、法的出現、以及醫學和其他自然科學的進步有著密切的關係。

在中國先秦時期就有了損傷檢驗，在已發掘的秦墓竹簡中，亦有他殺、殺嬰、自縊、外傷性流產等檢驗案例的記載。戰國末期還有「令史」專門從事屍體核對總和活體檢驗。至唐宋，檢驗制度已經發展成當時世界上最先進最完備的檢驗制度。宋代法醫學更是誕生了全世界第一部法醫學專著《洗冤集錄》。綜上所述，中國古代的法醫學歷史悠久，成就顯著。在西方，1598年義大利醫師菲德利斯發表《醫生關係論》一書，是歐洲第一部法醫學著作。19世紀後由於顯微鏡技術的出現和化學分析方法的應用，法醫學的研究工作得到深入發展。20世紀以來，自然科學的突飛猛進大大促進了法醫學的進步，現代分析儀器的運用和新檢驗技術的應用，標誌著現代法醫學體系的形成。

小知識

宋慈（西元1186年～西元1249年），中國古代傑出的法醫學家，被稱為「法醫學之父」，西方普遍認為正是宋慈於西元1235年開創了「法醫鑑定學」。所著的《洗冤集錄》，不僅是中國，也是世界第一部法醫學專著。

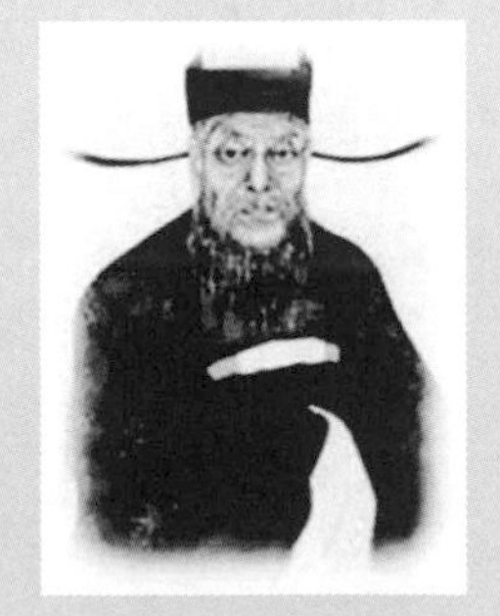

「藥王」用蔥管為病人導尿

導尿術，是臨床上常用的治療方法之一，常用於尿瀦留患者，幫助其排出尿液，也用於留尿作細菌培養，準確紀錄尿量，瞭解少尿或無尿原因等；還可以注入造影劑，做膀胱沖洗，探測尿道有無狹窄及盆腔器官術前準備等。

孫思邈是我國古代著名醫學家，被後世尊稱「藥王」。他不但醫術高超，精通內外婦兒各科，治療過各種疾病，還非常注重醫德，強調醫生應該時時刻刻為病人著想，想盡一切辦法解除病人的痛苦。

有一年冬天，一位病人找到了孫思邈，他患了尿閉症，尿不出尿來。來時病人雙手捂著肚子，不住地呻吟著，異常痛苦地對孫思邈說：「先生，救救我吧，我的肚子脹得不行了，膀胱快要脹破了。」

孫思邈仔細地檢查病人，只見他的腹部高高隆起，像一面戰鼓一般，根本不敢觸碰。孫思邈見狀十分難過，他知道病人此刻的痛苦，心想，膀胱盛不下那麼多尿，再不讓尿流出來後果將很難想像，但如何讓尿液排出體外呢？

在現代醫學看來，這個病人之所以排不出尿是因為泌尿系統受溼熱、毒邪的刺激，使膀胱或尿道括約肌發生反射性痙攣，導致無法排出尿液。在當時，這個病是無法用醫學來解釋的，孫思邈也從沒有醫治此病的經驗，在流傳下來的醫書上更無從獲得這類疾病的治療方法。

孫思邈想了想，認為要是有一個管子能夠從尿道插進去，也許可以幫助病人排出尿來。但是尿道狹窄，到哪兒能尋找一種又細又軟、既可插進尿道又不損傷器官的管子呢？這種方法能否成功導出尿液也很難說，正在他左右為難之際，病人痛苦的呻吟聲更大了，這讓他下定決心無論如何要試一試。

這時，鄰居家的孩子路過門前，手裡拿著一根枯萎的蔥管，正在吹著玩。乾癟細軟的蔥管一吹就鼓脹起來，像是一根管子，孩子用手一拍，「啪」一聲破了。孫思邈看著看著，心裡一亮，高興地自言自語：「蔥管細軟而中空，就用它來試試！」

孫思邈邊說邊跑到後院找到一根細細的乾蔥管，將其清洗乾淨後，切下尖頭，小心翼翼地插入病人的尿道。然後，孫思邈像鄰居家的孩子一樣，鼓足兩腮，對準蔥管用勁一吹。

果然，蔥管鼓起來，尿液從中間緩緩流出。

用這種方法，病人的尿液很快放得差不多了，孫思邈輕輕拔出了蔥管。這時，病人好受多了，他站起身來，連聲說：「多謝先生救命之恩！」孫思邈擺擺手，笑著說：「是這根蔥管救了你呀！」

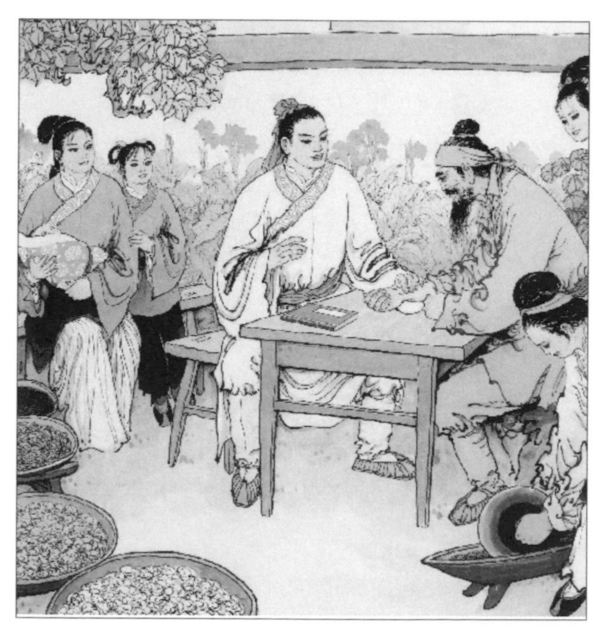

孫思邈，唐代京兆華原（今陝西耀縣）人。少年時為治療父母的疾病，四處拜師，經過刻苦學習，不斷實踐，終於成為一代名醫。

尿道容易引起感染，所以進行導尿術時必須嚴格無菌操作。一般操作時，先用肥皂液清洗患者外陰，再用專用的消毒洗液徹底消毒尿道口及外陰部。手術者必須戴無菌手套，插入尿管動作要輕柔，以免損傷尿道黏膜，若插入時有阻擋感可更換方向再插。尿液流出後，再插入2公分，不要過深或過淺，切忌反覆抽動尿管。

另外尿道是人體中比較脆弱的器官之一，進行導尿時還要注意選擇導尿管的粗細要適宜，尤其是對小兒或疑有尿道狹窄者，尿管要宜細不宜粗。對膀胱過度充盈者，排尿宜緩慢，以免驟然減壓引起出血或暈厥。病情需要留置導尿管時，應經常檢查尿管固定情況，有否脫出，為防止感染還要以無菌藥液每日沖洗膀胱一次。

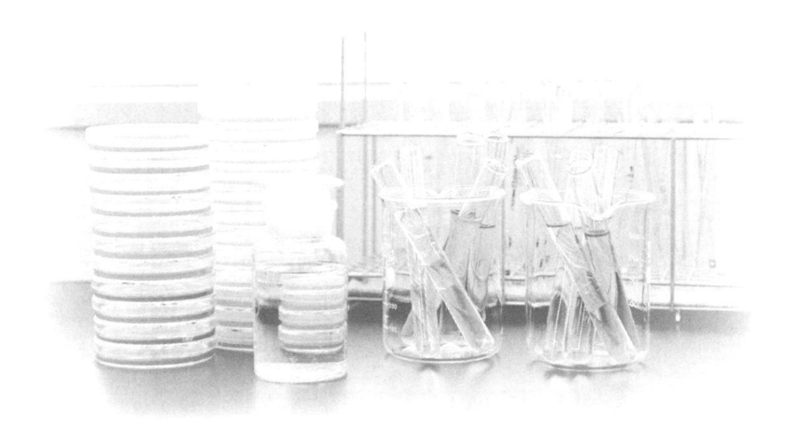

小知識

李時珍（西元1518年～1593年），明朝蘄州（即今湖北蘄春縣蘄州鎮）人。他的著作《本草綱目》集中國古代醫藥學之大成，被譽為「中國古代百科全書」。

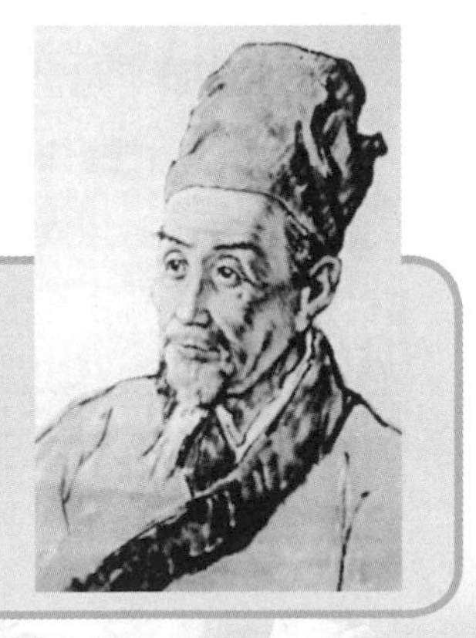

老獵人求醫求出阿是穴

穴位，醫學上指人體上可以針灸的部位，多為神經末梢密集或較粗的神經纖維經過的地方。

孫思邈醫術高超，擅長針灸，創造了「以痛取穴」的針灸方法。

「藥王」透過針刺就能治療病症的消息不脛而走，傳到了終南山下一位獵人的耳中。這位獵人年紀大了，患了腳痛病，他十分煩憂，擔心自己從此無法打獵，無法養活自己。當聽到孫思邈在五臺山採集草藥，救治百姓的消息後，決定前去求醫。

於是，老獵人帶著珍藏多年的鹿茸、貂皮，輾轉來到了五臺山。這天，老獵人蹣跚在山路上，迎面走來一個中年人。中年人看到老獵人行動不便，上前關切地問：「老人家，您右腿有病吧？請到寒舍歇息片刻。」

老獵人求醫心切，說：「不用了，我前來拜訪藥王，請您指點一下，告知藥王府邸，在下就感激不盡了。」

中年人聽了，微微笑道：「藥王不過是雲遊四方的郎中，哪有府邸？您老人家有病，只管捎個口信出去就是了，何必如此辛苦前來尋他？」

老獵人聽了這話，覺得中年人貶低藥王聲望，心中不悅，轉身就走。這時，中年人慌忙攔住他，不得不說出實情，原來他就是孫思邈。

就這樣，老獵人來到了孫思邈的住處。孫思邈開始為他精心治療，每日扎針、服藥，一絲不苟。可是一連半個月，病情不見好轉。老獵人認為自己是不治之症，打算告辭回去，孫思邈也很焦急，卻一時半刻不知道問題出在哪裡。他挽留老獵人，決心治好他的病。孫思邈仔細思索，心想：「這些天我給他服用舒筋止痛藥，扎遍十四經內穴位，怎麼會沒有療效呢？難道還有新穴位？」

想到這，他拿起銀針在自己身上實驗，並請老獵人躺在床上進行醫治。

孫思邈在老獵人腿上一分一寸地掐試針穴，並不停地問：「是不是這裡痛？」

老獵人不斷地搖頭：「不是，不是……」

當他試針到三陰交穴位上方的一個部位時，老獵人張口大叫：「啊！是。」孫思邈連忙掐住這個疼痛點，並思索施針過程中的種種感覺和反應，這才在此處正式扎針。這一針效果很好，老獵人腿部疼痛減輕了不少。

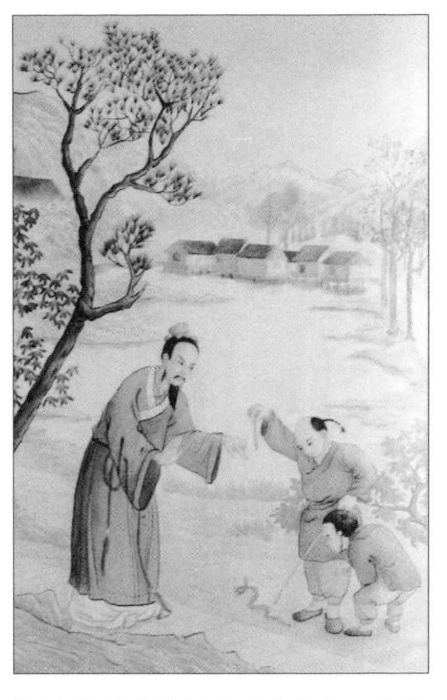

傳說孫思邈從村童手中救出一條青蛇，龍王為感激救子之情，便贈送玉笈三十六方。他經過屢次試驗均有靈效，於是編入《千金方》中傳世，從此醫術更加精通。

第二天，孫思邈再次為老獵人扎針時，卻發現昨天的穴位不起作用了。於是他運用昨天的手法，又找到一處新穴位，在此扎針，效果也不錯。

有了這樣的經驗，孫思邈先後在老獵人腿部找到六、七處穴位，在針灸七天後，老獵人痊癒了，高興地辭別他返鄉。孫思邈照例對這次治療過程進行總結，當他準備為新穴位取名，想起第一次發現新穴位時老獵人「啊！是。」的喊聲，就將新穴位叫作「阿是穴」。

阿是穴，指以壓痛點或其他病理反應點做為針灸治療的穴位，又名不定穴、天應穴。這類穴位一般都隨病而定，沒有固定的位置和名稱，是人體多種穴位之一。

早在兩千多年以前，我們祖先就已經知道人體皮膚上有許多特殊的感覺

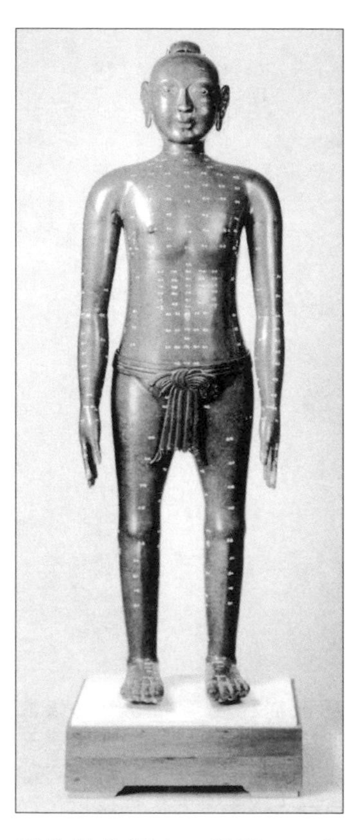
明代針灸銅人，通高213公分，全身共標有666個針灸穴位。

點。著名醫典《黃帝內經》曾記載了人體上160個穴位名稱，並提出「氣血不順百病生」的觀點。在中醫理論中，所謂的氣血就是支配內臟的一種能量。能量在人體中流轉的通路，中醫稱之為「經絡」，穴位位於能量流動「經絡」的關鍵節點處。「經絡」與「穴位」的關係就像現實生活中道路與交通樞紐的關係一樣，道路的通暢情況會很快反應到交通樞紐。當人體內臟出現異常時，會使流轉異常臟器的經絡能量發生混亂，進而引起機體的各種疾病。能量流轉發生阻塞會很快反應到經絡關鍵點上的穴位。因此，透過給予穴道刺激，使能量的流動順暢，可以達到治病的效果，這就是穴道療法基本原理了。

中醫通常認為人體周身共有720個穴位，其中常用穴位365個，這些穴位都對應了人體的一個臟器。醫生可以根據穴位的情況，進行機體疾病症狀的診斷和相對的針灸、按摩穴位、電療、拔罐、刺激穴位等治療，以治癒病人的症狀，使之痊癒。

小知識

薛己（西元1486～1558年），明代吳郡（今江蘇蘇州）人。自立一家之言，治療用藥宣導溫補，對後世溫補學派的產生與形成，頗有啟發。著有《內科摘要》、《女科撮要》、《保嬰金鏡錄》、《本草約言》等。

觀畫治病也能提高免疫功能

免疫是指機體免疫系統識別自身與異己物質，並透過免疫應答排除抗原性異物，以維持機體生理平衡的功能。

「兩情若是長久時，又豈在朝朝暮暮！」能夠寫出這樣淒婉綿邈的文人，我們不難想像是何等的風流倜儻，他就是北宋詩詞婉約派的代表人物秦觀。秦觀生性豪爽，灑脫不拘，年少時就在文壇上嶄露頭角，長大後更博得了蘇軾賞識，但由於和當權者意見不合，一生屢遭貶謫。有一年，秦觀又被貶至河南汝陽縣，由於水土不服再加上心情鬱悶，患了腸胃病而且久治不癒。一天，有個高姓好友拿了一幅王維的山水畫《輞川圖》給他看，並說：「看了這幅畫，你的病就會好，我曾用它治好過幾個病人！」秦觀很納悶，畫怎能治病呢？然而，朋友一番好意，他也不好拒絕，心想不妨試一試。

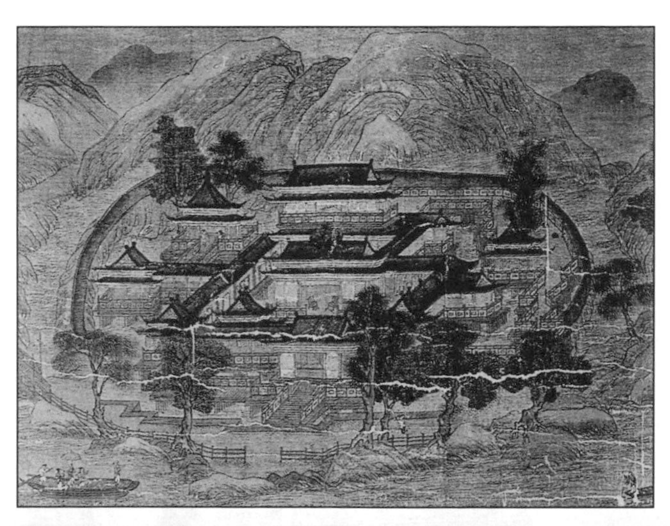

唐代王維的《輞川圖》，現收藏於日本的聖福寺。

提起王維，稍有點歷史知識的人都知道，此人能詩善畫，是唐代大詩人、大畫家，也是中國文藝史上最早以「詩中有畫，畫中有詩」著稱於世的。據史料記載，這幅赫赫有名的山水畫《輞川圖》就是王維晚年退隱西安籃田輞川時，在清源寺裡完成的。圖繪群山環抱中的別墅，由牆廊圍繞，形似車輞。其中樹木掩映，亭臺樓榭，層疊端莊。構圖上採用中國畫傳統的散點透視法，略向下俯視，使層層深入的屋舍完全地呈現在觀者目前。墅外河流蜿蜒流淌，有小舟載客而至，意境淡泊，悠然超塵。勾線勁爽堅挺，一絲不苟，隨類敷彩，濃烈鮮明。畫中的山石以線勾廓，染赭色後在石面受光處罩以石青、石綠，凝重豔麗。樓閣則刻畫精細。畫面洋溢著盛唐繪畫獨具的端莊華麗，使唐人意念中的世外桃源躍然紙上，體現了並非茅屋寒舍，躬耕自給，而有略帶奢華的景象。

秦觀這樣的書畫大家自然對這幅畫作品賞有加，於是乾脆病臥在床，什麼也不做，只是每天細細觀畫。時間一久，每當他看到這幅山明水秀的圖畫時，就好像自己已經離開了病床，一步步走進了那迷人優雅的畫中境界，呼吸著山谷中自然清新的空氣，聆聽著森林深處傳來的陣陣蟲鳴鳥語，真是好不愜意。經過一段時間「畫中遊覽」後，奇蹟發生了，秦觀久治不癒的腸胃病竟然痊癒了！

秦觀異常高興，邀請來朋友問詢箇中原因，朋友說：「你患病久了，心情自然不快，哪有精力對抗疾病？我給你這幅畫，就是讓你忘卻病痛，振奮心情，這樣一來，身體當然恢復得快了。」

朋友從心理方面解答了秦觀的疑惑，有一定的科學性，但卻沒有道出其中深層原因：為何心情好疾病就恢復得快？

原來這與人體的免疫功能有關。人體自身具有一定免疫功能，這種功能是生物機體在進化和個體發育過程中逐步獲得的防衛能力。它可以識別自身和非己的物質和消除自身產生的衰老或死變的細胞等功能，相當於身體的衛士。它主要包括防護、穩定和監視三方面功能。

免疫系統功能的正常與否，直接關係到人體的健康狀況。一旦免疫功能發生異常，必然會導致身體生理功能的失調，這時就會出現病理性變化，人就生病了。當一個人心情鬱悶，時間久了，體內的免疫功能就會處於低下狀態，不能有效防止各種病毒入侵，進而產生疾病。相反，一個人心情舒暢，免疫功能會提升，機體可以得到自我調節，疾病也就會消除。

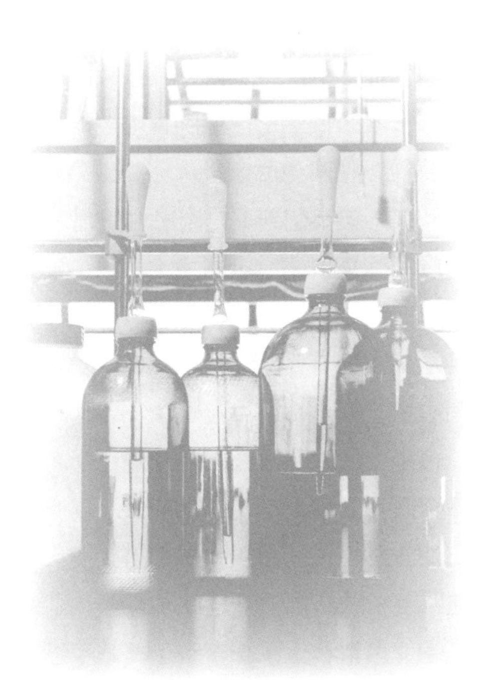

小知識

李中梓（西元1588年～1655年），字士材，號念莪，明末華亭（今江蘇松江）人，為明末一大醫家。著有《內經知要》、《醫宗必讀》、《本草通玄》等。

吃死人的甘草提醒用藥安全

副作用也稱副反應，指應用治療的藥物後所出現的治療目的以外的藥理作用，通常會引起一定的不適或痛苦。

明代醫學大家李時珍對中草藥可以說是瞭若指掌，然而在他剛出道行醫時，由於經驗不足加上對藥物的藥性不瞭解，使得對病患的醫治效果十分糟糕。儘管他診治疾病時總是小心翼翼，但仍然不時會弄出些麻煩來。

有一次，他治療一個脾胃虛弱的病人，為了安全起見，他只給病人開了一包甘草粉，囑咐他回家後，和到飯菜裡一起服用。他這樣的安排看起來似乎是百無一失，但沒想到還是出了大問題。

患者離家很遠，走到途中，腹中感到饑餓，就在路邊飯館買了一碗麵條，準備吃飽再趕路。不巧，由於飯館條件簡陋沒有現成的筷子，他便隨手在路邊折了兩根小樹枝當筷子。吃麵條時，這為可憐的老兄還沒忘記李時珍的囑託，把治病用的甘草粉也和同麵條一起吃了。

結果，病人回家沒過多久就死了，他的家人自然非常生氣，找到李時珍責問。李時珍百口莫辯，對於病人為何吃了甘草會死亡他也百思不得其解。於是他開始查詢原因，這天他偶然來到病人吃麵條的飯館，這才明白真相，原來病人在路邊折的「筷子」是甘遂的莖，甘遂與甘草相剋，兩者混合吃了會死人。

這件事情發生後讓李時珍感慨不已，而不久之後發生的另一件事更讓他百感交集。一天，有人來請李時珍出診。李時珍走時想起還有一個病人要來取藥，就告訴妻子藥放在灶臺上，病人來取時記得交給該病人，隨後就出診去了。

回來後，李時珍發現那包藥還在灶臺上，而放在旁邊的一包砒霜不見了蹤

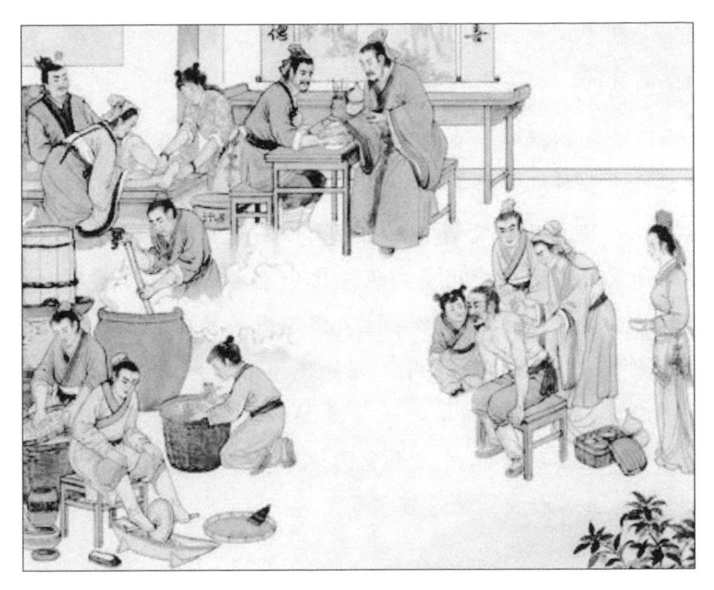

李時珍行醫圖。

影，仔細一問，原來妻子誤將在灶臺焙烤的砒霜當成患者的口服藥發給了患者。這下可把李時珍嚇的一佛升天，二佛出竅，如果上次人死還與自己無關，這次自己簡直就是殺人凶手。他連跑帶顛地向那位患者的家趕去。剛跑一半，就碰上患者的家屬。他心想，完了，砒霜劇毒，病人鐵定死了，家屬這一定是找自己拼命來了。可是大出意料的是，患者家屬不是來討伐他的，而是來感謝他的。這是怎麼回事？

原來患者是名患了「症瘕」的婦女，腹脹疼痛，閉經。她不知就裡服用砒霜後，立刻瀉下黑血一盆，腹部腫大也隨即消了，疼痛減輕了，精神明顯恢復。

經過這兩件事，李時珍對待藥物更留意，他知道藥性複雜，合理用藥才是治病關鍵。

古人云：「用藥如用兵，任醫如任將。」可以看出中醫對藥物使用的慎重

態度。醫生在為病患開藥方時，不但要熟知藥性，更要切中病機，有的放矢，才能達到治病的目的。

中藥大多取自天然材料，主要是由植物及部分動物和礦物組成，比起化學合成的西藥藥性平和許多。在醫院中我們常常聽到有人說：「西藥反應大，中藥平和、無毒性，請大夫開幾劑中藥吧！」但是，有不少中藥毒性很強，如砒霜、斑蝥等，如果使用不當或用量超過規定，也會引起毒性反應。還有些藥物需要經過特別的加工後，才能去除毒性，保證用藥的安全有效。一些藥物不具毒性而且對身體有很好的滋補作用，但如使用不當也會引起不良的後果。如西洋參是世界公認的名貴滋補藥之一，能救人於垂危之際，但如用量過度，也能置人於死地；人參持久濫用，還會出現許多中毒症狀——「人參中毒綜合症」。這就是「無毒不成藥」的道理。

小知識

張璐（西元1617年～1699年），晚號石頑老人，江南長州人。與喻昌、吳謙齊名，被稱為中國清初三大醫家之一。著有《傷寒緒論》、《傷寒兼證析義》、《張氏醫通》、《診宗三昧》等。

半夜入觀解開「仙果」之謎

根據中藥的臨床功效，中醫將「四性」、「五味」做為中藥藥性的判定原則。

李時珍為了編寫《本草綱目》，曾帶著弟子歷經千辛萬苦到各地名山大川採集中藥。在完成這部藥學巨著的時候，李時珍為了收集植物的藥性甚至不惜做了一次「賊」。

一天，師徒兩人來到太和山下，聽說山上五龍宮道觀內長有「仙果」，就想弄清「仙果」究竟是何物及其藥用功效，於是在山下找客棧住下。第二天，李時珍一大早來到五龍宮道觀，據觀內道士們說，果樹是真武大帝所種，每年都會長出像梅子大小的「仙果」，人吃了這「仙果」可以長生不老。當朝皇帝聽說此事後，降旨下令五龍宮道士每年在「仙果」成熟時採摘做為貢品送到京城，供皇家享用，並不許百姓進五龍後院，誰要是偷看、偷採「仙果」，就是「欺君犯上」，有殺身之罪。

李時珍對觀內道長說出自己的心願，想到後院看一看「仙果」時，老道長一口否決了：「不行，你不懂這裡的規矩，這裡是皇家禁地，不是一般人可以隨便進出的。

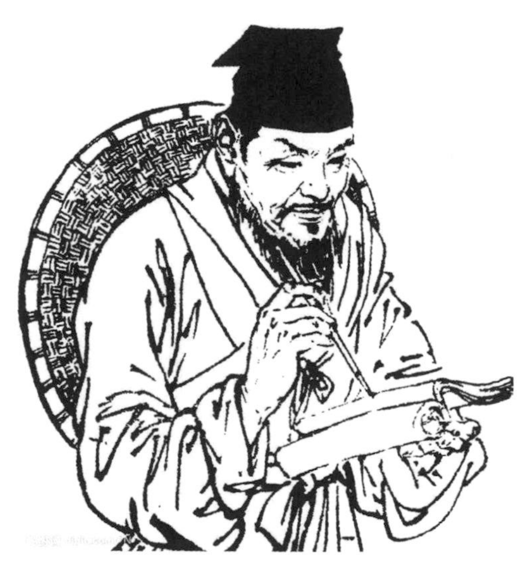

李時珍既「搜羅百氏」，又「採訪四方」，他背著藥筐，遠涉深山曠野，遍訪名醫宿儒，搜求民間驗方和藥物標本。

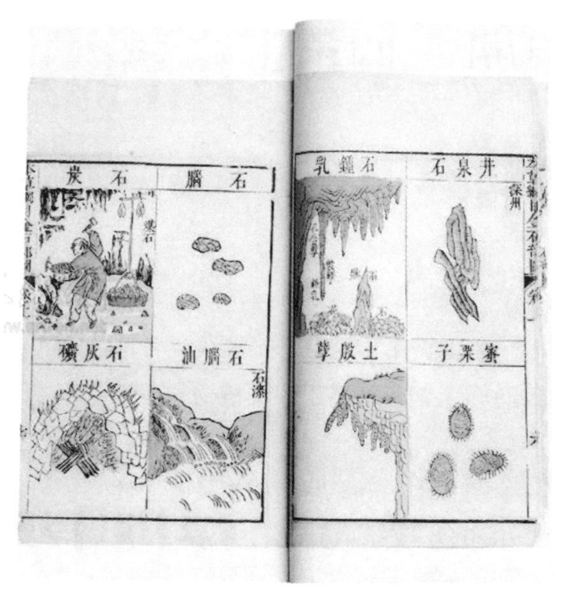

《本草綱目圖》雖為常見之書，但所見多為乾隆年間刻本。此明刻設色本極為少見，當為博聞好古者所珍。

你快快離開吧！」

李時珍解釋說：「我是從蘄州來的醫生，專門採集藥材，研究藥效的，我想瞭解一下『仙果』究竟有何妙用？」

白髮蒼髯的老道長仔細打量李時珍一番，依舊語氣堅決地說：「你雖是個醫生，但我要告訴你，仙果是皇家的御用之品，我不想找你什麼麻煩，你還是快快離去為好，不然當心皮肉之苦。」

李時珍再三懇求未果，只好無奈地下山了。可他心有不甘，想到為了編寫《本草綱目》，不能讓「仙果」成為永久謎團。於是，夜深人靜時分，李時珍從另一條小道摸上山，五龍宮裡一片寂靜，道士們早已酣然入睡。李時珍輕步繞到後院外，翻牆入院，快步來到果樹下，迅速摘了幾枚「仙果」和幾片樹葉，然後翻牆出寺，連夜趕下山去。

帶著「勝利品」回到客棧，李時珍格外興奮，他連忙喊起弟子，與他一起品嚐「仙果」、「仙葉」，對其進行仔細研究。經過一番努力，李時珍解開了太和山「仙果」之謎。「仙果」是一種榆樹果子的變種，名叫榔梅，其藥用功效與梅子差不多。瞭解至此，李時珍提筆在《本草綱目》第二十九卷寫道：「榔梅出均州太和山，杏形桃核。氣味甘酸平，無毒，主治生津止渴，清神下氣，消酒。」

經過大量的臨床實踐，中醫將「四性」、「五味」做為中藥藥性的判定原則。

「四性」指寒、熱、溫、涼四種藥性，寒熱偏性不明顯的即為平性。辨證施治的原則是「熱者寒之，寒者熱之」，寒涼藥材多具有清熱瀉火作用，適用於熱性病症；溫熱藥材多具有溫裡散寒的特性，適用於寒性病症。

「五味」指辛、酸、甘、苦、鹹五種不同滋味，不同的藥味，具有不同的治療作用。辛味，口嚐有麻辣或清涼感，能發散解表、行氣活血、溫腎壯陽；甘味，口嚐味甜，能調和脾胃、補益氣血、緩急止痛；酸味，具收斂、固澀作用；苦味，能清熱解毒、燥溼、瀉火、降氣、通便；鹹味能軟堅散結、瀉下通便、平肝潛陽。

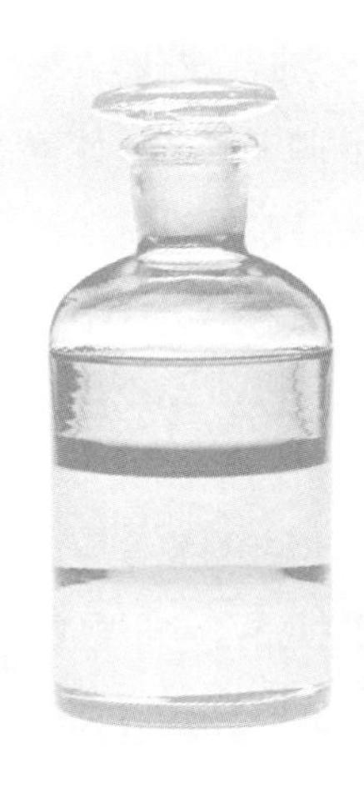

小知識

薛雪（西元1681年～17701年），江蘇吳縣人。因母病而鑽研醫學，精於醫術，在當時與葉天士齊名，成為江蘇吳縣兩大醫家。傳說《溼熱條辨》一書為其所作。

李時珍「以笑治病」的經絡學說

經絡，中醫指人體內氣血運行通路的主幹和分支，包括經脈和絡脈兩部分。其中縱行的幹線稱為經脈，由經脈分出網路，遍佈全身各個部位的分支稱為絡脈。

有一次，李時珍路過一座城市，只見城門口圍著一堆人。他覺得好奇，便擠入了人群，只見大家都在觀看一份告示。告示上面寫著：知府大人身體欠安，全身不痛不癢，不燒不冷，卻整日不思飲食茶水，鬱鬱寡歡。如果哪位名醫能妙手除病，願以紋銀百兩相贈。

李時珍行醫多年，治療過各種病症，遇見疑難病症自然想一探究竟，於是伸手撕下告示。圍觀的百姓看了，無不議論紛紛：「這個人真是不自量力，城裡的名醫都沒有辦法治好大人的病，他一個江湖郎中能治好？」

「人不可貌相，說不定此人有妙手回春的本事呢！」

「哼！治不好病可就有他好看的，上次那個應診的郎中不但沒有拿到錢，還挨了一頓板子……」

知府的家人見李時珍風塵僕僕，衣裳破舊，心裡也有些看不起，但是告示已經扯下了，只好把他帶回府衙。

此時，知府已經病得骨瘦如柴，見到李時珍，竟然沒有力氣與之答話。李時珍為知府把完脈後，胸有成竹地說：「大人，您這病原本不是什麼大病，只是讓那些郎中亂用人參鹿茸給耽誤了。」

知府一聽，精神為之一振，急忙追問道：「先生可知我得的什麼病？」

李時珍略作沉吟：「透過脈象來看，大人患的是經血不調之症。」

「什麼？經血不調？」知府簡直不敢相信自己的耳朵，家人更是哭笑不得。

李時珍又大聲重複了一遍：「大人的病是婦人之症，每月經潮不定，吃了我開的方子一定會藥到病除。」

「信口雌黃，還不給我住口！」知府眼睛瞪得比銅鈴還大，「你是哪裡來的刁民，竟敢假充郎中來哄騙本官，給我從實招來！」

李時珍並不在意，輕輕笑著說：「我說的是實話，大人陰脈小弱，說不定已經身懷六甲了……」

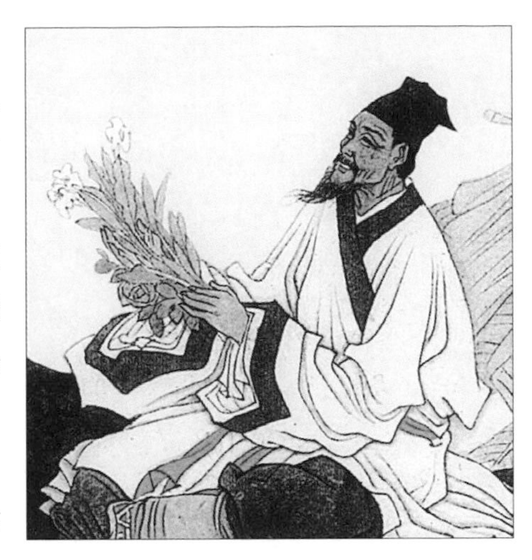

李時珍採藥圖。

知府見此，氣得半死，手拍床沿喊人：「快來人！把這個刁民給我打出去！」家丁一擁而上，將李時珍連打帶推地趕出大門。臨走時，李時珍回頭對知府說：「大人可不要賴帳，過些日子我會來討診病的錢。」

李時珍走後，知府躺在床上越想越好笑，這個過路郎中怎麼如此無厘頭，竟說男人得了婦科病。真是世有五穀雜糧，人有千奇百怪，這等混飯吃的郎中，真是可笑至極。

一連數日，知府每每想起此事都要大笑一陣，說來奇怪，笑過之後漸漸覺得有食慾了。大約半個月，他的飯量恢復了正常，身體慢慢地痊癒了。

這天，知府帶著家人在花園裡飲酒賞花。

門人通報說：「老爺，那個過路的郎中前來討看病的錢。」

知府一聽，心想：「這個瘋子真是不知死活，胡亂診病還想訛錢，真是老鼠捋貓鬍鬚，想找死！」

他讓家人將李時珍帶進園中，想捉弄一番。

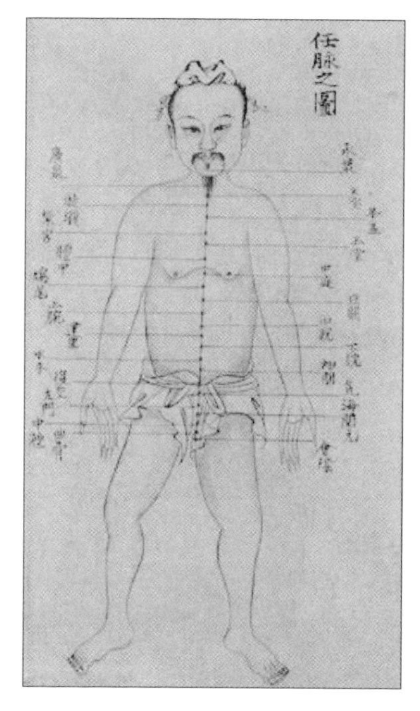
清代繪製的《任脈圖》。

知府眯著眼睛打量了一下剛剛走進花亭的李時珍，突然將手裡的酒杯朝桌上一頓，拍著桌子說：「本大人的病是你給治癒的嗎？」

李時珍反問一句：「請問您的病是怎麼好的？」

「上次你胡說我得了婦人病，本官覺得實在好笑，病就慢慢好了，這與你何干？」知府說。

李時珍聽罷，說出了實情。原來他經過診視，發現知府氣悶在胸，五焦不通，這屬於陰鬱悃仲之症。這種病藥物很難治療，病人只有敞開心懷，心情舒暢，才能散氣順心，通脈活血，疏鬱愁為暢意。所以，他認為直接說出病症，知府肯定心情不好，笑不起來，病也診不好。於是故意說知府得了婦人病，讓他覺得荒唐可笑，一笑百病除，疾病自然治癒。

知府這才明白自己身體康復的緣由，知道李時珍是醫道高明的神醫，於是獻上診金，恭恭敬敬地把他送出了大門。

故事中提到李時珍透過疏通氣血為病人治病，這涉及到中醫基礎理論核心之一的經絡學說。

《黃帝內經》載：「經脈者，人之所以生，病之所以成，人之所以治，病之所以起。」而經脈則「伏行分肉之間，深而不見，其浮而常見者，皆絡脈也」，並有「決生死，處百病，調虛實，不可不通」的特點。經絡除了具有聯絡溝通機體的功能外，還能傳導體表感受到的病痛和各種刺激，傳導臟腑的生理功能失常。在經絡傳導的過程中還能將營養物質傳送至身體各部分，使臟腑組織得以營養，筋骨得以濡潤，關節得以通利。

俗話說，一笑百病除。透過笑使經絡「行血氣」，進而讓營衛之氣密佈周身，在內和調於五臟，灑陳於六腑，在外抗禦病邪，防止內侵。中醫情態致病說認為，七情內傷可致臟腑的功能失調，出現腹滿、脹痛、呃逆、泄瀉等症狀。李時珍巧用「喜勝憂」的情態相勝之理，使病人樂而忘憂，氣其舒緩通和而祛病。

美國著名的精神學博士雷蒙．穆迪（Raymond A. Moody）在《笑一笑——賦予健康的動力》一書中說：「我發現笑是一種人類生存的能力，恰如醫師檢查身體各部位一樣，笑已成為衡量身體健康的一種正確有效的指示器。」這麼多器官能從笑的震撼中獲益，笑做為一種運動和健康的指示器，應該被充分重視和利用。

小知識

汪昂，清初醫家，安徽休寧人。性好醫學，勤於纂輯醫學書籍。編著有《素靈類纂約注》、《醫方集解》、《本草備要》、《湯頭歌訣》等，頗為實用，流傳甚廣，對傳統醫學普及很有貢獻。

一枚鐵釘與藥物的奇妙配伍

在藥劑製造或臨床用藥過程中，將兩種或兩種以上藥物混合在一起就叫做配伍。

明代有位醫學家，名叫張景岳，他善用溫補之法治療疾病，是溫補派名家。有關他急中生智，解救吞了鐵釘的兒童的故事在民間廣為流傳。

有一年，張景岳行醫途中路過一戶人家，聽到裡面傳來呼救聲。他急忙進去查看，只見一對夫婦倒提著一個一歲左右孩子的雙腳，孩子鼻孔噴血，父母大呼救命，情況十分危急。

一問之下才知，這戶人家的孩子剛滿一歲，母親為了哄孩子，隨手拿了一枚釘鞋的圓釘給他玩。哪知小孩不懂，竟把鐵釘塞入口中，吞到喉嚨裡吐不出

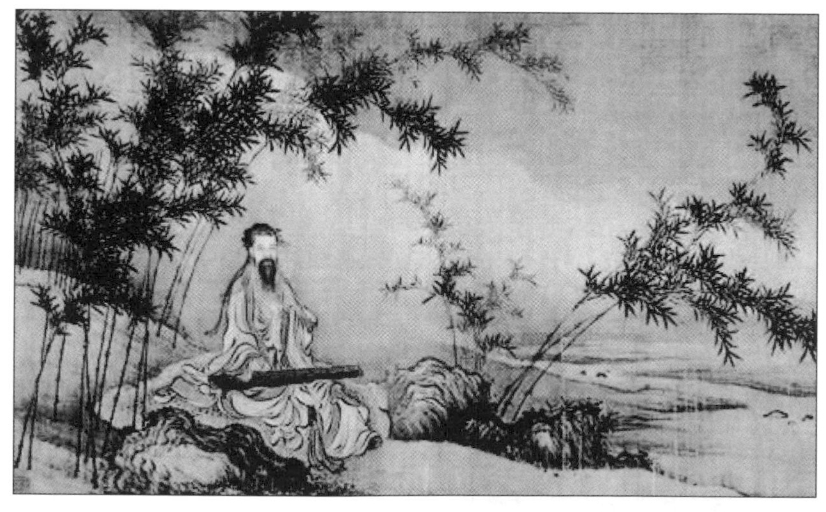

張景岳除醫道外，兼通天文律法，對象數、星緯、堪輿、律呂都頗有研究。後人稱其為「仲景以後，千古一人」。

來了。母親大驚之下，倒提孩子兩足，打算倒出孩子嘴裡的釘子。這才出現了張景岳進門看到的一幕。

張景岳連忙讓母親把孩子抱正，就聽孩子「哇」一聲哭開了。張景岳細觀之下，斷定鐵釘已經進入小孩的腸胃。聽說孩子將鐵釘吃到肚子裡去了，父母嚇得六神無主，連聲哀求張景岳想辦法，解救孩子性命。

怎樣才能取出鐵釘呢？張景岳陷入沉思中。當時既無治療此病的藥方，也無外科手術可行。情急之下，張景岳想到了《神農本草經》上的一句話——「鐵畏樸硝」，根據此，他想出一個治療方案：取來活磁石一錢，樸硝二錢，研為細末，然後用熟豬油、蜂蜜調好，讓小孩子服下。不久，小孩排出大便，其中一物大如芋子，潤滑無稜，似有藥物護其表面。張景岳和孩子的父母親自撥開此物，看到裡面正包裹著小孩誤吞下的那根鐵釘。孩子的父母感激不已，請教其中的奧祕。

張景岳說：「使用的芒硝、磁石、豬油、蜜糖四藥，互有關聯，缺一不可。芒硝若沒有吸鐵的磁石就不能附在鐵釘上；磁石若沒有瀉下的芒硝就不能逐出鐵釘。豬油與蜂蜜主要是潤滑腸道，使鐵釘易於排出，同時，蜂蜜還是小孩子喜歡吃的調味劑。以上四藥同功合力，使鐵釘從腸道中順利排了出來。」

小孩的父母聽完這番話，若有所悟地說：「有道理！難怪中醫用藥講究配伍，原來各味藥在方劑中各自起著重要作用哩！」

不僅中藥有配伍之說，西藥也非常注重配伍。配伍恰當可以改善藥物性能，增強療效，比如口服亞鐵鹽時加用維生素C可以增加吸收。但並非所有藥品配伍都是合理的，有些藥品配伍使藥物的治療作用減弱；有些藥品配伍會使副作用或毒性增強，引起嚴重不良反應；還有些藥物配伍會使治療作用過度增強，超出身體承受力，同樣引起不良反應。

在配伍時發生的一系列不利於品質或治療的變化，就叫配伍禁忌。

配伍禁忌分為物理性、化學性和藥理性三類。物理性配伍禁忌是指藥物配伍時發生了物理性狀變化，如某些藥物研合時會破壞外觀性狀，造成食用困難。化學性配伍禁忌是指配伍過程中發生了化學變化，發生沉澱、氧化還原、變色反應，使藥物分解失效。藥理學配伍禁忌是指配伍後發生的藥效變化，增加毒性等。

在中國，古人很早以前就根據中醫實踐總結出了中藥的配伍禁忌規律，為了方便人們記憶，還專門將這些禁忌編成歌訣廣為傳唱。

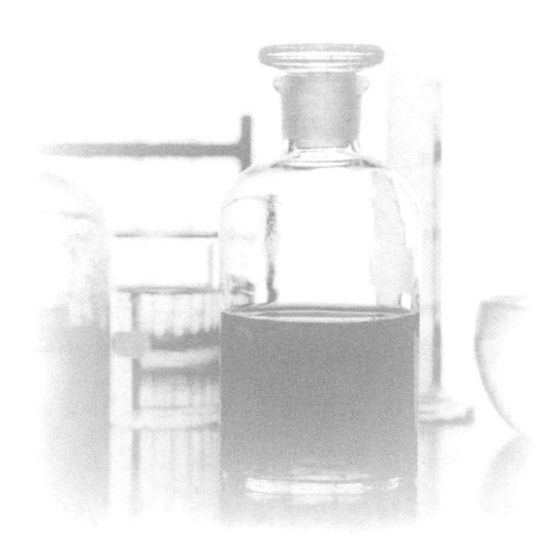

小知識

李中梓（西元1588年～1655年），明末華亭（今江蘇松江）人，為明末一大醫家。著有《內經知要》、《醫宗必讀》、《本草通玄》等。

搓腳心治眼病的精神療法

精神療法，就是利用心理學的理論知識和技巧，透過各種方法，應用語言和非語言的交流方式，影響對方的心理狀態，改變其不正確的認知活動、情緒障礙，解決其心理上的矛盾，達到治療疾病目的的一種治療方法。

明末清初著名醫學家葉天士曾經治癒過這樣一個病例：

有一天，一位雙目紅腫的病人前來求醫，只見他淚流不止，神情憂慮。

葉天士詳診細察，詢問了發病經過後，對病人說：「依我看，你這眼病只需幾帖藥就能治好，我擔心的是，你的眼病治好後還有大麻煩。」

病人吃了一驚，忙問：「大麻煩？什麼麻煩？難道比眼病還厲害！」

葉天士搖著頭嘆息道：「你的眼病治好10天後，你的兩隻腳心會長出惡瘡，會關乎性命安危。」

病人大驚失色，連連懇求：「先生，您一定要為我想想辦法啊！」

葉天士思索片刻，即對他講：「辦法不是沒有，我告訴你，你一定要按照我說的去

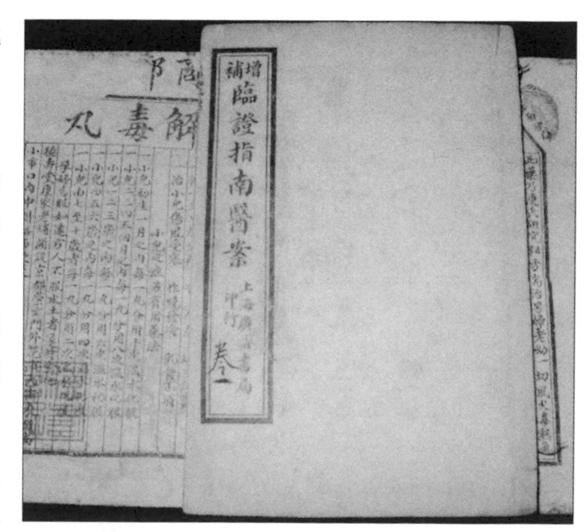

葉天士晚年所著的《臨證指南醫案》，成為中醫臨床案例學習的經典。

做。」

病人點頭不止。

葉天士告訴他：「每天臨睡前和晨起後，你用手搓兩腳心360次，這樣堅持一年，才能度過難關。」

病人對葉天士的話深信不疑，辭別後回家依法而行。

10天很快過去了，病人的眼睛好了，腳心也沒有長出惡瘡，精神比從前大有好轉。他興高采烈地去向葉天士道謝。葉天士笑了，對他說：「你的眼病是憂慮導致的，並不嚴重，用些藥物自然就會好了。可是你是個心事極重的人，眼睛疼痛又讓你不得不想，這樣一來即便是用藥，效果也不明顯。所以我說你的腳心會生瘡，不過是為了轉移你的注意力。如此一來，你就不會太關注自己的眼睛了。而且揉搓腳心會降火定神、補腎強體，心病一去，眼病自然好了。」

葉天士在那個年代就已採用心理療法為病人治病，足見醫術高明。

中醫認為，精神療法主要用於情志異常的治療。人的情志活動是五臟功能之一，五臟功能變化會導致情志改變。因為五臟之間存在著相生相剋的關係，情志變化之間存在相互抑制作用，所以如果利用情志之間相互制約關係調節五臟功能，可以達到治療疾病的目的。

一般認為，情志關係的規律是怒勝思，喜勝憂，思勝恐，悲勝怒，恐勝喜。實際上，這種關係非常複雜，並非如此單一。比如恐對於喜、怒、憂、思都有制約作用，而喜對悲、憂、思、恐、怒也都有制約作用，這就是我們常說的：「人逢喜事精神爽。」利用歡喜的心情可以制約怒氣、怒火。所以，在臨床應用中，應根據患者病情具體分析後採取相對措施。

小知識

李中梓（西元1588年～1655年），明末華亭（今江蘇松江）人，為明末一大醫家。著有《內經知要》、《醫宗必讀》、《本草通玄》等。

治療驚症運用心理學知識

心理學是研究心理現象和心理規律的一門科學。

清康雍年間，有一位著名的醫學家，名叫程鐘齡，他臨床醫學經驗豐富，別人久治不好的病，經他治療常能奇蹟般地康復，因而名聲大噪。

有一位富翁，身患足痿，行走受阻，手中必須持重物才能緩慢移步。他吃了很多藥都沒有療效，於是讓人抬著去見程鐘齡。

經過望、聞、問、切之後，程鐘齡見他六脈調和，聽說他服了很多藥都沒有效果，想到這一定是心病。於是決定施計治療，安排他在家裡住下了。

程鐘齡在病人的房間擺了很多古玩，並刻意在他的坐凳旁放置一個瓷瓶。他對病人說，這間屋子是他專門用來收藏古董的，裡面擺放的東西都是珍品，價值不菲。他還指著那個瓷瓶說：「這是我家的傳世寶，很罕見，千金難求。」病人不懂古玩，以為他說的都是真的，很謹慎地應和著。其實，這些物品都是贗品，是程鐘齡故意放置的。

病人住下後，一連兩天程鐘齡既不為其處方，也不過來寒暄問暖，甚至迴避不見他。這讓病人好生氣悶。第三天，他憋得心慌，決定出去走走。可是身邊除了瓷瓶，別無他物，只好懷抱瓷瓶小心翼翼地站了起來。

程鐘齡一直在外面窺視著，見病人剛要邁步，立即猛喝一聲：「你好大膽子，竟敢偷拿我的寶貝！」病人大驚，手一軟，瓷瓶掉在地上摔碎了。這下子病人害怕了，垂手站在那裡，臉色蒼白，一動不動。

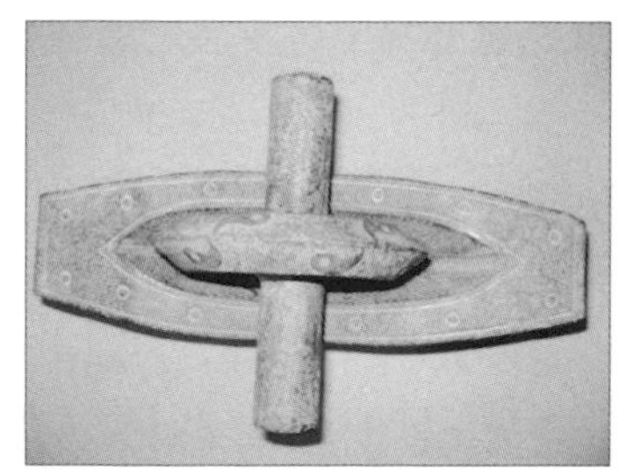

中醫碾藥用的工具——藥碾子。

程鐘齡看到病人空手也能站立了，心中暗喜，於是趁熱打鐵。上前抓住病人的手說：「別害怕，跟我來。」病人跟在他的身後，竟然步履平穩，行走如常，一點病狀也沒有了！

這時，程鐘齡才對病人說了實情，告訴他瓷瓶是假的，不是什麼稀世珍寶，他放置的物品不過是為了解除病人的心理壓力，轉移注意力罷了。病人恍悟，豎起大拇指連連誇讚程鐘齡醫術高明。

現代科學已經揭示，心理是生物神經活動的產物，是由刺激引起的電脈衝在神經系統上傳播的結果。

在實際生活中，個人由於精神上的緊張、干擾，而使自己在思想、情感和行為上發生了偏離社會生活規範軌道的現象，我們就認為出現心理疾病。生理疾病有輕度和重度之分。輕度病人主要表現為心理活動能力減弱，同時機體會有各種明顯的不適應感、疼痛感，但經由醫學檢查發現不出有器質性病變。嚴重的心理疾病是指人的整個心理機能的瓦解，心理活動各方面的協調一致遭到嚴重的損害，而且機體與周圍環境的關係也嚴重失調，如出現精神分裂症、躁鬱症等。嚴重者甚至會對自己和周圍的人產生傷害。

心理疾病可由遺傳和社會適應不良而引發。疾病種類很多，表現各異，而且有可能出現更多的以前都沒有注意到，或已經合理化的心理疾病。治療時需要運用多種醫學手段，透過醫患之間密切細密的配合才能共同完成。現代醫學中，幾乎所有的精神病、神經症、心理缺陷和不良心理習慣，都可以根據實際情況選擇適當的療法，透過心理治療得到明顯改善，甚至成功治癒。

小知識

葉桂（西元1667年～1746年），字天士，江蘇吳縣人。他是中醫學史上溫病學派的創始人，其著作《溫熱論》至今仍被臨床醫家推崇備至。

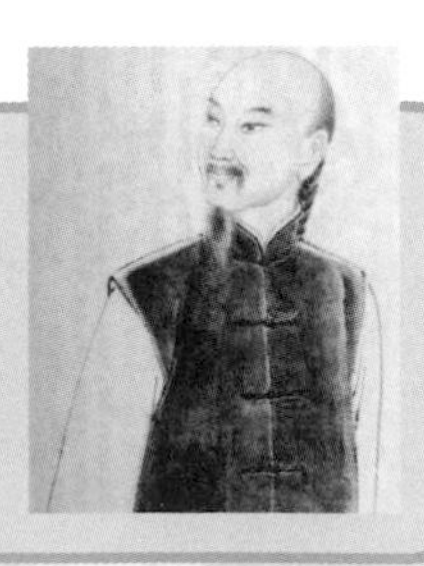

孫中山發明「四物湯」
促進國人飲食保健

飲食關係到人體的健康和疾病的防治，因此日常必須特別加以注意，並加以調理。飲食保健必須遵循以下主要原則：飲食要多樣化，合理搭配；飲食要有節制。

孫中山先生不僅是一位偉大的政治家，還是一位比較有自己心得的醫學家。他不僅擅長西醫，對中醫學及飲食營養等都有研究。他畢生提倡素食，一再說到素食的好處：「夫素食為延年益壽之妙術，已為今日科學家、衛生家、生理學家、醫學家所共認矣。」

當時的中國，很多人都不注意飲食營養，造成了身體不適，最終引發多種疾病。國弱民窮，老百姓衣食困苦，即使有病也看不起，只好拖著病體艱難度日。這種情況給了孫中山很大的觸動，他一心想救助百姓。有一次，他閱讀《神農本草經》，讀到木耳具有養血、活血、收斂等功效，不由得眼前一亮，心想：「很多普通的食材都具有藥物療效，如果將它們合理搭配，運用到日常飲食中，豈不是可以祛病強身？」於是，他從老百姓日常食用的各種食物入手，進行研究、比

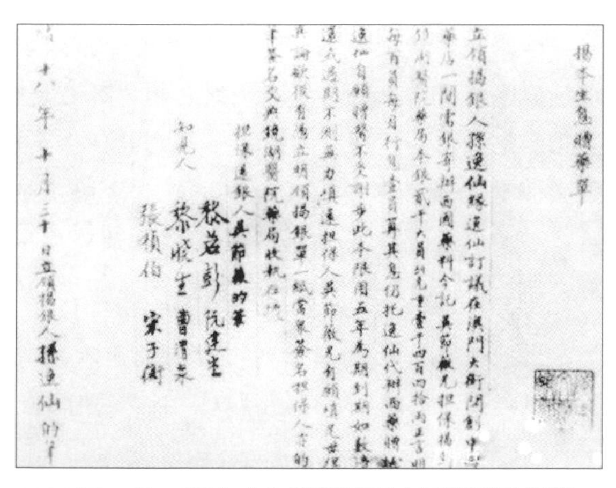

1892年12月，孫中山在澳門開設中西醫藥局行醫。這是他籌集資金開設藥局的借款單據。

較，最終發明了「四物湯」。

1909年6月，孫中山來到巴黎，特地去參觀「豆腐專家」李石增的豆腐加工廠。隨後兩人談起素食和養生的話題，交談甚歡。李石增看孫中山已過中年卻仍然紅光滿面、神清氣爽，忍不住問他有什麼養生的訣竅。孫中山神祕地說自己有一得意之作，叫做「四物湯」。李石增起初不以為然，說道：「無非當歸、川芎、芍藥、生地罷了。這四物湯真有這麼好的效果？」孫中山聽後淡淡一笑：「此四物非彼四物也！」

原來，孫中山的這「四物湯」是集四種素食之精華而成，即用黃花菜、木耳、豆腐、豆芽四種食物。他對「四物湯」的評價是：「夫中國食品之發明，如古所稱之『八珍』，非日用尋常所需，固無論矣。即如日用尋常之品，如金針、木耳、豆腐、豆芽等品，實素食之良者，而歐美各國並不知其為食品者也。」素食對健康長壽的意義是眾所周知的，而孫中山先生之「四物湯」又稱得上是素食中的佳品。

「醫學之父」希波克拉底曾告誡人們人生最重要的智慧是：「知道什麼能吃，什麼不能吃。」

俗語說「病從口入」，飲食不當會招致疾病。比如飲食過飽過饑或不定時，容易得胃病；過量攝入油膩食物，容易患膽囊炎、膽石症、胰腺炎、動脈硬化和冠心病；長期大量飲酒，易患肝硬化、導致胎心畸形或癡呆的低能兒；經常食鹽過量，會出現高血壓；經常食鹽不足，會出現低血壓和無力症、腎病；長期偏食會缺乏某種營養素，導致營養不良、水腫、肝硬化、缺鐵性貧血、壞血病、腳氣病、夜盲症等。

由此可見，飲食關係到人體的健康和疾病的防治，日常必須特別加以注意。進行飲食調理，必須遵循以下主要原則：

①飲食要多樣化，合理搭配。「五穀為養、五果為助、五畜為益、五菜為充」，意思是說穀類為主，肉類為副食品，用蔬菜來充實，以水果為輔助。五

味為酸、苦、甘、辛、鹹。五味和五臟相聯繫，「五味入胃，各有所喜」，「心欲苦、肺欲辛、肝欲酸、脾欲甘、腎欲鹹」。所以酸先入肝，苦先入心，甘先入脾，辛先入肺，鹹先入腎。只有五味調和才能滋養五臟，促進身體健康。

②飲食要有節制，切忌過飲過食甚至暴飲暴食。總而言之，飲食的調理宜清淡素食，忌高梁厚味，老年人宜溫熱熟軟，忌黏硬生冷。春食涼，夏食寒，以養陽，冬食熱，以養陰。

小知識

徐大椿（西元1693年～1771年），晚號洄溪老人。平生著述甚豐，皆其所評論闡發，如《醫學源流論》、《醫貫砭》、《蘭臺軌範》、《慎疾芻言》等，均能一掃成見，另樹一幟，實中醫史上千百年獨見之醫學評論大家。

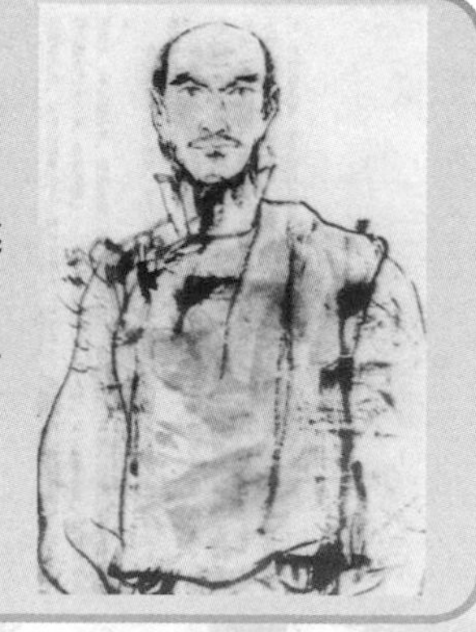

張公讓自醫肺病走出
中西醫結合新路

中西醫結合是將傳統的中醫中藥知識和方法與西醫西藥的知識和方法結合起來，在提高臨床療效的基礎上，闡明機理進而獲得新的醫學認識的一種途徑。

張公讓出生於中醫世家，家族中五代行醫。他自幼天資聰穎，愛好廣泛，少年時代喜歡文學、繪畫。1922年，張公讓考入北京大學專修文藝，師從當時的中國畫名家胡佩衡，他的四幅畫作還曾被被日本人買去收藏，在當時的北大引發了很大的轟動。

張公讓在藝術上的天分這時已初露崢嶸，但在父親的一再要求下，轉入北京協和醫院攻讀醫學。他的這個轉變，讓中國多了一位懸壺濟世的醫學大家，卻少了一位可能讓後人仰視的國畫大師。

兩年後，張公讓又轉入中山大學醫學院學習。他勤奮好學，學業精進，不幸的是，由於苦於研讀，缺乏鍛鍊，不幸患上了肺結核。「面色蒼白、身體消瘦、一陣陣撕心裂肺的咳嗽……」在當時小說和戲劇中不乏這樣的描寫，而造成這些人如此狀況的就是被稱為「白色瘟疫」的肺結核，亦即「癆病」。肺結核在當時是不治之症，非常可怕，校方只好令其輟學。

回到家鄉，張公讓在父親開辦的藥鋪幫忙。父親為他把脈開方治病，可是收效甚微。張公讓卻沒有灰心，他自信地認為，憑自己所學的祖傳醫術和在大學學習的西方醫學知識，一定能攻克疾病。於是，他開始了中西醫結合治療肺結核的鑽研工作。

除了瞭解古往今來治療肺結核的各種方法外，他還戴上斗笠，挽著竹籃，在阡陌深澗、峭壁懸崖間採摘草藥。他經常一大早就出去，直到日落西山才回家。當然，採摘的草藥並非都是為了自己，而是研製各種藥方為村人治病。他將草藥分類，有的熬汁，有的熏炙，有的製成丹丸，他研製的痢疾丸和百沙丸療效顯著，為很多病人解除了痛苦。不久，他就聞名四方，知名度甚至超過了自己的父親。

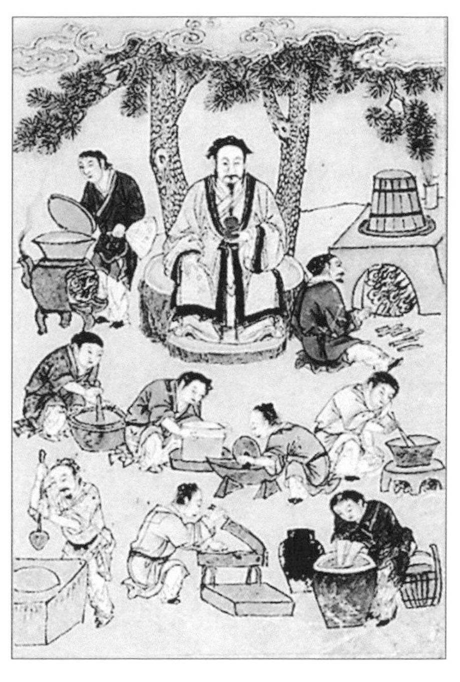

《補遺雷公炮製便覽》十四卷，明萬曆十九年（1591年）內府寫彩繪稿本。是中國現存彩繪藥圖最多最完整、內容最獨特的稀世本草圖譜孤本。

張公讓不但為許多人治好了病，一年後，他的肺結核也治癒了。當他精神抖擻地返回中山大學醫學院時，師生們都大感意外。校方反覆體檢，證實他確已康復。這成為一大奇蹟。

當聽說張公讓要求復學時，學院院長和教授們一致表示，讓他一週內將自己如何治療肺癆病的心得寫出來，可做為畢業論文，提前畢業。

張公讓格外高興，很快完成了論文，取名《肺病自醫記》，校方審定後，認為有學術價值，印出小冊子，供更多人研讀。張公讓因此還得到了一筆稿酬，這在醫學院可是破天荒的事情，一時傳為佳話。

中醫與西醫有著不同的發展歷程與理論體系，但其根本目的都是服務於人類的健康，這決定了中醫與西醫在發展的進程中必然要相互融合。

目前，中西醫結合已經取得很大的成就，大量事實說明，用中西醫結合治療某些疾病具有明顯的療效。例如，治療心腦血管病、再生障礙性貧血、月經不順、病毒性肺炎、肛腸病、骨折、中小面積燒傷等療效顯著。在治療某些急腹症時，已經改變傳統的治療原則，成為一種有中國特點的新療法。在西醫治療中，很多疾病都需要透過創傷性手術才能得到治癒，經由中西醫結合方法，藉助中醫的氣功、針灸、按摩等特殊手法，再輔助以西醫的治療藥物，可以保證在患者在沒有損傷的情況下，使用簡便易行的方法完成治療過程。不僅提高了治癒率，而且可使一部分病人免除手術治療，減少了合併症及副作用。

中國在世界上首創中西醫結合醫學，給未來醫學的發展帶來了深刻的啟示及深遠影響，成為20世紀人類醫學的新概念。

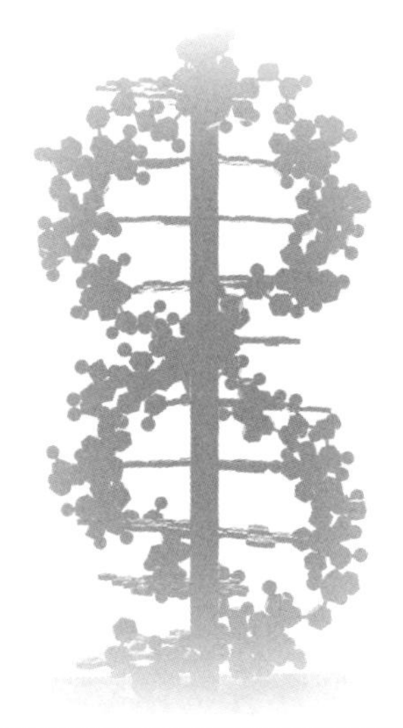

小知識

余霖（西元1723年～1795年），常州桐溪人。在其三十年臨證中，重用石膏，創立以石膏為君藥的清瘟敗毒飲，活人無數，在當時名噪一時。成為溫熱學派的一大家，著有《疫疹一得》。

林巧稚的愛心婦產科檢查法

婦科檢查是瞭解婦女病症發生部位和原因的基本檢查，可以對一些婦科疾病做出早期預防和治療。

林巧稚是中國現代婦產科醫學的奠基人之一，是一位有著精湛醫術和高尚醫德的人，患者親切的稱她為「我們的林巧稚大夫」。

林巧稚非常重視臨床檢查，重視培養學生們一絲不苟的工作態度和科學精神。有一年，醫學院的學生跟隨她實習，她要求每一位學生必須完成對十例初產婦分娩全過程的觀察，並用英文寫出完整的產程報告。

學生們觀察和紀錄了分娩的過程，將作業交到了林巧稚的手中。林巧稚仔細地審讀這些報告，卻只在其中一個學生的作業上批了「Good」（好），其餘的全部退回，要求他們重新寫。為了完成作業，學生們找來了那位得到「Good」批語的同學的作業。令他們大吃一驚的是，那位同學的產程報告與他們相差無幾，只不過多了一句話，「產婦的額頭上冒出了豆粒大的汗珠」。

學生們認為這句話與報告關係不大，向林巧稚提出疑問。林巧稚知道她們對自己的批閱不滿，嚴肅地說：「你們不要以為這句話無關緊要，在臨床中，你只有注意到了這些細節，才會懂得怎樣去觀察產婦，才能看到在正常的產程中，經常會發生個體的、種種預料不到的變化。」

學生們慚愧地低下頭，此時才明白，林巧稚想讓他們記住，守護生命先要敬畏生命，這是一件容不得半點疏忽的事情。

產科工作充滿了挑戰，因為產婦和胎兒在生產的過程中瞬間會出現種種情況，難產和順產也常常在意想不到的時候發生轉變。所以，婦科檢查是不可替代的檢查法，也是婦產科醫生的基本功。

可是，許多婦女在接受婦科檢查時，都會感到緊張，有些人還因羞怯而拒診。對此，林巧稚提出婦科檢查的要求：安慰病人——保護病人——動作輕柔。在為婦產做檢查時，她總是輕聲安撫病人，爭取病人配合；在進行產婦檢查時，她會動作特別輕柔地為病人遮擋好身體。

林巧稚從細節處要求學生和年輕醫生，體現出對人的尊重。一次，一個實習醫生不耐煩地申斥產婦：「叫什麼叫！怕痛，怕痛結什麼婚！想叫到一邊叫，叫夠了再來生！」林巧稚知道後十分生氣，她嚴厲地批評了這個實習醫生，並要她當面向產婦道歉、認錯。還有一次，一個年輕醫生給病人做婦科檢查時，沒有拉好遮擋的布簾。林巧稚立即過去拉好布簾，並走到學生身邊說：「請你注意保護病人。」她對實習醫生說：「英語中助產士一詞是Obstetric，意為站得很近的婦女。產婦把自己和嬰兒兩條性命都交給了Obstetric——站得離她最近的人。妳是唯一能給予她幫助的人，怎麼能夠申斥她！在這個時候，妳甚至沒有權利說餓、累、睏。」

透過日常婦科檢查，可以對一些婦科疾病做出早期預防和治療。正因為如此，對女性來說，婦檢是一把必不可少的「保護傘」。可是一項調查結果顯示，許多女性對此並未給予足夠重視，每年都做婦科檢查的女性只佔49.69%，有50.31%的女性做婦檢的時間間隔在一年以上。不少女性對婦檢存在著心理障礙，有57.97%的女性對做婦科檢查有不同程度的畏懼感，其中對此感到「非常畏懼」的佔4.97%，「有一點畏懼」的佔39.54%。到底是什麼導致這麼多的女性對婦檢存在如此大恐懼呢？

主要是對未知檢查結果的恐懼、躲避；對冰冷醫療器材的不適；就醫環境抵觸；害怕檢查結果被人知道，個人隱私得不到保護等原因造成的。其中，醫護人員語言和手法是不是柔和、注意力是不是集中、解釋是不是詳細、態度是不是和藹等，也會成為女性對婦科檢查存在疑慮的因素之一。

婦科檢查經歷了一個漫長的發展過程，從無到有，再從有到專，這一過程不僅體現了醫學對婦女疾病的日益重視，也反映了女性地位在社會上的提升。希望隨著醫學技術的進一步提高，婦科檢查能為更多的女性提供更完善的醫療服務。

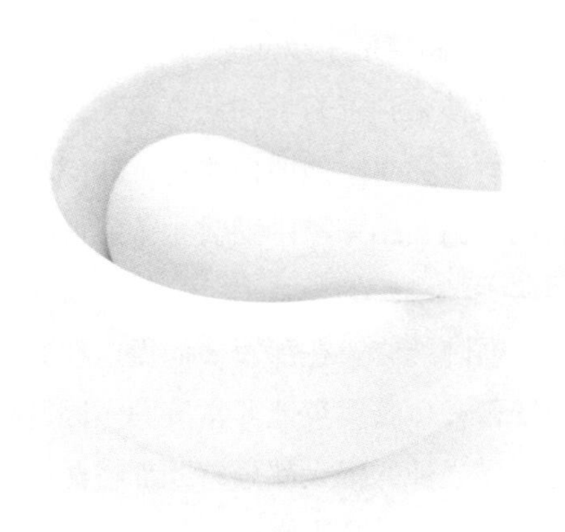

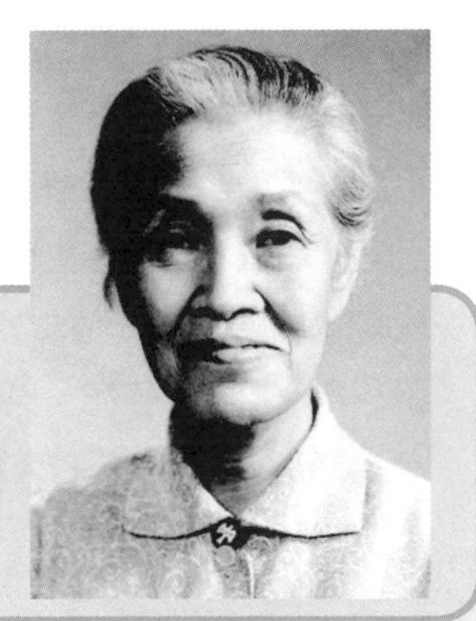

小知識

林巧稚（西元1901年～1983年），廈門鼓浪嶼人，醫學家、中國婦產科學的主要開拓者之一。

一塊手錶見證的無菌操作

無菌操作是指用於防止微生物進入人體組織或其它無菌範圍的操作技術。

吳英愷是中國著名的外科醫生，在他小時候，經常看到老中醫被請到家裡為體弱多病的祖母治病，這為他日後選擇醫學之路鑄造了夢想。

中學畢業後，吳英愷報考了醫學院，並輾轉來到了著名的北京協和醫院做實習醫生。由於工作出色，不久就被選作外科研究生。他博採眾長，30歲時完成了中國第一例食管癌切除及胸腔內食管吻合術，結束了中國醫生不能做食管癌手術的歷史。

1941年，吳英愷到美國華盛頓大學巴恩醫院進修。在那裡，他得以在聞名世界的外科權威葛蘭姆教授領導的胸外科學習，這讓吳英愷非常高興，因為胸外科是他的興趣所在。進修期間，吳英愷工作之外的絕大部分時間都在圖書館度過。當時葛蘭姆教授也在試做食管癌切除術，但一直沒有存活的病人，而吳英愷做過十一例這樣的手術竟有六例病人的生命得到了長期延續，這使葛蘭姆教授非常欣賞。

進修期間，還發生過一件有意義的事情。吳英愷曾經到郭霍醫院工作，剛去的時候，院長卡特爾堪普對他很冷淡，也不信任。對此，吳英愷沒有放在心上，一如既往地積極工作。上班不久的一天，來了一位急性腹痛的病人，吳英愷經過診斷，認為是急性闌尾炎，必須做手術。院長卻沒有當回事，不予重視，讓他自己看著辦。吳英愷果斷地進行了手術，證明果然是闌尾炎並且已經瀕臨穿孔。這下，郭霍醫院的院長才服了，不再輕視吳英愷。

在這段時間裡，吳英愷把從協和學到的手術技術和從巴恩醫院學到的整形外科包紮方法，應用於胸廓成形術中，特別改進了無菌操作，取得了一百二十例次無化膿感染的成績。在20世紀40年代，這是非常了不起的成績，來自不同國家的同行都對他刮目相看。吳英愷並不滿足自己取得的成就，他堅持每天早晚兩次巡視病人，親自動手開方換藥，確保無菌操作，為此他贏得了病人的愛戴。在他離開的時候，一百多名患者一起送給他一塊手錶，背面刻著一行小字：「郭霍醫院病人獻給吳英愷醫師。」

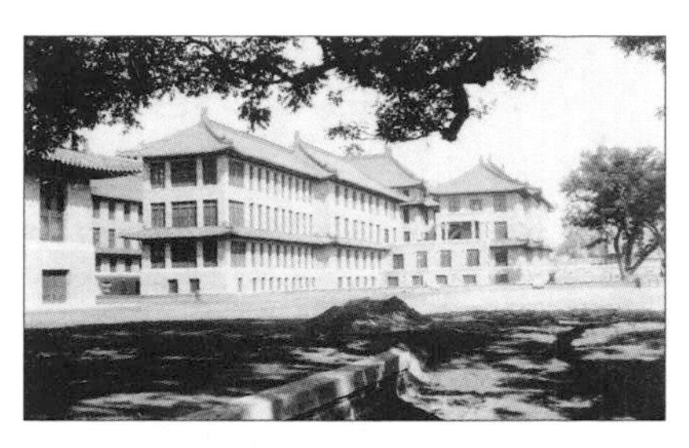

北京協和醫學院是洛克菲勒基金會在中國最大、最著名，也是它最得意的一項投資，培養了大批醫學人才。此圖是1921年9月19日協和醫學院新校舍落成時的照片。

吳英愷重視無菌操作，進而提高了手術成功率，這一點說明了無菌操作對於外科手術的重要性。

外科手術中需要防止細菌進入傷口，特別強調無菌操作。另外，在各種生物實驗中，為了防止微生物的生長和繁殖影響實驗的進行，也要在無菌的環境下進行。

無菌操作的要求有兩點：①操作前將介面上的細菌和病毒等微生物殺滅。②操作過程中是介面與外界隔離，避免微生物的侵入。

無菌操作在醫學上廣泛應用，幫助醫生能更準確的瞭解細菌的病理特徵，為外科手術中病患的醫治提供了全面的保障。

小知識

蕭龍友（西元1872年～1960年），別號「息翁」，後改為「不息翁」，四川省三臺縣人，為前清撥貢，與施今墨、孔伯華、汪逢春合稱為「京城四大名醫」，聲名斐然。

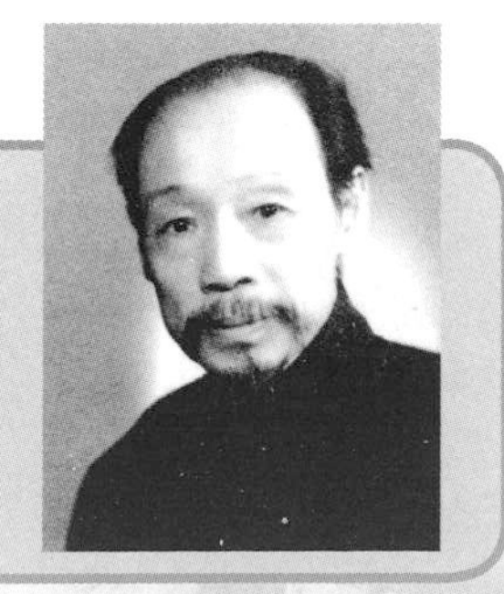

美國記者親證神奇針灸療法

針灸，是針法和灸法的合稱。針法是把毫針按一定穴位刺入患者體內，用撚、提等手法來治療疾病；灸法是把燃燒著的艾絨按一定穴位燻灼皮膚，利用熱的刺激來治療疾病。

針灸是是一門古老而神奇的科學。也是中國一種特有的治療疾病的手段。它運用「從外治內」的原理，透過經絡、腧穴的作用，以及應用一定的手法，來治療全身的疾病。在西方人眼中，針灸簡直就是讓他們感到驚訝的神祕魔術。

1971年，時值中美關係出現緩和之際，美國紐約時報著名記者詹姆斯．羅斯頓先生在7月26日的《紐約時報》上，發表了一篇紀實報導文章：現在，讓我告訴你們在北京的闌尾切除手術。

在1972年2月21日美國總統尼克森訪華之前，中美關係始終處於隔絕狀態，雙方對於對方國家都充滿了疑惑和不解，在尼克森看來，隔絕了20多年的中國是一個神祕莫測、不知如何打交道的國家，如何在他訪華之前對這個東方古國有一個感性的認知，成為他必須要做的功課，而提前派遣新聞人員進入中國瞭解情況，成為獲取第一手資料的最好方式，詹姆斯．羅斯頓做為60多歲的資深記者，自然成為了他們其中的一員。

詹姆斯．羅斯頓來到中國後，在北京參觀了很多單位，包括到中醫院參觀了針灸治療。但是事有湊巧，就在他參觀完神祕針灸後不久，突然患上了急性闌尾炎，中方請來十一位在北京的醫學權威為他會診，然後成功地實施了闌尾切除手術。

手術後沒有任何併發症，也沒出現噁心和嘔吐。可是，第二天晚上，羅斯頓的腹部有種似痛非痛的難受感覺。協和醫院針灸科在徵得患者同意後，決定使用中國針灸來解決這一問題，醫生用細長的針在右外肘和雙膝下紮了三針，同時用手撚針來刺激胃腸蠕動以減少腹壓和胃脹氣。

針刺使羅斯頓的肢體產生陣陣疼痛，但疼痛有效分散了他腹部不適的感覺。同時醫生又把兩支燃燒著的草藥艾絨捲放在他腹部上方燻烤，並不時地撚動一下身上的針。不到一小時，他的腹脹感覺明顯減輕，而且以後再也沒有復發。

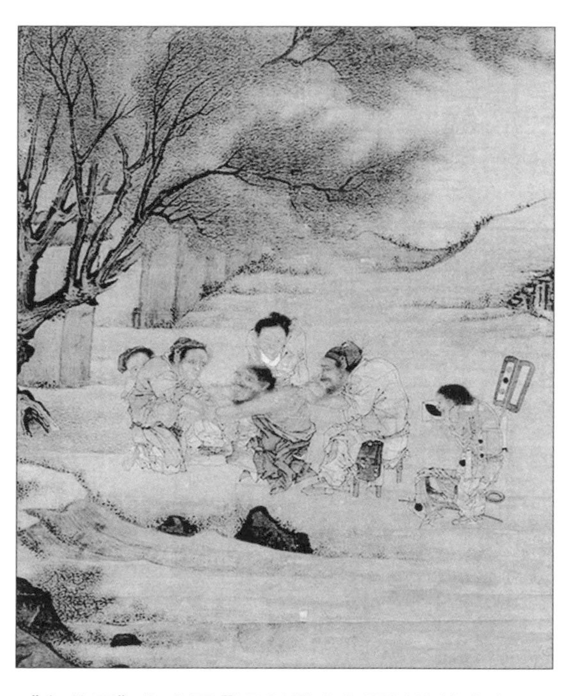

《灸艾圖》為中國最早以醫事為題材的繪畫之一，又稱《村醫圖》。畫中的郎中坐在小板凳上，用艾條燻灼患者的背部，患者痛苦之狀躍然紙上。

當時，羅斯頓已60多歲，做為美國大報的一名資深時政記者，而且在中美關係轉折前的關鍵時期來到中國，他對中國的任何報導都在美國引起了極大的興趣。他這篇文章詳細而風趣地介紹了自己接受針灸治療的過程，一經發表，立即引起當時對中國不甚瞭解的美國公眾關注，可謂轟動一時。

中醫經絡學中認為人體的穴位與臟器是由經絡連通的，人體在健康的狀態下，各臟器功能都保持著穩定狀態，經絡和穴位也都處於沉寂狀態；當臟器發生病變時經絡被啟動，同時穴位在經絡的帶動下被啟動了。依據這個原理，中醫應用針刺和灸灼的方法來刺激反應病情的穴位，來疏通病患經脈，調節機體內的氣血供應，使人體的陰陽歸於相對平衡，使臟腑功能趨於調和，進而達到防治疾病的目的。

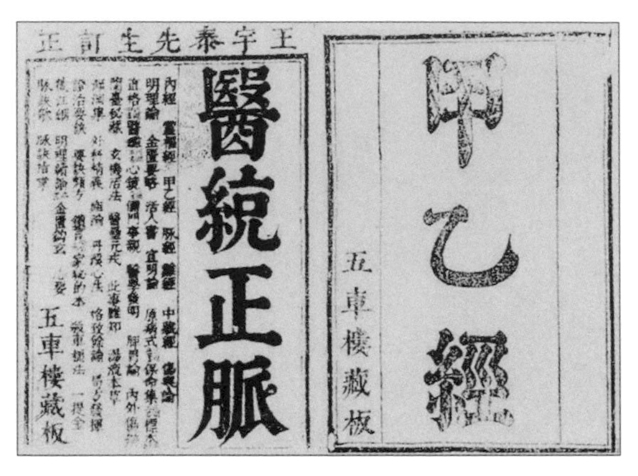
王宇泰先生訂正
醫統正脈
五車樓藏板
甲乙經
五車樓藏板

魏晉時期著名醫學家皇甫謐著《針灸甲乙經》，是中國現存最早的針灸學專著。

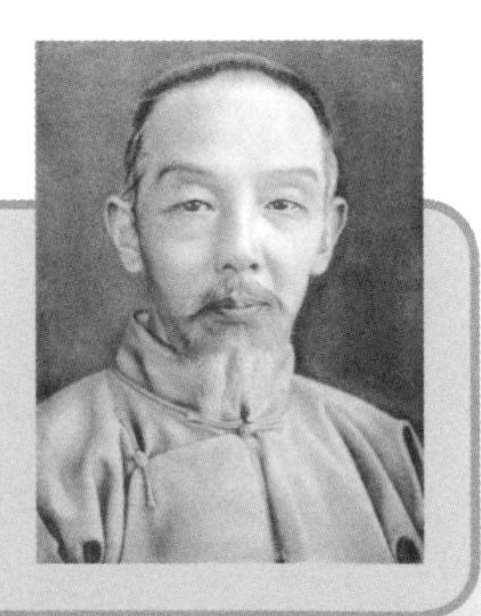

小知識

孔伯華（西元1884年～1955年），別名不龜手廬主人，山東曲阜人。1929年，他與肖龍友先生共創北京國醫學院，培養出了大批的下一代中醫人才。

「趙神醫」頭痛醫腳的針灸理論

辨證論治是中醫認識疾病和治療疾病的基本原則，是中醫學對疾病的一種特殊的研究和處理方法，又稱辨證施治。包括辨證和論治兩個過程。

中國有句成語叫「頭痛醫頭，腳痛醫腳」，在2006年的上海灘，一位八十多歲的老中醫，卻經由自己獨創的「腳痛醫頭」針灸法，成為專治疑難雜症的專家，被當地人尊稱為「趙神醫」。

「趙神醫」年輕時曾拜武學高手學習武功，多年的習武經歷讓他將練武耍槍時的技巧和針灸手法巧妙融合，耍槍時用力槍頭會抖，也使殺傷力變得更強大。他由此體悟並自創「爆炸針」，這種施針手法可以將筋路炸開，使血路暢通。除此之外，他還自創了「擴張針」、「收縮針」。

「趙神醫」為人扎針時，因為常年習武，落針手法異常快捷，常常讓人看得眼花撩亂，一般醫生針灸多要脫衣服，並在身上留針一段時間，但他的手法不一樣，不留針也不必撩衣服，他說：「留針與否要根據病情決定，治慢性病才要留針。」

有一次，有位京劇名角公演前突然雙腳癱瘓，他遍尋名醫，各路專家將他的腳扎得像箭垛一般，可是毫無效果。最後，這位演員找到了「趙神醫」。「趙神醫」看了他的腳後，二話不說，按住演員的頭部扎了五針。在場人見此無不驚訝，因為他所扎的五針，針針都在腦部禁區，怎能

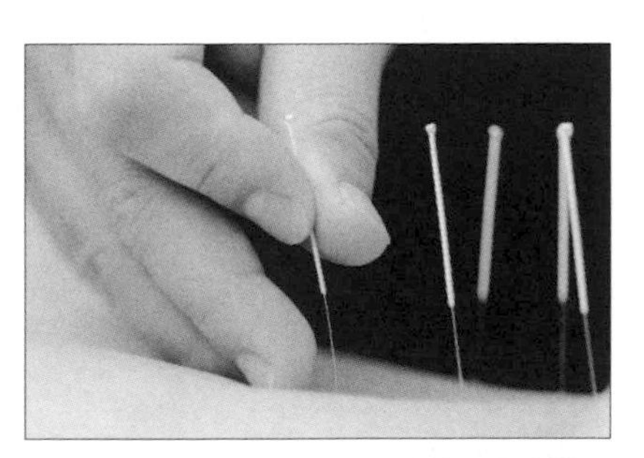

針灸是中醫的一門古老而神奇的科學。

不叫人心驚肉跳！

「趙神醫」卻不慌不忙，說這是他自創的「爆炸針」，扎過後保證見效。果然，剛取下針，病人當場就能下地行走了。從此，「腳痛醫頭」這一神奇療法傳揚開來。很多病人慕名前來，請求治療。有患高血壓、糖尿病等頑疾的，也有頭疼腰酸的。儘管扎針時的酸痛讓病患齜牙咧嘴，被扎得哀叫連連的也大有人在，但在趙神醫神出鬼沒的銀針下，短短幾秒鐘後都能得到治癒。

針灸主要依據辨證論治和經絡學說等傳統針灸理論。

辨證論治是認識疾病和解決疾病的過程，是理論與實踐相結合的體現，也是指導針灸工作的基本原則。

辨證即是認證識證的過程。證是對在疾病發展過程中某一階段病理反映的概括，包括病變的部位、原因、性質以及邪正關係，反映這一階段病理變化的本質。因而，證比症狀更全面、更深刻、更正確地揭示疾病的本質。所謂辨證，就是根據四診所收集的資料，透過分析、綜合，辨清疾病的病因、性質、部位，以及邪正之間的關係，概括、判斷為某種性質的證。

論治又稱施治，是根據辨證的結果，確定相對的治療方法。辨證和論治是診治疾病過程中相互關聯不可分離的兩部分。辨證是決定治療的前提和依據，論治是治療的手段和方法。透過論治的效果可以檢驗辨證的正確與否。

經絡辨證，是以經絡學說為理論依據，對病人所反映的症狀、體徵進行分析綜合，以判斷病屬何經、何臟、何腑，並進而確定發病原因、病變性質及其病機的一種辨證方法。它是對臟腑辨證的補充和輔助，特別是在針灸、推拿（按摩）等治療方法中，應用廣泛。

小知識

施今墨（西元1881年～1969年），浙江蕭山人。中國近代著名的中醫臨床家、教育家、改革家，京城四大名醫之一。

四個孩子媽媽之死帶來的腹部檢查

腹部是許多常見病、多發病和外傷的好發部位，熟悉和掌握腹部檢查對於疾病的診斷具有十分重要的意義。腹部觸診分為淺部觸診和深部觸診。

裘法祖，中國現代醫學界泰斗級的人物。他被認為是外科全才，開創了很多被稱作「裘派」的手術方法，他還是腦死亡立法、器官移植學科的奠基者。當記者在他晚年問到對他一生影響最大的事情時，他竟然提到的是60多年前他的德國導師曾經對他說過的一句話：「她是四個孩子的媽媽」，這樣一句簡單的話語是如何讓這位老人銘記一生的呢？

裘法祖出生在杭州書香世家，18歲時考入上海同濟大學醫學院，20歲被學校選派到德國慕尼黑大學醫學院深造，26歲獲得博士學位後，留在慕尼黑大學附屬醫院工作。8個月之後，他做了從醫後的第一個手術，那是一個小小的闌尾炎手術。可病人四、五天後去世了，裘法祖非常難過。屍體解剖證明，手術沒問題，不是他的責任。

當時歐洲醫學界中，德國醫生一向以嚴謹著稱，裘法祖做為剛畢業的醫生本無機會承擔這樣的手術，病人死亡雖不是他的責任，但仍讓他耿耿於懷。他的導師異常嚴厲，但也僅僅講了一句話：「她是四個孩子的媽……」這句話如刀刻一般印在裘法祖的腦子裡，使他一生難忘，深深地影響著他日後60多年從醫的生涯。這讓他養成了真心對待病人、愛護病人，始終把做一名好醫生視為頭等大事的良好素養。在以後的從醫歲月中，他也確實做到了這一點，凡預約的病人，他提前到診室等待；病人的來信，他一定回覆。對於醫患關係，他比喻說：「對待病人就像大人背小孩過河一樣，從河的這一岸背到那一岸才安全。」

曾有一位老婦人找裘法祖看病，她的肚子不舒服很長時間了。裘法祖問過病情後，讓老人家躺下，很仔細按摸、檢查她的腹部。沒想到檢查後，老婦人人緊緊握住裘法祖的手，久久不放。在場人無不奇怪她的舉動，這時，她說了一句令所有人動容的話：「你真是一個好醫生。我去了六、七家醫院，沒有一個醫生摸過我的肚子來做檢查。」

裘法祖按摸檢查老婦人的腹部，是腹部檢查的常規手法。腹部是人體器官集中的部位，也是許多常見病、多發病和外傷的易發部位，熟悉和掌握腹部檢查對於疾病的診斷具有十分重要的意義。

腹部檢查最常用的是觸診方法。觸診是醫師透過手接觸被檢查部位時的感覺，進行判斷的一種方法。它可以進一步檢查視診發現的異常徵象，也可以明確視診所不能明確的體徵，如體溫、溼度、震顫、波動、壓痛、摩擦感以及包塊的位置、大小、輪廓、表面性質、硬度、移動度等。觸診的適用範圍很廣，尤以腹部檢查更為重要。由於手指指腹對觸覺較為敏感，掌指關節部掌面皮膚對震動較為敏感，手背皮膚對溫度較為敏感，因此觸診時多用這些部位。

觸診時，由於目的不同而施加的壓力有輕有重，因而可分為淺部觸診法和深部觸診法。觸診應先從正常部位開始，最後檢查病變部位，檢查壓痛及反跳痛要放在最後進行。觸診前應教會病人進行深而均勻的腹式呼吸。檢查時要注意病人的表情，尤其是檢查壓痛、反跳痛等。

小知識

王樂亭（西元1895年～1984年），名金輝，河北省香河縣人。師從北京針灸名醫陳肅卿。1929年開業設診，人稱「金針王樂亭」。

「裘一刀」幫助培育體外牛黃彰顯醫德

醫德是調整醫務人員與病人、醫務人員之間以及與社會之間關係的行為準則。它是一種職業道德，是一般社會道德在醫療衛生領域中的特殊表現。

被人們譽為「醫學泰斗」的裘法祖，有「裘一刀」的美譽，其高超的外科技術被譽為「裘氏手術」，他為中國醫學事業做出了卓越貢獻。但他長期過著簡樸的生活，淡泊名利，其中與學生蔡紅嬌教授關於體外培育牛黃技術的署名權一事，被人津津樂道，成為他一生品性的經典寫照。

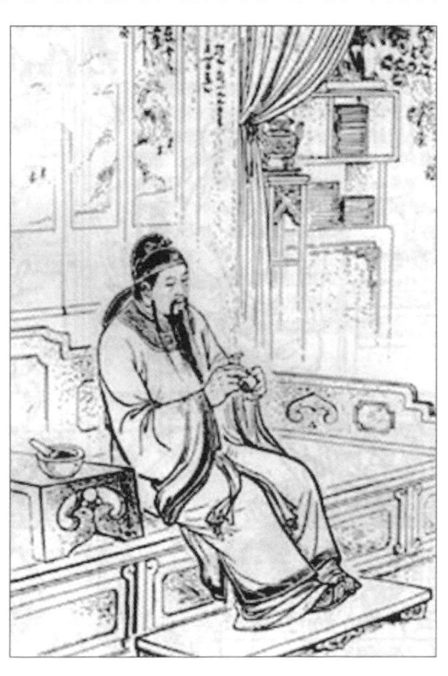

「藥王」孫思邈以身試方，體現了古人高尚的醫德。

2001年8月，武漢市頒發科技進步獎，位列一等獎的是《體外培育牛黃技術》項目的完成人員。人們看到項目完成人員中排名第一的是蔡紅嬌，第二是裘法祖。這讓很多人大惑不解，蔡紅嬌不僅是裘法祖的學生，而且在醫學上的成就也很難和老師相提並論，但為何老師這次會排在了學生的後面呢？

面對疑問，裘法祖十分坦然地回答：「當然應該把蔡紅嬌的名字放在前面，這是她花了幾十年心血完成的。我不過對她有些支持而已，憑什麼因為資格老就要排在第一呢？」

蔡紅嬌十分感激老師的支持和教導，她激動地說：「沒有裘老師，我完成不了這個課題。」在她解決體外牛黃這一世界難題的過程中，裘法祖幫著跑經費、查資料，悉心指導。在申報成果時，他堅持不署自己的名字，在蔡紅嬌等人一再要求，他才妥協，但明確表示：把我的名字放在後面。

如今，當人們疑惑他為何排在學生的名字之後時，他總是說：「我並不認為名字放在學生之後就沒『面子』。」

裘法祖這種虛懷若谷、不計較名利的精神在很多事情上都得到體現。2006年，有人說明他寫回憶錄，還沒寫完，他就放棄了。原來他覺得作者的語氣過於「渲染」，有意誇大了自己在醫學上的成就，認為這樣言過其實，會對中國醫學界長期以來保持的科學嚴謹的傳統產生不良的影響。他謙謹地說：「我這一輩子只做了三件事：一是創辦了《大眾醫學》雜誌，二是編寫了100多本醫學教材，三是培養了一批醫學人才。」

醫德對於培養醫學人才來說，是至關重要的。宋代的《省心錄·論醫》中指出：「無恆德者，不可以作醫。」明代醫生羅鏈著醫書授給他的兒子，但有一天，他兒子喝醉了酒為人治病，羅鏈發怒說：「奈何以性命為戲？」就把他的醫書燒掉了，沒有再傳給他的兒子。古人即如此對醫德注重。而明末著名外科名醫陳實功的「醫家十要」，就足可為今世醫家之典範。

一要：先知儒理，然後醫理知之。或內或外，勤讀先古明醫確論之書，須旦夕手不釋卷，一一參明融化機變，印之在心，慧之在目，凡臨證時自無差謬矣。

二要：選買藥品，必遵雷公炮炙。藥有依方修合者，又有因病隨時加減者。湯散宜近備，丸丹須予製，常藥愈久愈靈，線藥愈陳愈異。藥不吝珍，終久必濟。

三要：凡鄉井同道之士，不可生輕侮傲慢之心，切要謙和謹慎，年尊者恭敬之，有學者私事之，驕傲者遜讓之，不及者薦拔之。出此自無謗怨，信合為貴也。

四要：治家與治病同。人之不惜元氣，斫喪太過，百病生焉，輕則支離身體，重則喪命。治家若不固根本而奢華，費用太過，輕則無積，重則貧窘。

五要：人之受命後天，不可負天之命。凡欲進取，當知彼心順否，體認天道順逆。凡順取，人緣相慶；逆取，子孫不吉。為人何不輕利遠害，以防還報之業也？

六要：凡里中親友人情，除婚喪疾病慶賀外，其餘家務，至於饋送往來之禮，不可求奇好勝。凡饗只可一魚一菜，一則省費，二則惜祿，謂廣求不如簡用也。

七要：貧窮之家，及遊食僧道衙門差役人等，凡來看病，不可要他藥錢，只當奉藥。再遇貧難者，當量力微贈，方為仁術。不然有藥而無火食者，命亦難保也。

八要：凡有微蓄，隨其大小，便當置買產業以為根本。不可收買玩器及不緊物件，浪費錢財。又不可銀會酒會，有妨生意，比當一例禁之，自絕謗怨。

九要：凡室中所用各種物件，俱要精備整齊，不得臨時缺少。又古今前賢書籍，及近時明公新刊醫理詞說，必尋參看以資學問。以誠為醫家之本務也。

十要：凡奉官衙所請，必要速去，無得怠慢。要誠意恭敬，告明病源，開俱方藥。藥癒之後，不得圖求扁禮，亦不得言說民情，至生罪戾。瘝不近公，自當守法。

小知識

汪逢春（西元1884年～1941年），江蘇蘇州人。1938年，國醫職業會成立，汪逢春任公會會長，同時，他也在籌備創建《北京醫藥月刊》。1939年，創刊時他親自撰文，以資號召宣導。

遊走四方創建的獨特藏醫學

藏醫興起於松贊干布至赤松德贊時期，是在藏族傳統醫學理論的基礎上，吸收和借鑑漢醫、印度醫學理論而形成的。

在西藏東部的昌都地區貢覺縣的阿嘎地方，有一個房名「切麼倉」的家族。這個家族遠近聞名，出了好幾代醫術高超的人才。100多年前，家族中有一個30多歲的男子離開家鄉，以遊醫的身分遊歷了印度、尼泊爾和錫金，一去30年。在此期間，他遍訪名醫，採集名藥，為「切麼醫家」的醫學寶庫增添了寶貴的醫學財富，他用30多年的光陰，換回的是用30多匹騾馬馱回的世界各地的大量的醫書、醫藥和醫療器材。

他的兒孫繼承祖業，精於醫術，使家族名聲更遠播。值得一提的是，他的孫子十分崇拜爺爺遊歷的生活，在18歲時也踏上離家行醫之路。轉眼到了第二年，當這位小伙子在米林「那宇」地方瞻仰先人遺跡時，與他青梅竹馬的一位小姐帶著傭人找到了他。

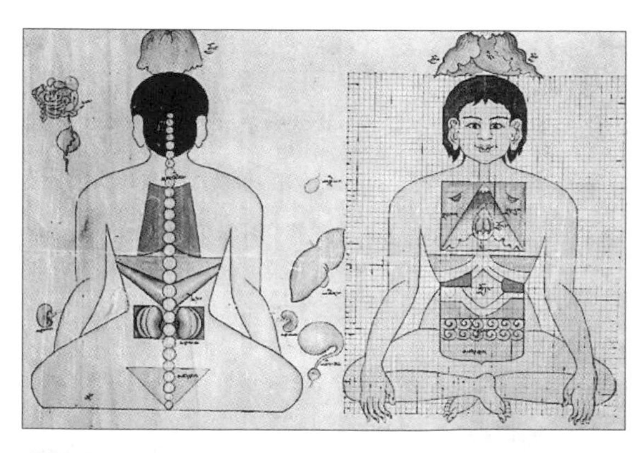

藏醫唐卡。

他詫異：「妳怎麼知道我在這裡？」

小姐說：「這裡是藏醫始祖宇妥．雲登貢布的藥源之地，你不在這裡，能在哪裡？」

於是，兩人結為夫婦，帶著傭人一路南下行醫，到了墨脫。墨脫是藏醫者必去之地，據說藏醫藥有三個門派，一個門派偏重用植物入藥，一個門派偏重用礦物入學，一個門派偏重於用動物的骨肉入藥。這裡，四季常綠，鮮花滿地，礦藏豐富，動物繁多，正是採集各種藥物的最佳去處。「切麼」家配藥的比例大致是礦物佔10%，動物的骨肉佔20%，植物佔70%，而很多藥用植物只有墨脫才生長。

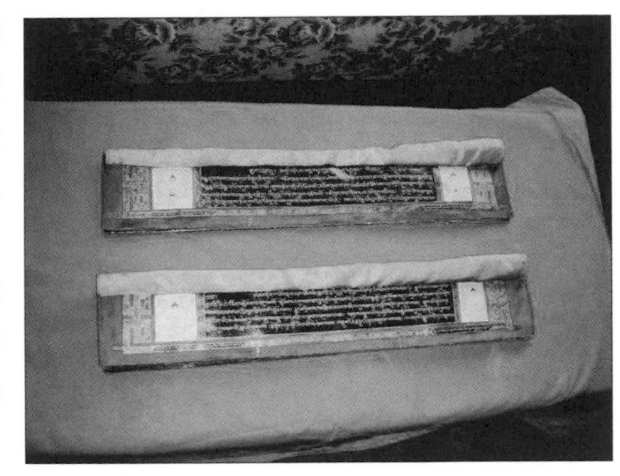

舉世無雙的藏醫文獻——《四部醫典》。

年輕的夫婦像父祖一樣，帶回大量藥物，也見識了各種醫療手法，他們將這一切傳授給自己的兒子——洛桑丹增。洛桑丹增在繼承祖業基礎上，將家學理論和藏醫學理論發揚光大，2001年4月聯合國和平基金會21世紀自然醫學大會組織委員會對其卓著的醫學成就授予「世界名醫獎」、「國際自然醫藥大獎」和「自然醫學獎」三項榮譽。2004年4月，聯合國和平大學第42屆國際自然醫學大會授於洛桑旦增先生國際醫學博士學位。

如今，藏醫學引起了世界醫學界的關注，其奇特的療效和無任何副作用的完善結果，備受讚譽和稱道。

藏醫學與中醫學、印度醫學、阿拉伯醫學一同被譽為世界四大傳統醫學。

藏醫認為人體記憶體在三大生命要素：隆、赤巴、培根，「隆」類似漢語中的「氣」，是主導人體全身各部位的一種動力，聚在腦髓、心肺和骨骼裡，主管呼吸、循環、感覺、運動、大小便的排泄、幫助分解食物並輸送飲食精微等；「赤巴」類似於漢語的「火」，是主導人體各臟腑和各種機體的機能活動的熱能，並維持體溫，分散在肝臟和血液中，促進消化、吸收，長氣色，促使熱能和智慧的產生；「培根」具有人體必不可少的運化食物與調節水液等重要作用，存在於脾、胃、膀胱內，可以調節消化及水分代謝，影響人的體重和性情。三大要素支配著七大物質基礎（飲食精微、血、肉、脂肪、骨、髓、精液）和三種排泄物（即大便、小便、汗）的運動變化，在一定條件下，隆、赤巴、培根相互協調，維持人體正常的生理活動，若其中之一偏盛或偏衰而失調，平衡破壞，就會產生疾病。龍、赤巴、培根三類疾病在人體中並不是始終固定不變的，如治療不當，受體內因素或外界環境影響，可以互相轉化。單一的病可引起另一種病的發生，這叫做轉化或變症。

藏醫在病情診斷上亦採用和中醫一樣的「望、聞、問、切」法，尤其重視舌苔與早晨首次小便的變化。藏醫治病包括飲食、起居、內服藥物、外治等四個方面，治病除使用內服藥物或外治法外，對飲食起居也很重視。

小知識

宇陀・元丹貢布（西元708年～833年），唐代藏醫學家，被藏族人尊為醫聖、第二個藥王菩薩。經過多年研究及實踐，廣泛吸收漢族醫學、印度醫學及大食醫學的精華，結合個人的長期體會，著成《四部醫典》（藏名《據悉》一書）。這是一部奠基性的藏醫學著作，其影響所及，至今仍然是學習藏醫的必讀課本。

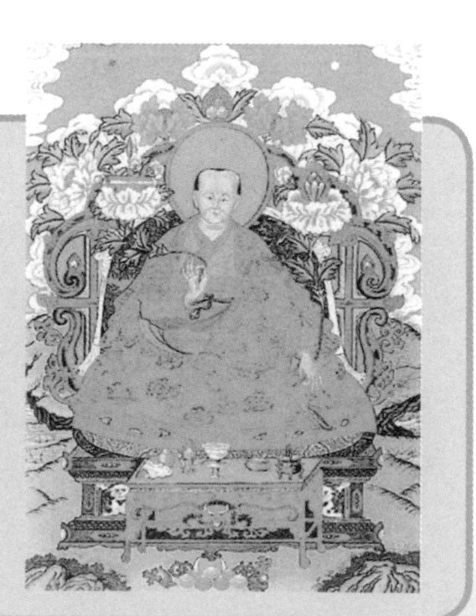

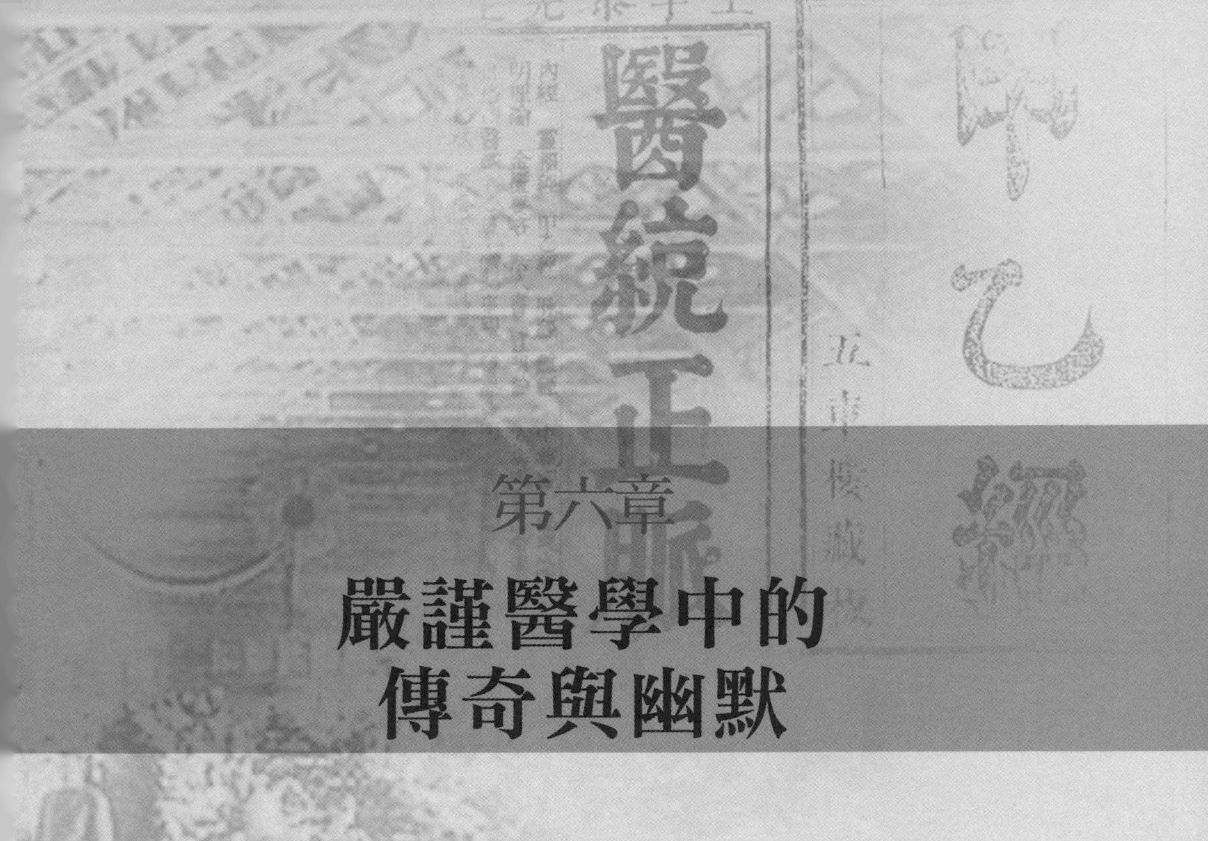

第六章

嚴謹醫學中的傳奇與幽默

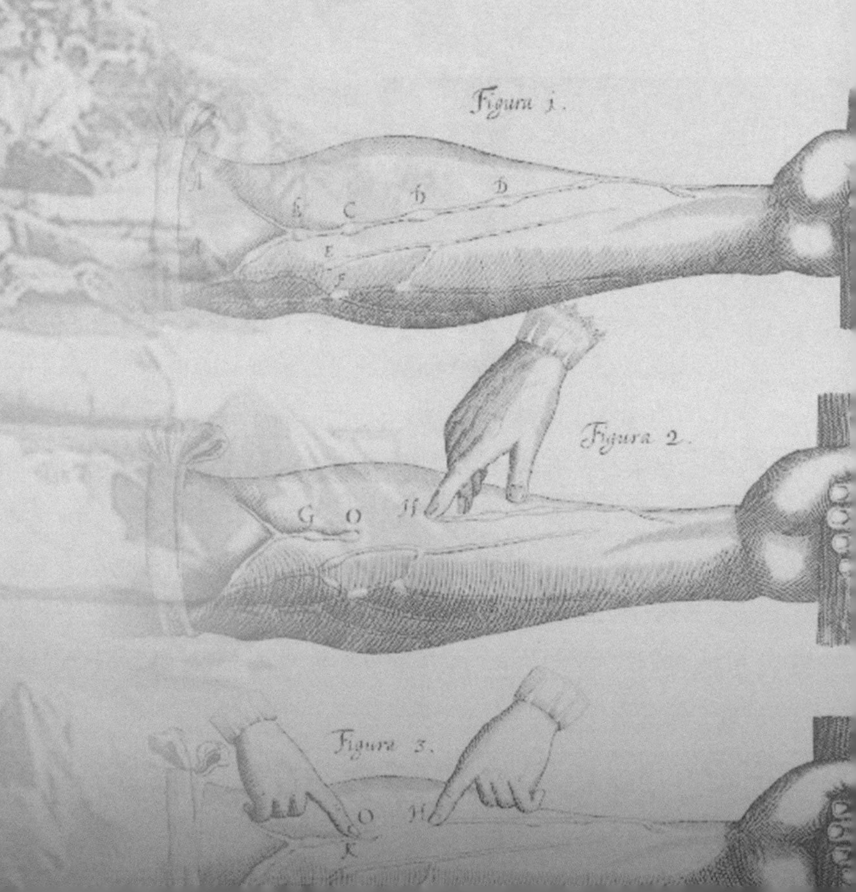

沙僧的頭骨崇拜與腦死亡間的微妙關聯

臨床上所指的腦死亡，是指包括腦幹在內的全腦功能喪失的不可逆轉的狀態。

在《西遊記》中，沙僧頸上起初戴的不是什麼念珠，而是用九顆人頭骷髏穿起來的項鍊。起初，沙僧被觀音菩薩降伏，情願皈依正果，主動講道：「我在此間吃人無數，向來有幾次取經人來，都被我吃了。凡吃的人頭，拋落流沙，竟沉水底。這個水，鵝毛也不能浮。唯有九個取經人的骷髏，浮在水面，再不能沉。我以為異物，將索兒穿在一處，閒時拿來玩耍。」等到沙僧皈依之後，遵照菩薩的指令，取下脖子上掛的九個骷髏，用繩子一穿，又把觀音菩薩的紅葫蘆拴在當中，放在河裡，骷髏和紅葫蘆立刻變成一艘小船，將唐僧等人載過。到了岸上，木叉行者收起了紅葫蘆，那些骷髏立刻化成九股陰風，一會兒就不見了。

吳承恩的骷髏項鍊描寫，並非閒來之筆，其實有著很深的佛教淵源。沙僧項上的骷髏，不是普通的骷髏，它本是得道高僧的頭骨。在佛教密宗中，金剛、明王、護法神等神佛造像大都有骷髏裝飾品，有的戴骷髏冠，有的身戴骷髏瓔珞（項鍊）。例如，怖畏金剛身佩50顆鮮人頭，遍體掛人骨珠串。據說佩戴人骨、骷髏一方面象徵世事無常，另一方面象徵戰勝惡魔和死亡。

《大唐三藏取經詩話》和元雜劇《西遊記》都說，僧項上的骷髏是唐僧的前身。這唐僧可不是一般的和尚，而是佛祖如來弟子金蟬子轉世、十世修行的羅漢，吃他一塊肉便可長生不老。既然唐僧渾身上下都是寶，將他前身的頭骨擺成九宮形狀，再加上菩薩的寶葫蘆居中，得以順利渡過弱水便不難理解。

除了宗教之外，現實生活中有些地方的風俗都將顱骨做為人類的死亡象徵，在原始文化中，還可以發現頭顱崇拜的痕跡或現象。頭顱的保存與崇拜，是因為原始人相信，那是聖靈神奇的護符，充滿著知識與智慧，他也是人類靈魂的寄居之所。如果能夠妥善的保存死者的頭顱，那麼死者將會在不久的將來獲得新生。在中國湘西古老的趕屍習俗中，被趕屍人驅趕的都是頂著死人的頭行走的活人。在他們認為運送故去人的頭顱，就能讓異鄉的靈魂得到安息。

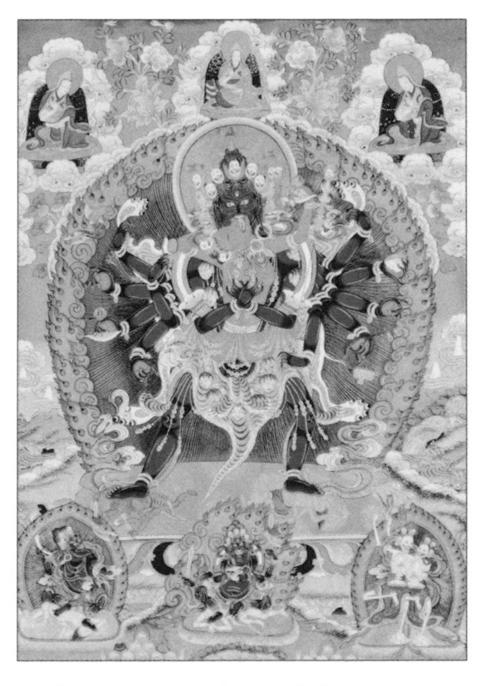

頭戴骷髏冠的勝樂金剛是藏傳佛教密宗修習觀想的五大本尊之一，也被稱為「上樂金剛」。

在平常人看來，死亡就是停止了呼吸和心跳，無法生還的一種狀態。可是為什麼人們仍對死亡判斷標準存在如此多的爭議和麻煩？腦死又是怎麼回事？

在以前，世界上很多國家一直把「心跳停止」、「呼吸消失」和「血壓為零」做為死亡的標準。但隨著醫學科技的發展，病人的心跳、呼吸、血壓等生命體徵都可以透過一系列藥物和先進設備加以逆轉或長期維持。這樣一來，就不能憑藉這些特徵確定病人是否死亡。於是一種新的、科學的確定方法誕生了，這就是腦死。

腦死是指包括腦幹在內的全腦功能喪失的一種不可逆轉的狀態。腦死有別於我們通常所說的「植物人」，「植物人」腦幹功能是正常的，昏迷只是由於大腦皮層受到嚴重損害或處於突然抑制狀態，病人可以有自主呼吸、心跳和腦幹反應。而腦死者由於腦幹發生結構性永久、難以回復的損傷，致使腦幹功能完全喪失。隨後，身體的其他器官和組織也會因為沒有氧氣供應，而逐漸喪失功能。這種呼吸功能的喪失，無論採取何種醫療手段最終都會發展為心臟死亡。因此，在人類死亡的判斷標準上，與心臟死亡相比，腦死亡顯得更為科學，標準更可靠。

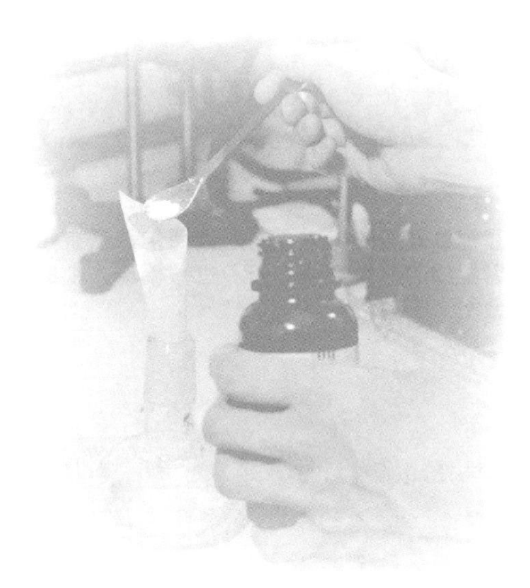

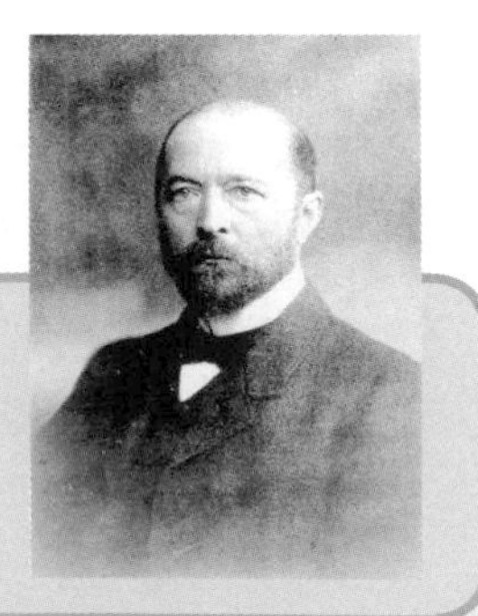

小知識

貝林（西元l854年～1917年），德國醫學家，因發明了白喉的血清療法，而獲得了1901年諾貝爾生理學及醫學獎。

孫思邈為公主治病發明火罐療法

拔罐是利用人體經絡穴位致病原理，透過物理性的刺激和負壓人為造成機體毛細血管破裂淤血，調動人體自身細胞修復功能及壞死血細胞吸收功能，促進血液循環，激發精氣，調理氣血，達到提高和調節人體免疫力的作用。

唐貞觀年間，有一天皇帝李世民和皇后、銀屏公主正在用膳，忽然發現公主的肚子不知為什麼鼓脹起來。皇后大驚，連忙追問女兒：「怎麼回事？妳吃了什麼東西？還是得了什麼病？」

銀屏公主垂頭不語。在皇后的再三逼問，公主最後只好如實交代，原來昨天夜裡，她夢見一位長相英俊的公子來到自己房裡，把她抱到了一間開滿鮮花的花房裡，兩人情投意合，遂結為良緣。醒來後，她就覺得腹內有東西蠕動，為此，她也十分納悶。

皇后聽後十分驚慌，忙把情況彙報給李世民，夫妻倆一時間沒了主張。這時，一位跟隨皇后多年的侍婢開口說：「奴婢聽說有位名醫，名叫孫思邈，很會醫病，萬歲和娘娘何不請他來為公主診病呢？」

這句話提醒了李世民和皇后，他們趕緊下旨召見孫思邈。孫思邈來到皇宮，經過診脈確定，公主並沒有什麼大病，而是百花仙子的精氣撲身，使她懷了身孕，再過三個月就能出生了。

果然，三個月後，公主分娩了。不過她生下的不是人，卻是一個獅子狀的小怪物。李世民很反感，下令將其埋掉。孫思邈趕緊請求說：「萬歲，這不是什麼邪魔怪物，是百花精氣花蕊，誰聞到它的氣味都會神清氣爽，祛病消災。而且用它還可以消除腐肌，治療百病，萬歲千萬不能埋掉。我斗膽請萬歲將它

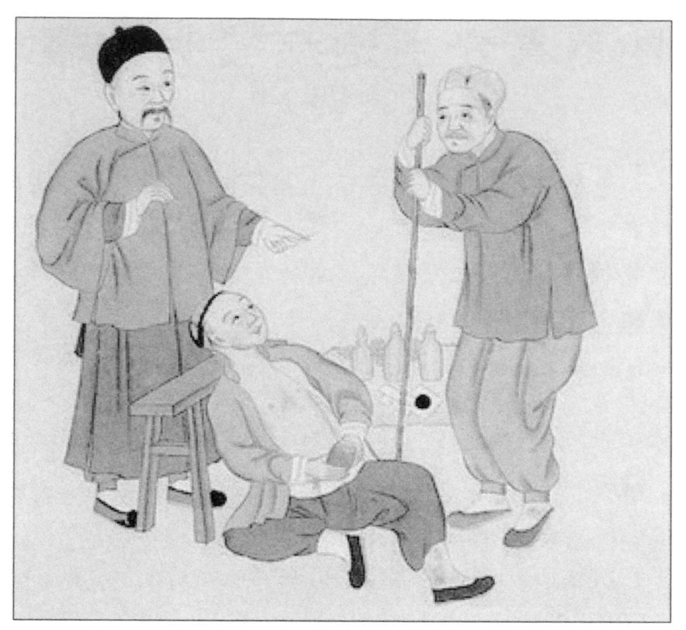

中醫的傳統療法——拔罐。

賜給我，我有大用。」

李世民知道孫思邈精通醫術，道行很深，就答應了他。

孫思邈帶著「花蕊」離開皇宮，路過一個村子時，正好遇到當地人患有一種怪病——腿部生瘡。他將花蕊取出來，就見花蕊張開口吸食病人的膿血，轉眼間病人的腿都好了。第二天，孫思邈準備上路時，忽然想到一件事，自己帶著「花蕊」走了，以後人們再得了這種病怎麼辦？

思來想去，孫思邈想到一個好辦法，他用「花蕊」流下的唾液和到泥裡，製成瓦罐狀，這就是最早「火罐」的原型。他教給人們使用的方法：先用布包麻線紮綁成燈撚，浸上油，平放在傷口處，然後扣上「火罐」。一袋煙的工夫後，拔開火罐，病人腿部的膿血被吸了出來。村民們見此，高興地直鼓掌。

拔罐是民間流傳很久的治療方法，與針灸一樣，也是一種物理療法，在民間又被稱為「拔管子」或「吸筒」。

拔罐不像針灸那樣對穴位定位要求十分準確，主要是點、線、面結合，透過中醫的寒、熱、虛、實辨證，選擇一些經絡所過或經氣聚集的部位實施刺激，使體內的病理產物從皮膚毛孔中吸出體外，進而使經絡氣血得以疏通，使臟腑功能得以調整，達到治病的目的。

拔罐後，身體上會留下一些印記，透過這些不同的印記可以判斷出人體所患的疾病，如罐斑顯水皰、水腫和水氣狀，顯示患者溼盛或因感受潮溼而致病；有時拔後水泡色呈血紅或黑紅，顯示久病溼夾血瘀的病理反應；罐斑出現深紅、紫黑或丹痧現象，觸之微痛，兼見身體發熱者，顯示患者有熱毒症；如罐斑出現紫紅或紫黑色，無丹瘀和發熱現象，顯示患者有淤血症；罐斑無皮色變化，觸之不溫，多顯示患者有虛寒症；罐斑如出現微癢或出現皮紋，多顯示患者患有風症；一般說來無病者多無明顯罐斑變化。

小知識

博韋（Daniel Bovet，西元1907～1992年），瑞士裔義大利藥物學家。由於他在抗組織胺和箭毒方面的成就，獲得1957年諾貝醫學與生理學獎。

詩人屈原死因新解——憂鬱症下的悲劇

憂鬱症是一種常見的精神疾病，主要表現為情緒低落，興趣減低，悲觀，思維遲緩，缺乏主動性，自責自罪，飲食、睡眠差，擔心自己患有各種疾病，感到全身多處不適，嚴重者可出現自殺念頭和行為。

屈原最初被楚懷王任用的時候，可謂年輕得志、意氣風發，可是他的連齊抗秦政策很快遭到大臣們的一致排斥，楚懷王也相信可以透過向秦國講和來達到一時的偏安，於是心高氣傲的屈原第一次被放逐到了漢北，如此強烈的待遇反差，使屈原心裡充滿了挫折感，心情鬱悶程度，可以從「心鬱鬱之憂思兮，獨永嘆而增傷」這些詩句中窺見一斑。

後來，楚懷王的政策受挫於秦國，於是又暫時召回屈原待用。這次，屈原因為錯失刺殺勁敵秦國宰相張儀，喪失了拯救楚國的最後一次機會。在接下來的秦楚交戰中，楚國兵敗，楚懷王也被秦國拘做人質，最終客死他鄉。

楚襄王繼位後，為人為政更為糊塗，把屈原流放到了江南。屈原遠離家鄉，寫出「心不怡之長久兮，憂與愁其相接」的詩詞，寄託滿腔愁思。這時，楚國已經漸漸被秦國消滅，屈原也成為白髮蒼蒼的老人，長久的憂悶很可能讓他患上嚴重的憂鬱症。臨死前，他寫的詩詞中已經流露出死意：愁鬱鬱之無快兮，居戚戚而不可解。

當屈原抱著以死報國的決心來到汨羅江邊時，有位漁夫看到屈原已經臉色憔悴，形容枯槁。他好心並勸說屈原：「大夫，您看開點，不必隨波逐流，完全可以過閒雲野鶴的生活。」屈原慘澹一笑，表示無法接受這種做法，他說：

「舉世混濁而我獨清，眾人皆醉而我獨醒，是以見放。」說完。他縱身一躍，跳入汨羅江。

屈原終於以他的縱身一躍，成全了自己忠君愛國的偉大抱負，但從他留下的篇篇憂思詞章中，我們也看到了一位始終掙扎在憂鬱症邊緣的無助身影。

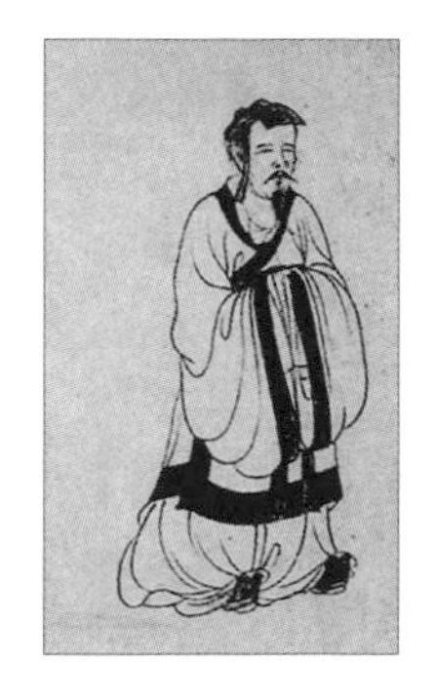

屈原畫像。

從屈原死亡的前後過程來看，他患有嚴重的憂鬱症，這是一種單向、長期、反覆再發的鬱症，累積到最後產生自殺的意念，並且會訂好自殺計畫。

美國心理學家史培勒說：「憂鬱症往往襲擊那些最有抱負、最有創意、工作最認真的人。」歷史名人牛頓、達爾文、林肯、邱吉爾等都患過憂鬱症。

從醫學上講，憂鬱症是神經官能症的一個症狀，由於用腦過度，精神緊張，體力勞累所引起的一種機體功能失調所引起的疾病。它包含了失眠症、焦慮症、疑病症、恐懼症、強迫症、神經衰弱、神經性嘔吐等多種病症。

憂鬱症是一種週期性發作的疾病，在任何年齡段均可出現，起因是腦部管制情緒的區域受擾亂。大部分人都能處理日常的情緒緊張，但是當壓力太大、超過其調整機能所能應付的範疇，憂鬱症可能由此而生。另外，憂鬱症也與人的性格有密切關聯，此病人的性格特徵一般為內向、孤僻，多愁善感和依賴性強等。憂鬱症對人的危害是很大的，它會徹底改變人對世界以及人際關係的認識，甚至會以自殺來結束生命。

憂鬱症是真正的疾病，並不是個性軟弱，也不會自行消逝，必須進行藥物治療與心理治療。

小知識

巴甫洛夫（西元1849年～1936年），俄國生理學大師。早期研究心血功能的調節；中期研究消化腺生理，設計出巴氏小胃等手術方法；後期研究條件反射，以此著名。著有《消化腺工作講義》。

失戀少女自殺引出
貧血病治療好方法

貧血，並非是病人身體內的血容量變少了，而是指單位容積血液內紅血球數和血紅蛋白含量低於正常。

西紅柿，是一種甜美可口的蔬菜，深受大眾喜愛，在很多地方它又被稱為「番茄」。從「西」、「番」二字已經看出，這東西不是「國貨」，而是外國的舶來品。據記載，番茄的老家是美洲大陸上的祕魯和墨西哥，原本是一種生長在森林裡的野生漿果。因為它顏色鮮豔，當地人一直當作有毒的果子，只用來觀賞，不敢食用，而且起了一個恐怖的稱呼「狼桃」。

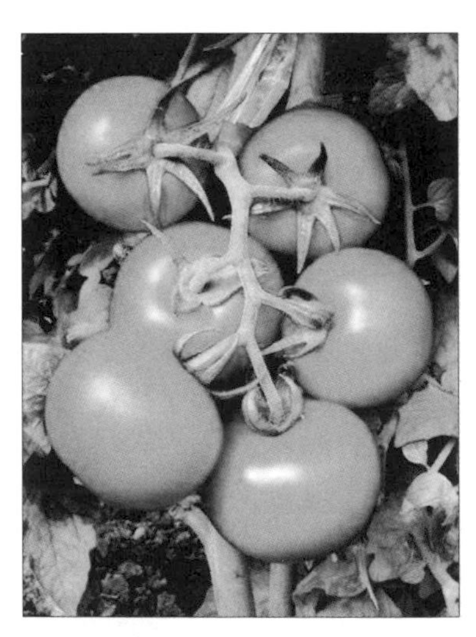

番茄味甘、酸，性涼，能清熱止渴，養陰，涼血。

據傳有一年，一位祕魯少女患了貧血病，禍不單行的是，她同時又失戀了。身體的疾病加上心理的折磨，讓她痛不欲生。這位少女決定自殺，以擺脫這世間的不幸。怎麼樣死去呢？少女想到了「狼桃」。她來到田地裡，挑選了很多鮮紅飽滿的「狼桃」，大口大口地嚼食起來。

「狼桃」水分特多，酸甜可口，少女吃完幾個後，並沒有像預想的那樣死去。她十分不解，以為自己吃的太少了，於是接著吃起來。然而，她仍沒有中毒身亡，令她奇怪的是，她感覺精神比以前好多了。從此她迷上吃狼桃，食用一段時間後，她睡眠比從前香甜了，臉色比從前紅潤了，身體也逐漸強健起來，貧血病有了明顯好轉。

當時英國有個名叫俄羅達拉里的公爵在南美洲遊歷時，第一次見到番茄，就被它豔麗的色彩所深吸引，於是就把它帶回了英國，做為稀世珍品獻給他的情人伊莉莎白女王，以示對愛情的忠貞。此後，番茄在歐洲便有了「愛情果」的美名。但歐洲人仍然只將它做為藥物使用，而不做為食物。據說17世紀，法國有位畫家，湊巧也是位貧血病患者，在畫番茄的過程中產生了試吃的願望。他吃後感覺非常不錯，於是欣喜若狂地將消息告訴他人，從此法國乃至歐洲也開始了食用番茄的歷史。到了十八世紀，善於烹調的義大利廚師更是將番茄做成各種美味佳餚，並逐漸成為義大利美食中不可缺少的一種食材。可以說沒有番茄，就沒有羅宋湯、沒有披薩、沒有義大利粉、沒有沙拉、沒有義大利菜。

番茄，富含維生素和礦物質，因此具有輔助治療貧血的療效。

貧血的臨床表現是臉色蒼白，伴有頭昏、乏力、心悸、氣急等症狀。缺鐵、出血、溶血、造血功能障礙等都會造成貧血。通常大多數的貧血是營養性（如缺鐵性）貧血，它是一類相當常見的疾病，也是一種可以預防及治癒率高的疾病。只要注意飲食搭配，注意葷素搭配，多吃富含鐵的食物，如黑木耳、豆製品、乳製品、魚、瘦肉、水果等，增加膳食中鐵含量的攝取即可預防此病。

而對於人體遺傳基因缺陷造成人體溶血、造血功能障礙引起的貧血，因為病因錯綜複雜，醫治起來比較困難。

小知識

科赫（Robert Koch，西元1843年～1910年），德國現代細菌學之父。他一生與細菌打交道，不斷發現傳染病的元凶。1876年宣佈並圖示了炭疽桿菌的生活週期，首次證明某種微生物與相對疾病的確切因果關係；1882年發現結核桿菌；此後去埃及印度，成功「緝拿」霍亂弧菌。

荷魯斯之眼與眼科學

眼科學是研究發生在視覺系統，包括目光及與其相關聯的組織有關疾病的學科。

每個人在看完醫生後，都會得到一張醫生開出的處方，細心點的人也許會發現，處方的左上角無一例外會印著「R」符號。這個符號是什麼意思呢？為什麼要用這個符號呢？說起它的來歷，還有一段頗為動人的埃及神話故事。

在古埃及，法老的守護神荷魯斯是一位鷹頭人身的造物神，他是冥神歐西里斯和生命與健康之神艾西斯的兒子，古老的埃及在他的監護下獲得了無比的繁榮。但在西元前三千年，這片祥和的土地上卻迎來了他那長相醜陋的叔叔——惡神賽特，賽特透過卑鄙的手段取代了荷魯斯成為法老的守護神。於是，在他們之間爆發了一場持續八十年的戰鬥。在爭鬥中，荷魯斯扯掉了賽特的睾丸和一條腿，而賽特則挖出了荷魯斯的左眼。他的眼睛非同尋常，左眼代表的是月亮，右眼代表的是太陽。現在左眼被奪走了，埃及夜空將喪失光亮，月亮神自然不能不施以援手。在一個月圓之夜，荷魯斯在月亮神的幫助下，一舉擊潰了賽特，將左眼奪回，重新獲得了對埃及的監護。後來，「荷魯斯之眼」就成為埃及人辨別善惡、捍衛健康與幸福的護身符。

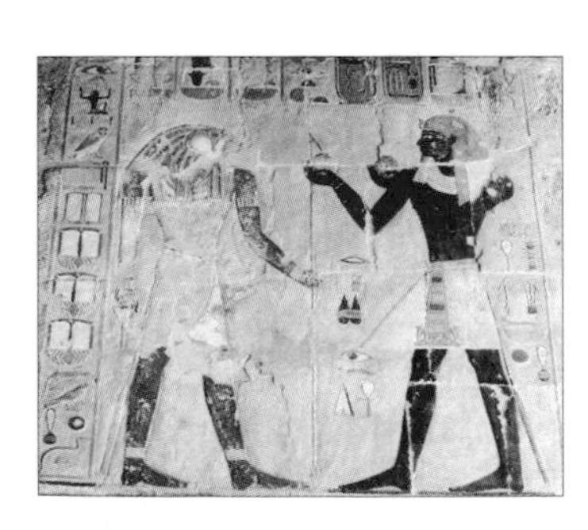

埃德福荷魯斯神廟壁畫中的哈特謝普蘇特女王和荷魯斯神。

埃及由於地處沙漠地帶，惡劣的自然環境造成患眼病的人很多，但由於當時的醫學水平有限，患了眼病都被認為是由於得罪了神靈，於是民眾就將「荷魯斯之眼」佩戴在身上以求庇護，同時也希望能夠醫治這種常見的病症。

這個神話故事流傳到中世紀的歐洲，歐洲人把荷魯斯的眼睛描記成近似阿拉伯數字「4」的形狀。當時羅馬的醫生和煉金術士們在開處方時，也許是希求得到這位埃及神的庇護，開始草寫這種字形，做為投藥指示的標誌，並逐漸演化成「R」形狀。「R」恰好是Recepe的略字，其字源出拉丁文Receptum，原文為約定、應許之義，在這裡可以理解為投藥。他們將它寫在處方前，無非就是期望得到荷魯斯神的護佑。

後來，經過不斷演變，形似荷魯斯之眼的「R」被醫學界一直沿用下來，並成為國際通用而且臨床上幾乎須臾不離的專用符號，每天都有成千上萬張帶有「R」符號的處方傳遞著各式各樣的投藥資訊。

1851年，在德國科學家赫爾曼．赫姆霍茲（Hermann von Helmholtz）發明了眼鏡之後，關於眼科的治療才得以改變，眼科學才真正獨立成為一門學科。

眼睛是反映身體健康的視窗。許多經驗顯示，有很多疾病都能從眼睛裡得到最初的反映。每當提到眼科檢查時，人們通常想到的是檢查視力。事實上並非如此簡單，眼科體檢中最重要的一項是進行眼底檢查，許多全身性疾病如高血壓病、腎病、糖尿病、妊娠毒血症、結節病、某些血液病、中樞神經系統疾病等均會發生眼底病變，甚至會成為病人就診的主要原因，故眼睛有「靈魂之窗」之稱，檢查眼底可為醫生提供重要的診斷資料。

眼科檢查對於中老年人尤其重要，如果有視力的明顯下降，或有眼部不適，要立即到眼科檢查，以免延誤治療。

小知識

梅契尼可夫（西元1845年～1916年），發現白細胞吞噬作用的俄國微生物學家。他證實了巨噬細胞是包括人類在內的大多數動物抵禦急性感染的第一道防線，進而保證了人體對病菌的免疫力。1906年致力於研究產乳酸的細菌，認為細菌可使人長壽。著有《炎症的比較病理學》、《傳染病中的免疫性》、《人的本性》。

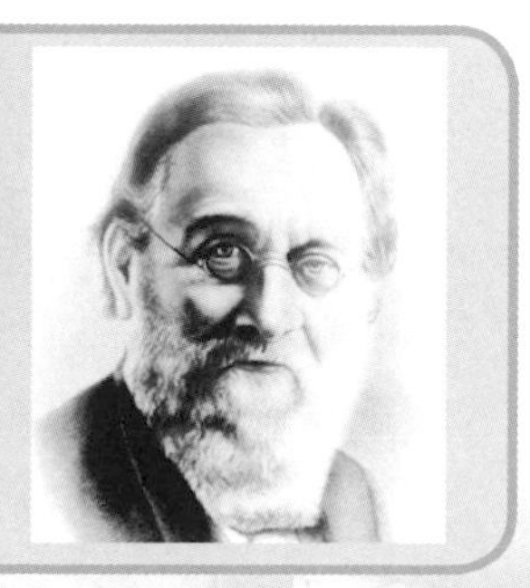

具有神奇魔力的梅杜莎之血
提示血液檢查的重要性

血常規的檢查意義在於，及早發現和診斷某些疾病，診斷是否貧血，是否有血液系統疾病以及骨髓的造血功能是否正常等。

阿斯克勒庇俄斯出生前，由於他的母親和凡人私通，致使他的父親阿波羅暴跳如雷，一氣之下殺死了自己的妻子，但未出生的阿斯克勒庇俄斯畢竟是他的兒子，阿波羅設法將其從母親的屍體中取出。從血腥中誕生的阿斯克勒庇俄斯並不被喜愛，從小就被送到半人半馬的怪物喀戎那裡，並在他的撫養下成長。

喀戎是位醫學神人，能夠配製萬能藥、使用咒語以及動手術。在他教育下，阿斯克勒庇俄斯掌握了醫學知識，更為可貴的是，他從戰爭與智慧女神雅典娜姑姑那裡得到了威力最大的一副藥：來自梅杜莎血管裡的鮮血。

梅杜莎是希臘傳說中生著毒蛇頭髮的怪物，她會使所有看到她的人變成石頭。她的每一滴血都具有神奇的魔力，要嘛置人於死地，要嘛為他們解除疾病的痛苦。這主要在於這滴血來自梅杜莎身體的哪一側，如果來自左側，它就會立刻使人斃命；如果來自身體右側，那麼一滴鮮血則能夠使人奇蹟般地死而復生。

阿斯克勒庇俄斯在得到梅杜莎血管裡的鮮血後，更積極為人類醫治病痛，並多次使用神奇的血液使瀕臨死亡的人恢復健康。他治好的病人越多，死亡的人愈來愈少。這麼一來進入陰間的靈魂越來越少，這大大觸怒了冥神哈迪斯。冥王向他的哥哥天神宙斯告狀，宙斯為維護神族的權威，於是用雷霆劈死了這位醫生。後來，宙斯冷靜下來，反觀阿斯克勒庇俄斯對人類所做的善事，心感後悔，就將阿斯克勒庇俄斯變成了神。星座中的阿斯克勒庇俄斯手中拿著條花斑蛇，它就是巨蛇座。

阿斯克勒庇俄斯生育了5個女兒，其中潘娜茜（Panacea）是能治百病的神。

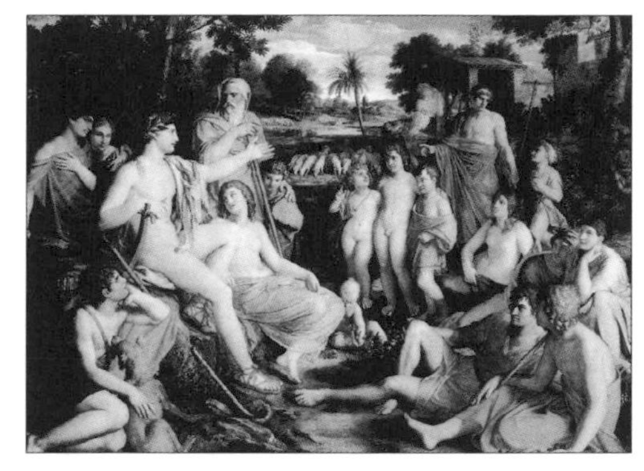

阿波羅掌管音樂、醫藥、藝術、寓言，希臘神話中最多才多藝，也是最美、最英俊的神。

在古代，行醫者認為生命存在於血液中，因此對血液充滿了崇拜，也為它賦予了很多特殊功能。隨著醫學發展。人類對血液作用認識的深入，血液循環的正常程度成為歷代醫生考察機體健康的重要指標。如今，血液檢查是臨床診斷疾病的重要手段之一，可用於檢查身體方面的多種問題，比如身體是否有感染、是否貧血、是否有血液疾病的可能性等等。

血液藉由心臟的壓縮作用，將氧氣和養分運送到身體的每個角落，並將二氧化碳帶出。血液會立即反映全身的內臟器官和組織的健康狀態，身體的某處有異常時，血液的成分就會受到影響。所以，血液檢查就變成瞭解全身健康狀態的基本檢查。特別是紅血球、白血球、血小板等的血液一般檢查，在身體檢查時是一定要進行的項目。在中醫領域，把氣血的充盈、暢通看成決定人健康狀態的重要指標。血液檢查中最常見、最基本的是血常規檢查。

醫生透過血液檢查，對血液各種成分的詳細比照，就可以較為明確的判斷出機體內病症的大致狀況，並因此對症下藥。

小知識

艾克曼（Christiaan Eijkman，西元1858年～1930年），最早發現維生素的荷蘭病理學家。他證明腳氣病是由一種食物因素的缺乏而引起，這個論證導致營養缺乏性疾病概念的形成和維生素的發現。

拯救公主的獨特放血療法

放血療法，又稱「針刺放血療法」，是用針具或刀具刺破或劃破人體特定的穴位和一定的部位，放出少量血液，以治療疾病的一種方法。

在荷馬史詩中，多次描寫了希臘城邦之間的戰爭。特別是特洛伊戰爭，持續10年之久，造成無數士兵死傷慘重。此後，軍隊中負責醫療的醫師受到重視，他們成為「軍中無價的公共福利」。為傷病員包紮傷口，止血鎮痛成為他們主要的工作。

在這樣的背景下，世人不可避免塑造出一位「醫神」的形象，他就是阿斯克勒庇俄斯。傳說，阿斯克勒庇俄斯是太陽神阿波羅的兒子，是天地間最神明的醫生。他出診時喜歡帶著一條毒蛇，從此，蛇被認為是智慧的化身，在有些地方，蛇代表著治療疾病之神的神聖象徵。實際上，另一位傳說中的天神也喜歡帶著蛇，他就是荷魯斯。荷魯斯帶著兩條蛇，可以啟開人與神之間的門；而阿斯克勒庇俄斯只有一條蛇，被認為是醫業的象徵。

後來，阿斯克勒庇俄斯把自己的醫學才能傳授給了女兒和兒子們，他們分別叫許癸厄亞、馬卡昂、潑達勒里歐。許癸厄亞被後人當做疾病預防女神來崇拜，神殿座落在雅典，「衛生」（Hygiene）一詞就是源自她的名字。在現存於世的一些塑像裡，我們仍可以看到她一個手裡拿著祭品缽，抓取食物餵養受到敬仰的蛇。

至於馬卡昂和潑達勒里歐兄弟，他們都是英勇的戰士和醫師，時常跟隨部隊出征。有一次，將軍曼尼勞斯遭箭射穿胄甲，這時，馬卡昂衝到他身旁，拔出箭，不想箭尖留在肉中。馬卡昂立即俯下身來，吮吸傷口的血，並為傷者敷上「卓越的香膏」。

而潑達勒里歐的經歷更為神奇，特洛伊之戰結束後，在回程中他的船在卡瑞亞海岸附近沉沒。幸運的是，他被一位牧羊人救了起來，並帶到皇宮。原來，公主雪娜摔傷了，傷勢非常嚴重，而國內所有醫生都束手無策。潑達勒里歐得知情況，挺身而出，為雪娜實施了放血療法，挽救了公主的性命。公主愛上了這位英俊的醫師，兩人結婚，並建立了兩個城堡。一座城堡以公主的名字命名，另一座則紀念那位牧羊人。

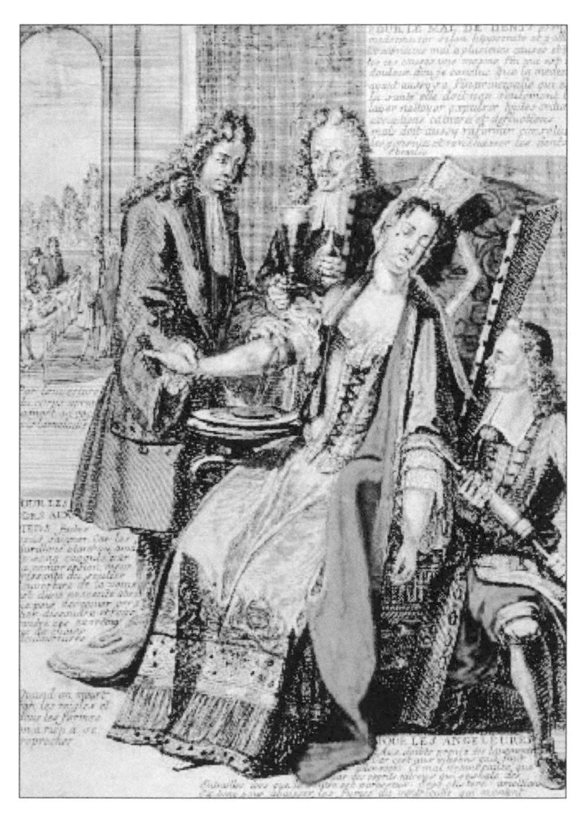

在古代歐洲放血療法被認為是治百病的良方。

潑達勒里歐為公主施行了人類紀錄的第一次放血療法，這一療法在其後幾百年都用來治療很多疾病。其方法可以是割斷靜脈或採用杯吸術，將病患體內的血液放出體外。在西方古代傳統的療法中，每病幾乎必用放血療法，無論什麼病，給病人放掉一點血，被認為會有助於病情的好轉。一代偉人、美國開國總統華盛頓，就是死於這種荒唐的療法。1799年，華盛頓病了。次日，幾個醫生給華盛頓放掉了近2,500毫升血——約佔人體血容量的一半。結果可想而知，華盛頓死於失血性休克。19世紀的後30年，醫學得到了飛速的發展，人們知道很多疾病主要是由細菌引起的，而放血術並不能從根本上治療疾病，這個流行了2000多年的西醫療法才終於退出了歷史舞臺。

儘管西醫已經放棄了這種看似血腥的治療手段，但在近代中醫中，放血療法在民間仍被廣泛地應用，其價值仍為人們認識和接受。但很多血療法已經有了科學的發展，逐漸擺脫一些錯誤的手法，在護理中也制訂了嚴格的規範，更有利於疾病康復。

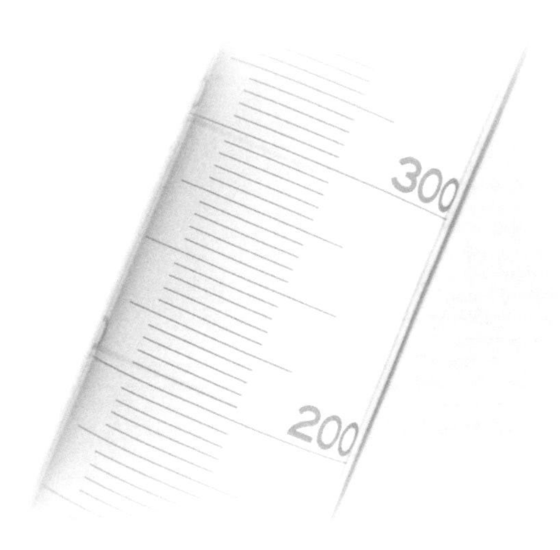

小知識

蘭德施泰納（Karl Landsteiner，西元1868年～1943年），發現血型之分的奧地利免疫學家。他發現人類的主要血型系統及研究出ABO血型的檢驗方法，還發現MN血型系統和RH因數，著有《血清學反應的特殊性》。另外，他對於梅毒、小兒麻痺症的論述，在早期醫學界的影響也很大。

一顆牙齒遊歷人體消化系統

食物在消化管內被分解成結構簡單、可被吸收的小分子物質的過程就稱為消化。

有一個笑話說：一個牙科醫生第一次為病人拔牙，非常緊張。他剛把臼齒拔下來，不料手一抖，沒有夾住，牙齒掉進了病人的喉嚨。

「非常抱歉。」醫生說，「你的病已不在我的職責範圍內，你應該去找喉科醫生。」

當這個病人找到喉科醫生時，他的牙齒掉得更深了，喉科醫生給他做了檢查。「非常抱歉，」醫生說，「你的病已不在我的職責範圍內，你應該去找胃病專家。」

胃病專家用X光為病人檢查後說：「非常抱歉，牙齒已掉到你的腸子裡了，你應該去找腸病專家。」

腸病專家同樣做了X光檢查後說：「非常抱歉，牙齒已不在腸子裡，它肯定掉到更深的地方了，你應該去找肛門科專家。」

最後，病人趴在肛門科醫生的檢查臺上，醫生用內窺鏡檢查了一番，然後吃驚地叫道：「啊，天啊！你的這裡長了顆牙齒，應該去找牙科醫生。」

這則笑話中，不小心抖落的牙齒遊歷了人體的整個消化道。從解剖學看，消化系統由消化道和消化腺兩部分組成，基本功能是食物的消化和吸收，供機體所需的物質和能量。食物中的營養物質除維生素、水和無機鹽可以被直接吸收利用外，蛋白質、脂肪和醣類等物質均不能被機體直接吸收利用，需在消化管內被分解為結構簡單的小分子物質，才能被吸收利用。對於未被吸收的殘渣部分，消化道則通過大腸以糞便形式排出體外。

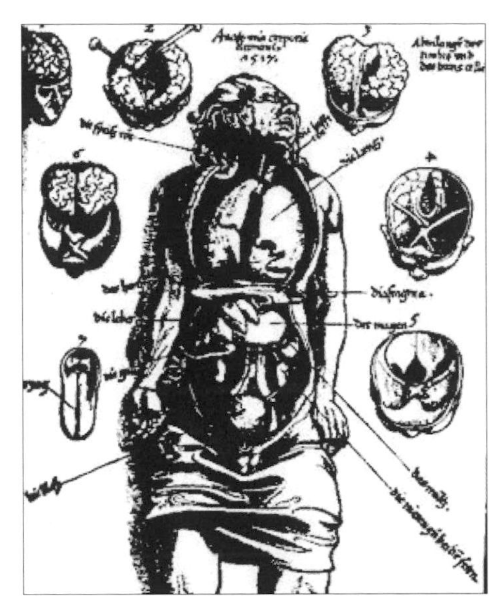

人體內臟圖，出自斯特斯堡1518年出版的《醫學的鏡子》上的插圖。

人體透過機械性消化和化學性消化兩功能同時進行，共同完成消化過程。

食物經過口腔的咀嚼，牙齒的磨碎，舌的攪拌、吞咽，胃腸肌肉的活動，將大塊的食物變成碎小的，使消化液充分與食物混合，並將之推動下移，從口腔推移到肛門，這種消化過程叫機械性消化，或物理性消化。

化學性消化是指消化腺分泌的消化液對食物進行化學分解而言。由消化腺所分泌的一種消化液，將複雜的各種營養物質分解為腸壁可以吸收的簡單的化合物，如醣類分解為單糖，蛋白質分解為氨基酸，脂類分解為甘油及脂肪酸。然後這些分解後的營養物質被小腸（主要是空腸）吸收進入體內，進入血液和淋巴液。這種消化過程叫化學性消化。

由於消化系統是人體能量轉化代謝的主要通道。在人體日常活動中始終處於繁忙的狀態，所以發生在消化系統的疾病很多，平時應多加保養。

小知識

摩爾根（T. H. Morgan，1866年～1945年），創立基因遺傳學的美國學者。他以用屬昆蟲的果蠅進行的實驗著稱，藉此建立遺傳學的染色體理論，發現遺傳學中基因連鎖和互換規律，證明了基因在染色體內按一定順序排列，並決定各種可鑑定的遺傳的性狀。著作甚豐，有《孟德爾遺傳的機制》、《基因論》、《胚胎學與遺傳學》等。

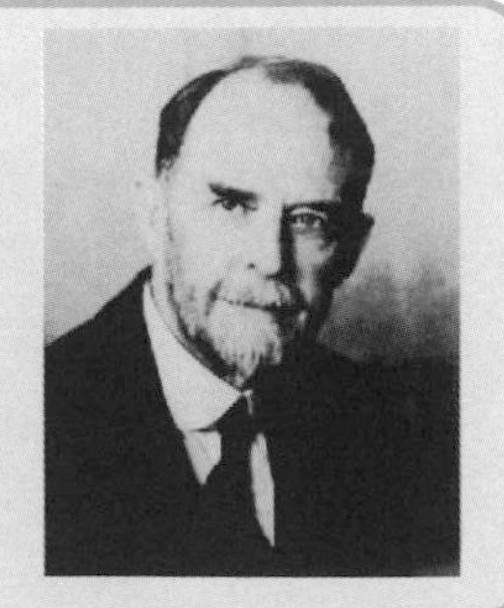

失眠的苦惱源自神經學

神經系統疾病，指的是發生於中樞神經系統、周圍神經系統、植物神經系統的以感覺、運動、意識、植物神經功能障礙為主要表現的疾病。

病人對醫生訴說著睡不著覺的苦惱。

醫生見數種藥方均無效，只得又教以原始的療法：「你堅持數數，一直數到3000，過幾天再來找我。」

下次見面，病人仍愁容滿面，精神不振。

「醫生，我依然睡不著啊！我按您說的，堅持數數，數到1786時，實在睏得不行了，就喝了杯咖啡提提神，這才數到3000。但這一來，我又睡不著了。」

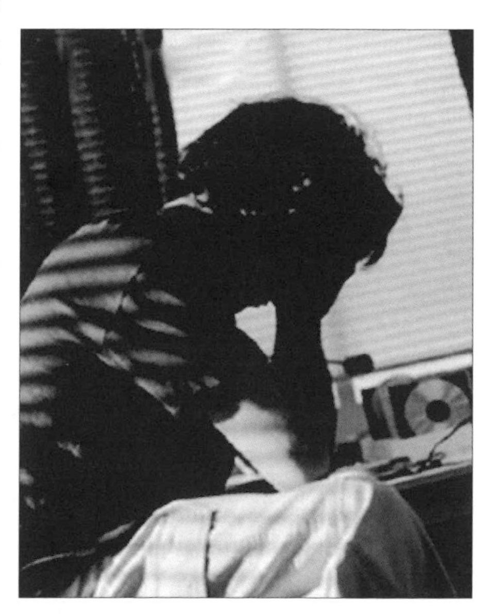

中醫的理論認為，陰陽失和是失眠的關鍵所在。

失眠是神經失調的症狀之一，屬於神經學研究範圍。

神經病與以精神活動障礙為主要表現的精神病不同，但是在臨床上，這兩種疾病常常並存，如散發性腦炎往往以精神症狀為首發症狀，麻痺癡呆患者亦可早期即出現神經症狀。

神經病可由多種病因引起，包括感染、中毒、創傷等。如酒精中毒，可抑制中樞神經系統；有機磷中毒使膽鹼能神經過度興奮；肉毒中毒可致顱神經麻痺和四肢無力，白喉毒素可致神經麻痺，破傷風毒素可致全身骨骼肌強直性痙攣。

還有許多神經病病因不明，也有許多是遺傳病。臨床上常見的神經病有腦血管疾病、癲癇、腦炎、腦膜炎等。神經病中慢性病佔多數，往往遷延不癒，給患者的工作、生活帶來很大影響，致殘率很高。

電腦體層攝影（CT），自70年代初應用於臨床以來，大大提高了人體各系統疾病的診斷水準，尤其是對神經系統疾病的定位和定性診斷，80年代初核磁共振成像（MRI）應用臨床以後，對於神經系統變性疾病的診斷比CT更勝一籌。目前這兩種診斷方法已經成為神經病治療中的主要診斷手段。不過，由於神經細胞損傷後不易再生，許多神經病仍未能研發出有效的療法。

小知識

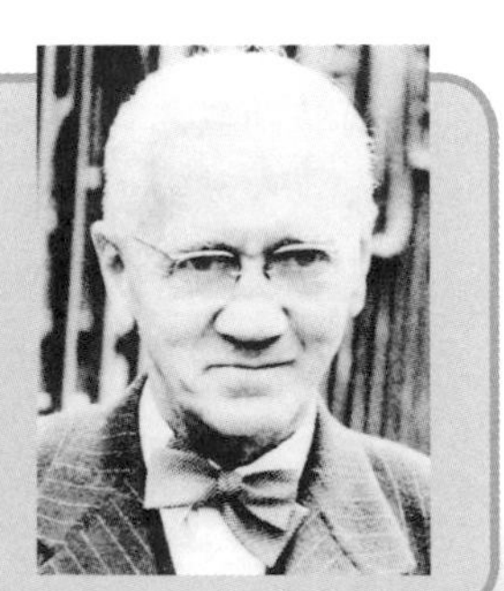

弗萊明（Alexander Fleming，西元1881年～1955年），最早發現青黴素的英國細菌學家。他在1929年發現青黴菌，並且證明它有抑菌、滅菌和溶菌的能力，為人類使用抗生素治療傳染病開闢了道路，挽救了無數受病菌感染的生命。青黴素的發現與製成，被拿來與二戰發現原子彈、雷達相提並論。

1美元螺絲釘告訴人們什麼是骨外科

骨科是外科的分支學科，主要研究治療骨和關節創傷、腫瘤、感染、畸形等病變，其中骨折是最常見的疾病。

有位富翁十分吝嗇。有一次，他的妻子不小心跌倒摔斷了股骨，不能走路，還痛得要命。沒有辦法，富翁只好請城裡最好的外科醫生為妻子動手術。

醫生檢查病人後，很快用一根螺絲釘將病人的骨頭接好了。過了幾天，病人漸漸康復，手術如此成功，富翁心裡很高興。可是，等醫生向他收費時，他生氣了。原來醫生竟然開出5,000美元的高價。

富翁拒不付款，還振振有辭地說：「你只不過用了一根螺絲釘，就收這麼多錢，太不公平啦！」他寫了一封信給醫生，要求列出收費明細表。

很快地，富翁便收到了醫生寄來的帳單，只見上面寫著：

1根螺絲釘：1美元。

知道怎樣放進去：4,999美元。

總計：5,000美元。

富翁見此，無話可說，乖乖地交了5,000美元手術費用。

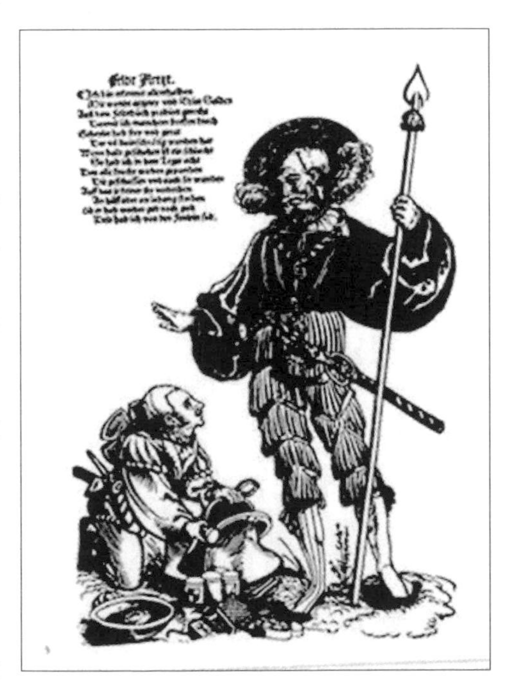

戰爭促進了骨外科的發展。此圖為16世紀傷科軍醫和助手。

用螺絲釘固定斷骨，是骨科手術中基本的操作手法之一。

在骨科的治療中，骨折是最常見的病例。其主要臨床表現為：骨折部有侷限性疼痛和壓痛，局部腫脹和出現瘀斑，肢體功能部位或完全喪失，完全性骨質尚可出現肢體畸形及異常活動。

骨折分為開放性骨折和閉合性骨折。

閉合性骨折的治療原則是：復位、固定、功能鍛鍊和藥物治療。復位是將移位的骨折段恢復正常或接近正常的解剖關係，重建骨骼的支架作用。但骨折癒合需要一定的時間，因此還得用固定的方法將骨折維持於復位後的位置，待其堅固癒合。功能鍛鍊的目的是在不影響固定和癒合的前提下，儘快恢復患肢肌肉、肌腱、韌帶、關節囊的舒縮活動，防止發生肌肉萎縮、骨質疏鬆、肌腱攣縮、關節僵硬併發症。用藥利於消腫，並促進骨折的癒合。

開放性骨折在上述治療原則基礎上，著重注意防止感染，首先做好清創術。

不管哪種骨折，固定是非常關鍵的步驟。一般來說，包括石膏外固定、小夾板固定、牽引術固定、手術復位內固定幾種方法。目前，在手術復位中，螺絲釘常採用可吸收高分子聚合物製成的產品。這種生物器具安全可靠，無毒副作用，無抗原性和致癌性，完全降解吸收，並可由體內新陳代謝排出體外，免除了患者二次手術取出內固定的痛苦和經濟負擔，且不干擾影像學檢查，能更確切地瞭解骨折癒合情況，12～18個月內完全降解吸收。

小知識

科赫爾（Emil Theodor Kocher，西元1841年～1917年），瑞士醫學家，諾貝爾醫學獎獲得者。在甲狀腺生理學、病理學和甲狀腺外科手術上有突出的貢獻。

謊稱複診帶來診斷學概念

診斷學是論述診察判斷疾病的基本理論、基本方法、基本技能以及認識疾病的科學思維方法的一門學科。

有個人去看病，事先聽說醫生初診收費6英鎊，而複診只收2英鎊。到了那裡，他先說：

「醫生，我又來看病了。」

「我好像沒有見過您。」醫生回答說。

「喔，那您一定是忘了。我上個星期才來過。」

「大概是忘記了。現在感覺怎樣？」

「不佳，完全沒有好轉。」

「來檢查一下。」醫生給他檢查了一下，然後說：「仍按上次的處方再服一星期藥。現在請交2英鎊複診費。」

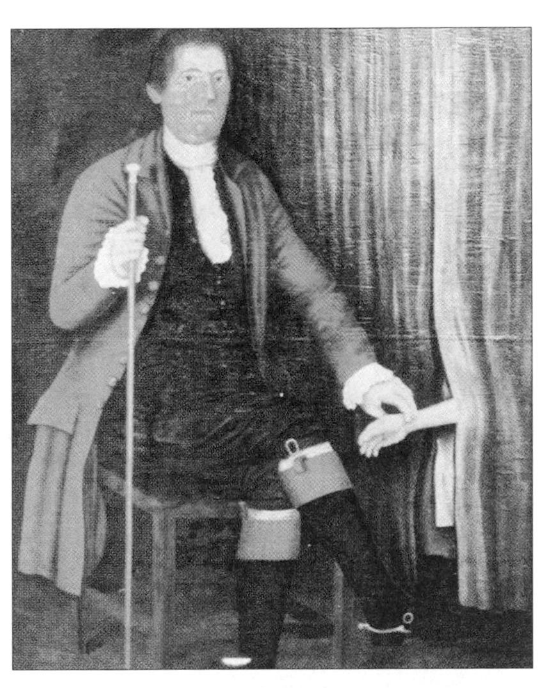

1780年Winthrop Chandler的油畫，威廉醫生在為一位夫人進行摸脈診斷病情。

診斷學是建立在基礎醫學、現代科技、臨床實踐經驗上的一門臨床基礎課；是學醫者從基礎醫學步入臨床醫學的橋梁；也是一個優秀臨床醫生必須熟練掌握的基礎理論知識、基本技術和方法。因此，診斷學是醫學科學的重要學科之一。

診斷學的主要內容包括：

①問診：透過醫生與患者進行提問與回答瞭解疾病發生發展的過程。這一過程又叫病史採集（history taking），透過病史採集可以獲得病人的症狀。

②體格檢查（physical examination），是醫生用自己的感官或傳統的輔助器具（聽診器、叩診錘、血壓計、體溫計等），對患者進行系統的觀察和檢查，揭示機體正常和異常徵象的臨床診斷方法。

③實驗室檢查（laboratory examination），透過物理、化學和生物學等實驗室方法對患者的血液、體液、分泌物、排泄物、細胞取樣和組織標本等進行檢查，進而獲得病原學、病理形態學或器官功能狀態等資料，結合病史、臨床症狀和體徵進行全面分析的診斷方法。

④輔助檢查（assistant examination），如心電圖、肺功能等。

小知識

杜爾貝科（Renato Dulbecco，西元1914～），義大利出生的美國病毒學家。他倡導向細胞內注入已知功能的單個病毒基因而不注入完整病毒的技術，以研究因此而發生的化學變化。這項技術的效果使他分享了1975年諾貝爾生理學及醫學獎。

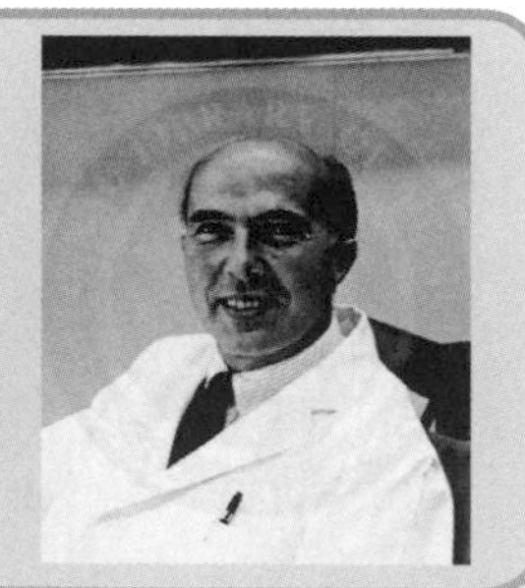

一瓶裝著全家人尿液的常規檢查

尿液是泌尿系統排出的代謝產物，在感染、代謝異常、腎血管病變、變態反應性疾病、毒素或藥物刺激等情況下，泌尿道的病理產物或血液中的異常成分可隨尿排出，因此尿液的性狀和組成不僅反映泌尿系統的情況，還反映心、肝等全身多系統、多器官的狀況正常與否，直接反應了全身健康情況。

有一位精打細算的人，總是千方百計省下每一分錢。有一次，他遵照醫囑帶了一大瓶尿液去檢查身體。醫生接過尿液瓶，在實驗室裡做完常規檢查後，對他說：「一切都很正常，你的尿液中，找不出一點毛病。」

「沒有糖尿病？沒有過多的蛋白質？」那人關切地問。

「完全沒有，」醫生回答，「你的情況好極了！」

那人高興地咧著嘴笑了，隨後對醫生說：「我能不能借個電話，打給我的妻子？」

醫生說：「去打吧！將好消息告訴她。」

那人果然拿起醫生身邊的電話，撥通號碼後，興高采烈地對著話筒說：「好消息！親愛的。妳，還有我，還有孩子們，甚至叔叔，都沒有毛病！」

與這位吝嗇先生相比，世界首富比爾．蓋茲的故事可謂震撼人心。他的豪宅共花了6年時間才告落成，耗資達4,000萬美金，該住宅堪稱高科技夢幻家園。除了住宅的大門設有氣象情況感知器，電腦可根據各項氣象指標，控制室內的溫度和通風情況，以及廚房內裝有一套全自動烹調設備外，最令人意想不到的是，住宅的廁所裡安裝了一套檢查身體的電腦系統，每當有人上廁所時，與馬桶相通的體檢裝置，即會自動分析大小便的情況。如發現異常，電腦會立

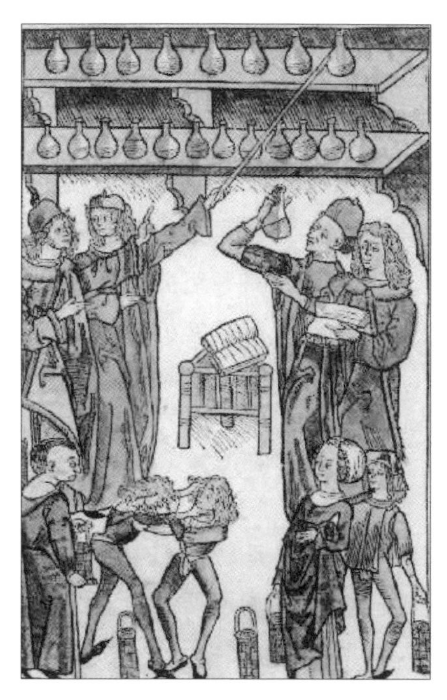
中世紀的醫生在檢查尿液。

即發出警報。

無論是比爾．蓋茲，還是我們每一個普普通通的人，每天都要進行正常的生理排泄。透過排泄人體可以將體內各種有毒的代謝產物排出體外，保證體內環境的穩定。尿液做為人體的重要排泄物，所以透過尿液檢查可以診斷出人體的基本狀況，它在醫學上被做為實驗室常規檢查措施之一，是診斷疾病最常用的手段。

在醫學並不發達的時代，尿液還曾做為一種藥物被用於疾病治療。在中國，人和動物的尿、糞一直都被認為是可以治療各種疑難雜症的藥物，並且可以追溯到遙遠的古代。李時珍《本草綱目》上稱人尿為輪迴酒、還原湯，童男者尤良。入藥的人尿產物還有溺白沍（人中白）、秋石和淋石。主治各種病症，如寒熱頭痛、症積滿腹，明目益聲、潤肌膚、利大腸，去咳嗽肺瘻，止勞渴、潤心肺，止吐血鼻衄，治難產、胎衣不下和蛇犬咬傷等等。在日本，尿療法至今仍然是一種頗受重視的醫療方法，提倡者認為飲尿可以治療百病，包括老年性黃斑、心臟病，甚至癌症。現代醫學透過研究對尿液的成分已經有了詳細的掌握，對於尿液治病的功效尚缺乏科學根據。

小知識

亞伯（Werner Arber，西元1929年～），瑞士微生物學家。他的主要貢獻是發現了限制性核酸內切酶的發現及其在分子遺傳學中的應用，並於1978年獲得了諾貝爾生理學及醫學獎。

長在右邊的心臟與X射線檢查

X光具有穿透性、螢光性和攝影效應的特性，使人體在螢幕上形成影像，由於人體組織有密度和厚度的差別，當X光穿透人體不同組織時，X光被吸收的程度不同，所以到達螢幕上的X光量就有差異，形成黑白比對不同的影像，可從不同角度觀察臟器的形態及功能改變，為醫生的診斷提供依據。

有家醫院的放射室裡，幾位醫生正在為病人做胸透檢查。當一位年輕小伙子站到X光機上時，一位醫生立即大呼小叫地召喚其他幾位醫生：「快來，快來，我幹了二十年了，今天總算碰上一個——看，心臟是不是長右邊了！」

眾醫生仔細觀察，不由齊聲驚嘆：「還真是啊！」

這時，那位小伙子戰戰兢兢扭過頭來，十分擔心地問：「不可能吧！我以前做過胸透，醫生怎麼沒告訴我呢？」

為他檢查的醫生看著他，忽然大叫一聲：「誰讓你背對著我？！給我轉過來。」

眾人恍然大悟，不由笑倒一片。

隨著電腦技術和射線探測器件的發展，X光影像檢查設備被廣泛的運用於醫療診療活動中，並成為醫生臨床診斷必要的檢查手段之一，但X光檢查對身體健康造成的副作用也受到人們的普遍關注。

X光穿透人體時會產生一定的生物效應，若接觸的X光量過多，超過容許射量，就可能產生放射反應，甚至產生一定程度的放射損害。據有關資料統計顯示，因拍片、做CT等X光檢查誘發癌症、白血病或其他遺傳性疾病的人數在逐年遞增。受檢者在檢查過程中，被X光照射到的組織器官細胞，會受到一定程度的傷害，但這種損害不會立即表現出來。如果損傷輕微，人體自身的新陳代謝能將其修復，致病的可能性就很小。如果射線損傷較重，機體組織不能將其完全修復，就會導致致死性癌症或遺傳性疾病的發生。嚴重的X光損傷還會導致急性放射病的發生。所以說X光照得越多，致癌的危險性越大。因此，必須進行X光檢查的患者，醫生應對其非照射部位進行必要的防護，患者應避免非正當檢查。為減少X光的損害，患者做透視時不宜過多，也不宜在短期內做多次重複檢查。

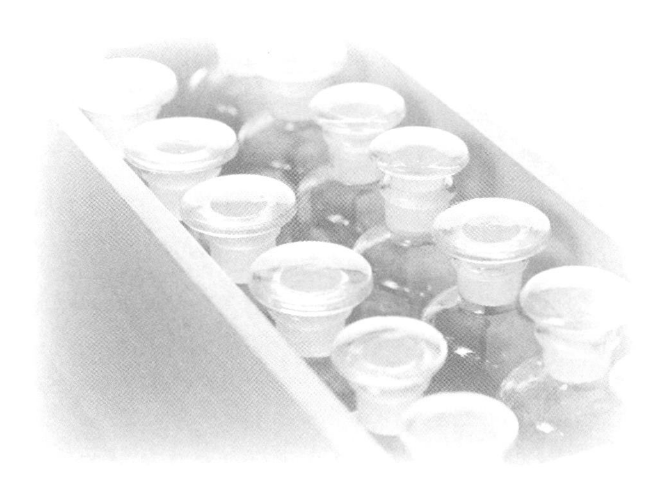

小知識

巴茹·貝納塞拉夫（Baruj Benacerraf，西元1920年10月29日），出生於委內瑞拉加拉加斯，是一位委內瑞拉裔美國醫學家，他的主要工作領域是免疫學和移植醫學。1980年他與喬治·斯內爾（George D. Snell）和尚·多塞（Jean-Baptiste-Gabriel-Joachim Dausset）一起因「發現了控制免疫反應的、遺傳的細胞表面結構」而獲得諾貝爾生理學及醫學獎。

肥胖病人的苦惱與皮膚有關

皮膚具有防止體內水分、電解質和其他物質的流失和阻止外界有害物質的侵入的作用。

美國有個大胖子，常常感到身體不適。有一次，他想去醫院看病，不想被家裡的大門卡住，在員警的幫助下才脫險。這位胖子十分苦惱，常常無法安睡，只好請醫生到家裡為他診病。醫生來了後，胖子說：「請您為我開一種藥，讓我好好睡一覺吧！」

醫生問：「你感覺哪裡不舒服？」

病人說：「我睡覺的時候，嘴巴總是合不攏，太痛苦了。」

醫生觀察了一會兒，對病人說：「實在抱歉，沒有任何藥能解決你的問題。因為你目前的肥胖，使你的皮膚相對顯得太少，當你一閉上眼，你的嘴巴就被拉開了。」

醫生的回答只是一個笑話，不過，這引伸出人體皮膚的相關知識。您也許不知道，皮膚是人體最大的器官，總重量佔體重的5%～15%，總面積為1.5～2平方公尺，厚度因人或因部位而異，為0.5～4公釐。

皮膚的作用很大，它覆蓋全身，使體內各種組織和器官免受物理性、機械性、化學性和病原微生物性的侵襲，是人體的第一道保護屏障。

做為人體的第一道防線，皮膚時刻承擔著與外界環境交流的重任。因此皮膚病是嚴重影響人類健康的常見病、多發病之一。皮膚病種類繁多，目前已經發現有1,000多種。常見的皮膚病有牛皮癬、皰疹、腋臭、雞眼、溼疹、灰指甲、皮膚瘙癢、黃褐斑等。在皮膚病的治療中除了使用藥物之外，心理因素也很重要。皮膚不僅是一種生理器官，也是一種心理器官，與神經系統「同宗」，所以心理因素可波及皮膚。比如人在高興時，可以「喜形於色」；恐懼時，可以「面如土色」；這些都是心理狀態在皮膚上的表現。因此，「心病還須心藥治」，患有皮膚病的人，除了接受藥物治療外，也要進行相關心理治療。

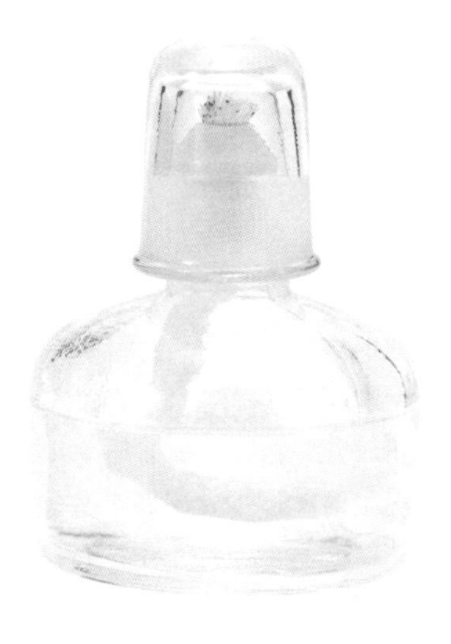

小知識

麗塔·列維-蒙塔爾奇尼（Rita Levi-Montalcini，西元1909年～），義大利神經生物學家。與同事史丹利·科恩（Stanley Cohen）獲得1986年諾貝爾生理學及醫學獎。至今，她是最年長的在世的諾貝爾獎得主。

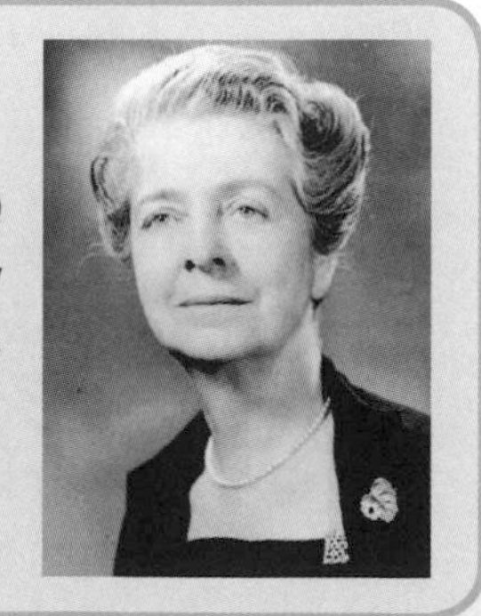

1000萬美元大獎刺激心臟病學

心臟內科又稱心臟病學或心臟科，是醫學上專門研究心臟或血管疾病的學科。心臟病是心臟疾病的總稱，包括風溼性心臟病、先天性心臟病、高血壓性心臟病、冠心病、心肌炎等各種心臟病。

有位老婦人，已經70多歲高齡了，一次偶然的機會，她竟然中了1,000萬美元的大獎！

老婦人的兒女最先得知中獎的消息。可是他們沒有狂喜，反而有些著急，原來老婦人患有非常嚴重的心臟病，醫生曾經交代絕對不能受一點刺激。兒女們商量來商量去，仍不知道怎麼辦，最後決定去找老婦人的私人醫生想辦法。

醫生聽說了事情的經過，絞盡腦汁終於想出了個辦法。

過了幾天，老婦人在兒女們的帶領下來到醫生處檢查身體。那位醫生坐到了老婦人身邊，親切地說：「親愛的太太，我們來玩個叫『假裝』的遊戲，好嗎？」

「當然好啦，我的醫生！」老婦人很高興。

「如果妳中了1,000萬美元的大獎，妳首先會做什麼？」醫生試探地問。

老婦人呵呵一笑：「我會把其中的三分之二給你！因為這麼多年來，你對我照顧得都很周到，醫生先生！」

沒想到，老婦人話還沒說完，醫生就一下子摔到了地板上。

經檢查，醫生死於心臟病。

心臟病除常見心悸、心前區疼痛等症狀，還有一些明顯的體表徵兆。注意觀察這些先兆症狀，就能早期發現，早期治療。例如，做了一些輕微活動時，或者處於安靜狀態時，出現呼吸短促現象，但不伴隨咳嗽、咳痰。這種情況很可能是左心功能不全的表現。如果臉色灰白而發紫、表情淡漠，這是心臟病晚期的病危面容。如果臉色呈暗紅色，這是風溼性心臟病。

心臟病受年齡、性別、家族遺傳病史等危險因素影響，但是在日常生活中學會自我管理，可以有效控制某些心臟病。

研究顯示，人體體重每增加10%，膽固醇平均增加18.5，患冠心病的危險就增加38%；體重增加20%，患冠心病危險增加86%。因此，控制體重是預防心臟病的重要方法之一。

目前，在全世界範圍內，吸菸已是導致冠心病的罪魁禍首。醫學研究證明，吸菸會引起和加快心血管脂肪沉積和粥樣硬化，導致冠心病、心肌梗塞和心臟猝死。

酗酒也是誘發心臟病的一個因素。乙醇對心臟具有毒害作用，過量的乙醇攝入會降低心肌的收縮能力。對於患有心臟病的人來說，酗酒不僅會加重心臟的負擔，甚至會導致心律失常，並影響脂肪代謝，促進動脈硬化的形成。

從心臟病的防治角度看營養因素十分重要，高脂血症、不平衡膳食、糖尿病和肥胖都會引起心臟負擔的增加，導致心臟發生各種疾病。所以在日常飲食中我們提倡「三低」即：低熱量、低脂肪、低膽固醇。

除了注意飲食，經常性適當的運動，也有利於增強心臟功能，防止疾病的發生。

小知識

布洛貝爾（Günter Blobel，西元1936年～），美國科學家，諾貝爾醫學獎獲得者。發現蛋白質具有信號序列的特性決定了蛋白質在細胞內的轉運和定位資訊。

切膚之愛展示整形外科學的魅力

整形外科學是外科學的一個分支，又稱整復外科或成形外科，治療範圍主要是皮膚、肌肉及骨骼等創傷、疾病，先天性或後天性組織或器官的缺陷與畸形。

我剛走進美容院，就看見一位漂亮的女孩陪同閨中密友來這裡諮詢。

她們剛一進門，便有一位美容師接待了她們，非常熱情地問有什麼需要，女孩說想做個雙眼皮。於是美容導師開始滔滔不絕的講解起來，說女孩只要做了雙眼皮，肯定是個大美女。

介紹完之後，她又轉向了我，「美女，妳的眼睛真漂亮，脣形那麼完美，皮膚真細！」我微笑，點頭。哪個女人聽到讚美會不開心呢？

接著她話鋒一轉：「說實話，妳的五官中鼻子太難看了，如果墊出一點立方體感，做一點合適的造型，妳這張臉肯定太完美了。」

我有些不悅地問：「妳是新來的嗎？」

她說才來一個多月。接著又興致勃勃地說：「我們醫院的鼻子整形專家王醫生，最擅長鼻子造型了，保證能幫妳做一個完美的鼻子。」

此時，我已經無法掩飾自己的憤怒了，衝上去找王專家算帳。

我這個被她稱做最難看的鼻子，正是三個月前出自王專家之手。當時做完之後，所有的醫生和美容師都說這個鼻子是最完美的。

在整形外科中，最為人熟知的是整容手術，它常常和容貌整形相關聯，因此整容外科習慣稱美容整形外科。從廣義上說，美容整形外科手術應包括顏面、乳房、軀幹等部位的美容整形手術，以及皮膚和毛髮的美容治療。

美容手術與普通外科手術不同。普通外科手術主要是醫治肉體上的病痛，目的是解除病痛，術前或術後一般均不考慮美的效果，手術以快速、準確為原則。而美容手術從治療角度來說，主要是社會治療和心理治療。因此，美容手術是以極小損傷的切除和縫合，也叫做高超無損傷手技和精細的縫合技術。手術要求精確細密，手術切口大多隱蔽，如面部的手術，皮膚切口多沿髮際線、眉周緣、耳根、鼻側、唇緣，乳房手術切口在其下側，這樣後通常不易被人看到，有利於美容效果。

美容手術因為要求切口細小隱蔽，決定了必須使用精細高效、使用方便、對組織損傷程度最小的手術器材，這些器材比普通外科手術器材要小巧精密得多。美容外科的手術性質如使用的縫合針線只有頭髮幾分之一粗細，加之醫生採用精確的縫合技巧，基本可以把手術的痕跡壓到最小限度，甚至可以達到無痕的效果。同時手術器材還要根據不同種族採用不同的器材。

總之，美容手術和普通外科手術既有區別，又不能截然分開。可以說，美容手術是一門集醫學、美學為一體的現代外科學，是一門精細而嚴謹的醫學科學技術。另外，美容整形外科涉及的臨床比較廣泛，與眼科、五官科、皮膚科、骨科等在某些內容上相互交叉，同時美容整形手術的成敗，還與審美觀、術前設計之美容內容和患者心理研究有密切關係。

小知識

貝利．馬歇爾（Barry J. Marshall，西元1951年～），澳洲科學家。與羅賓．華倫（Robin Warren）發現了幽門螺桿菌以及這種細菌在胃炎和胃潰瘍等疾病中的作用，被授與2005年諾貝爾生理學及醫學獎。

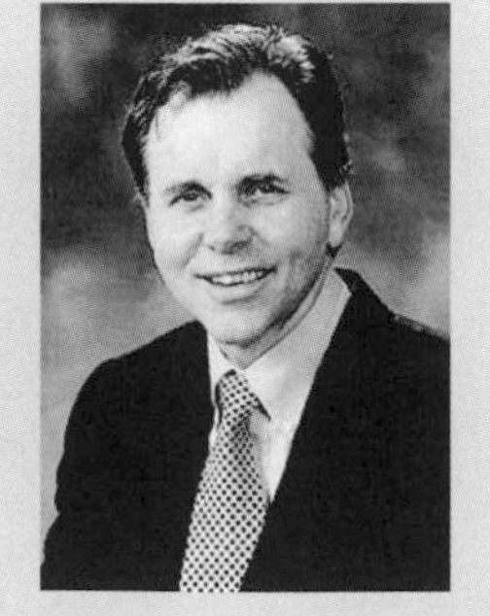

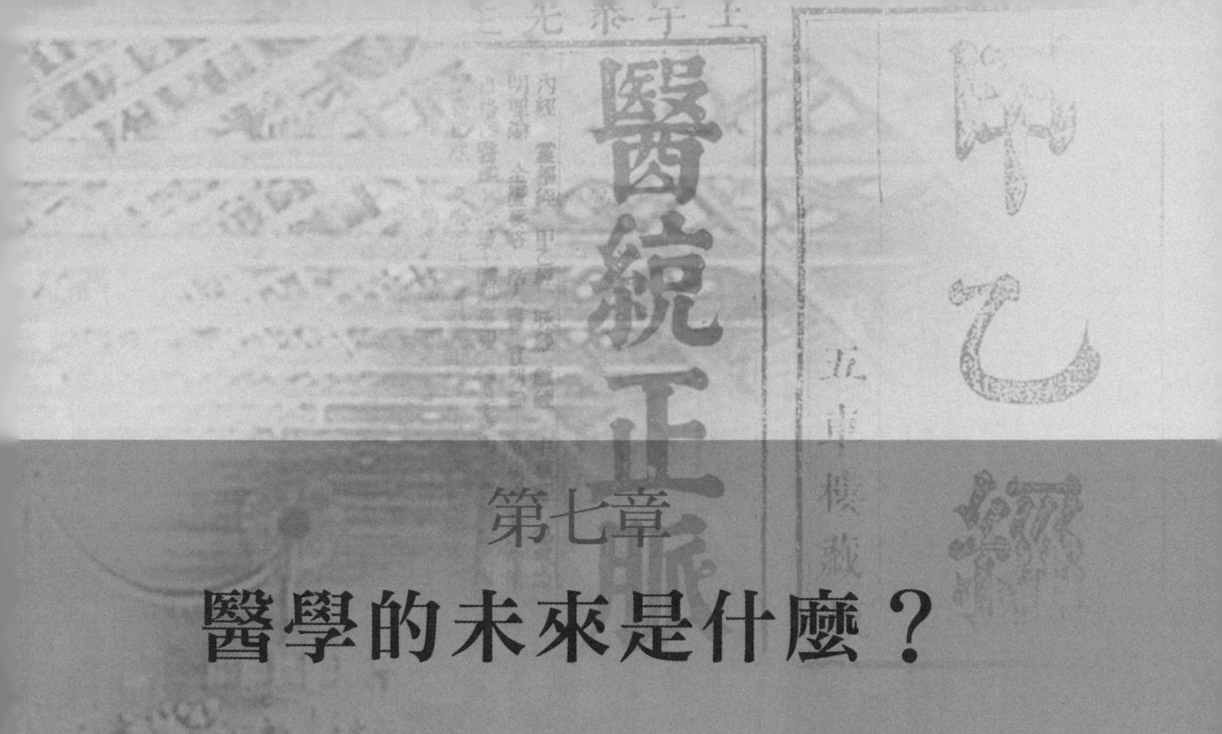

第七章

醫學的未來是什麼？

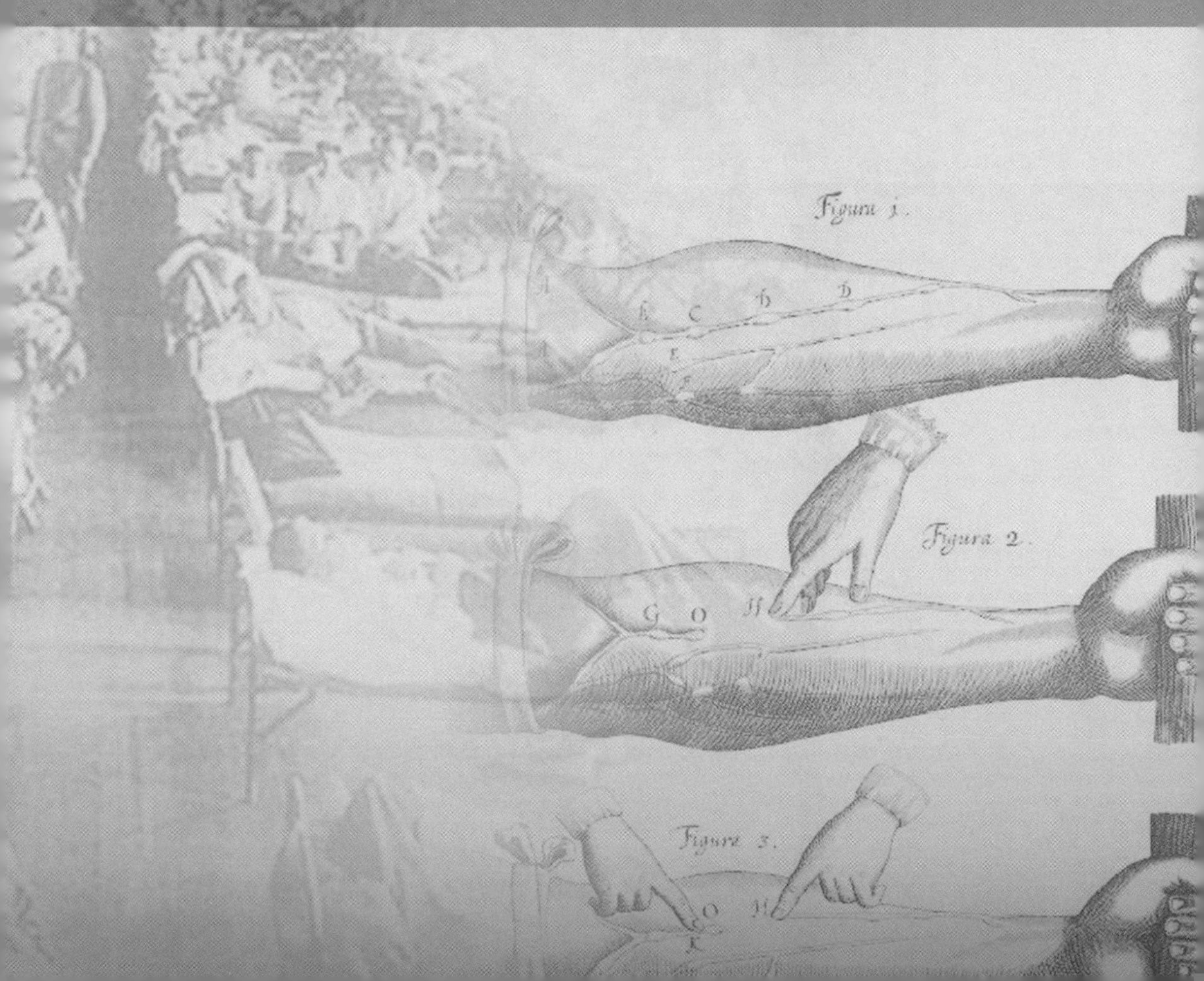

哈佛醫學院院長的新生歡迎詞

人類依然面臨著許多嚴峻的、需要解決的難題，如心血管病、癌症、各種病毒感染，它們依舊是威脅人類健康的主要疾病。此外，與社會環境變化有關的公害病，與人類行為有關的身心疾病，以及人口問題等等，也是醫學亟待解決的難題。

有一年新生入學，哈佛醫學院院長照例發表歡迎致詞。

這位院長的開場白說：「歡迎各位的到來，你們都是今天步入醫學界的佼佼者。」眾人聽了，無不得意洋洋。

院長接著說：「十年或二十年後，在座的當中可能有人能治好癌症，有人能治好糖尿病，甚至還有更厲害的，能治好感冒。」眾人轟然大笑。

院長卻不為所動，繼續講話：「自從人類有文字以來，醫學史上記載下來的疾病種類已超過幾千種。如今我們天天在說科學進步，醫學昌明，在座的各位是否知道，在這些有史為證的幾千種人類疾病中，我們今天已經瞭解並且能夠徹底治療的到底有多少種呢？」

眾人好奇，交頭接耳，議論紛紛。

院長並不理會大家，轉過身去，在黑板上寫下了一個數字：「42。」

眾人愕然。院長回身迎著他們的目光，語氣沉靜地說：「沒錯，同學們。我們今天已經真正瞭解而且能夠完全有效地進行治療的疾病，只有42種。其餘的，我們都只是在猜。」說完，院長默默地走下講臺，步出教室。

新生們沉默無語。

眾所周知，現代醫學在科技進步和實驗基礎上，取得了空前發展，人們不再單純從生物學角度考察疾病和健康問題，而是從生物學、心理學和社會學三方面，綜合考察人類的健康和疾病。可以說，人類攻克的疾病已經越來越多。

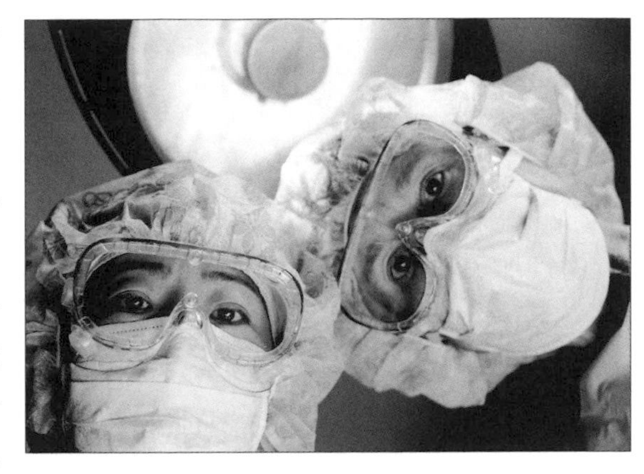

人類在生命科學的領域任重而道遠。

然而，人類依然面臨著許多嚴峻的、需要解決的難題，如心血管病、癌症、各種病毒感染，它們依舊是威脅人類健康的主要疾病。此外，與社會環境變化有關的公害病，與人類行為有關的身心疾病，以及人口問題等等，也是醫學亟需解決的難題。許多情況下，舊的問題還沒解決，新問題又來了。像傳染病問題，在人類成功防治各類傳染病的同時，獲得性免疫缺陷綜合症又開始威脅人類。

醫學的發展已經成為了人類的一個永恆話題，隨著新興分支學科的出現，生命科學必將展現新的風采，醫學也會有一個長足的進步。

小知識

克雷格・梅洛（Craig Cameron Mello，西元1960年～），美國麻塞諸塞州大學醫學院分子醫學教授。2006年因與斯坦福醫學院病理學和遺傳學教授安德魯・法厄（Andrew Zachary Fire）發現RNA干擾現象，而共同獲得2006年諾貝爾生理學及醫學獎。

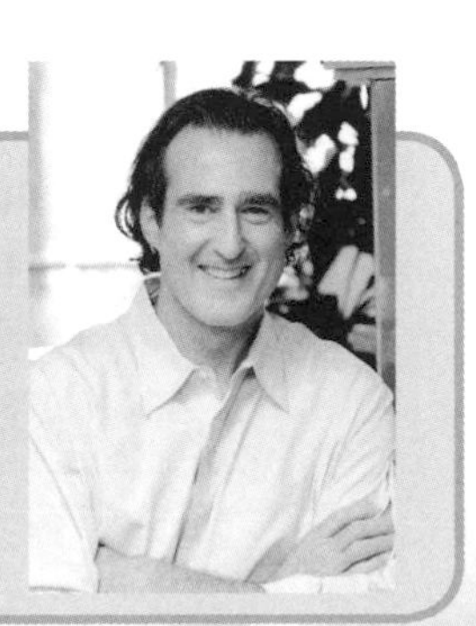

國家圖書館出版品預行編目資料

關於醫學的100個故事 / 張健編著.
－－第一版－－臺北市：宇河文化 出版；
紅螞蟻圖書發行，2009.12
面　；　公分－－(Elite；20)
ISBN 978-957-659-742-8（平裝）

1.醫學 2.通俗作品

429　　98020251

Elite 20
關於醫學的100個故事
編　　著／張　健
美術構成／Chris' office
校　　對／楊安妮、周英嬌、賴依蓮
發 行 人／賴秀珍
總 編 輯／何南輝
出　　版／宇河文化出版有限公司
發　　行／紅螞蟻圖書有限公司
地　　址／台北市內湖區舊宗路二段121巷19號(紅螞蟻資訊大樓)
網　　站／www.e-redant.com
郵撥帳號／1604621-1　紅螞蟻圖書有限公司
電　　話／(02)2795-3656（代表號）
傳　　真／(02)2795-4100
登 記 證／局版北市業字第1446號
法律顧問／許晏賓律師
印 刷 廠／卡樂彩色製版印刷有限公司
出版日期／2009年 12 月　第一版第一刷
　　　　　2017年 12 月　　　　第二刷

定價 300 元　港幣 100 元

ISBN 978-957-659-742-8　　Printed in Taiwan